コメディカルのための
社会福祉概論
第5版

鬼﨑 信好・本郷 秀和／編

荒木 剛

今村 浩司

片岡 靖子

島﨑 剛

永田 千鶴

畑 香理

古野 みはる

松岡 佐智

村山 浩一郎

渡邊 暁／著

講談社

執筆者一覧

荒木　　剛　西南女学院大学保健福祉学部福祉学科 教授(13)

今村　浩司　西南女学院大学保健福祉学部福祉学科 教授(8)

片岡　靖子　久留米大学文学部社会福祉学科 教授(4, 10)

鬼﨑　信好＊久留米大学大学院比較文化研究科 客員教授／福岡県立大学 名誉教授(1, 3, 12)

島﨑　　剛　久留米大学文学部社会福祉学科 専任講師(2.2)

永田　千鶴　山口大学大学院医学系研究科 教授(6, 7)

畑　　香理　福岡県立大学人間社会学部社会福祉学科 講師(15)

古野みはる　福岡医療短期大学地域連携センター 教授(2.1)

本郷　秀和＊福岡県立大学人間社会学部社会福祉学科 教授(14, 16)

松岡　佐智　福岡県立大学人間社会学部社会福祉学科 講師(11)

村山浩一郎　福岡県立大学人間社会学部社会福祉学科 教授(9)

渡邊　　暁　近畿大学九州短期大学保育科 准教授(5)

(五十音順、＊印は編者、かっこ内は担当章節)

第5版　まえがき

　'人が人を助ける'という行為は有史以来、存在してきていると思います。しかしそれが社会の制度として位置づけられたのは、ほんの数世紀前からです。社会福祉の発展過程から示すと、その行為を、「施与」「慈善」「博愛」「救済」「社会事業」「社会福祉事業」「社会福祉」という用語で説明することができます。しかし、社会福祉をどのような用語で説明しても、また時代的背景の相違はあるにしても、社会福祉の課題は社会生活を営むうえで困難な問題を抱える人々をどのように支援していくかにあります。

　わが国の今日でいう社会福祉は明治期以降に取り組まれるようになりました。そして、本格的な取組みは第二次世界大戦後からです。社会福祉関係法の制定、その充実の努力が高度経済成長と軌跡を同じくしてなされてきました。しかし、1980年代以降は社会福祉の潮流は在宅福祉へと転換するようになり、20世紀末以降は社会福祉のパラダイム(基本的枠組み)の転換が主張されるようになったのです。この理由(背景)は、21世紀は減速経済に基づく社会システムを形成しなければならなくなっていることにあります。もっとわかりやすく言いかえれば、20世紀は成長の理論によって社会システムを考えればよかったのですが、21世紀は少子高齢社会を前提とする社会システムを考えなければならなくなっているのです。就労形態ひとつを考えても、非正規雇用が多くなっていますし、定年も60歳ではなく、延長を考えなければならなくなっています。そして、老後の生活期間は長くなり、20年間を超える退職後の生活は珍しいものではありません。これらは従来の常識を大きく超えていますし、制度が前提とする枠組みを大きく超えています。

　医療機関や社会福祉施設の現場に眼をやれば、医療従事者の方々は、日々の業務を通じて患者やその家族などからさまざまな相談を受けることも多いと思います。そのような際、対人援助の基本姿勢を保持したり、介護保険制度や生活保護制度、障害者に関する各種制度、医療保険などの制度を説明できるなど、社会福祉を学ぶことには大きな意義があります。社会福祉の価値や倫理を学ぶことは、対人援助職に大切な視点を与えてくれます。また、近年では社会福祉士、精神保健福祉士、介護福祉士などの福祉専門職と各種の保健医療従事者が協働するチームアプローチが欠かせなくなっています。

　そこで、本書は、看護師、保健師、助産師、准看護師、理学療法士、作業療法士、管理栄養士・栄養士、言語聴覚士、薬剤師、臨床検査技師、臨床工学技士、診療放射線技師、義肢装具士、救急救命士、保育士などを目指す学生の皆さんに向けて社会福祉の基本書として2012年3月に出版されました。その後の急激な人口高齢化の進行、さらには経済・社会情勢の変化を踏まえ、社会福祉制度はドラスティックな改正が求められるようになっています。また、新型コロナウイルス感染症の流行への対応も保健・医療・福祉分野の大きな課題となりました。今回、最新の制度対応などを踏まえ、第5版としました。編者として全体的に目配りを致しておりますが、読者の皆様方でお気づきの点がございましたら、ご一報戴ければ幸甚です。

　　2023年1月

編者　鬼﨑　信好

本郷　秀和

目次

第Ⅰ部　社会福祉の基礎

第Ⅱ部　社会福祉の各分野

第Ⅲ部 社会福祉サービスの提供主体と社会福祉の援助方法

第Ⅰ部
社会福祉の基礎

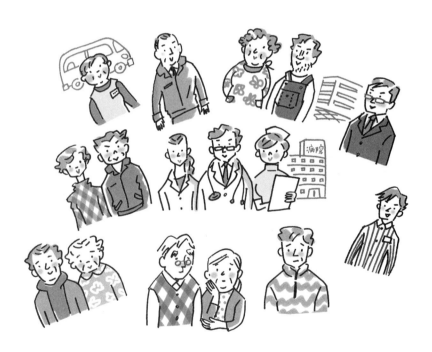

第1章 社会福祉とは

　「社会福祉をどのように捉えるか」また、「社会福祉と社会保障をどのように捉え、これらの概念をどのように整理するか」というテーマは、いわば古くて新しい問題である。結論的には、これらの用語は、その国の歴史的・文化的・経済的な基盤などによって規定されているために、意味合いが必ずしも一様ではなく、国によって異なる。しかも、現代社会にあっては、社会福祉という用語は多義的な意味合いを含む場合が多くなっている。また、類似の用語も使用されるようになってきている。本章ではまずこれらの言葉を整理していきたい。

1.1 語源からの理解

　社会福祉という用語を英語で表記すると、social welfare と表現できる。

A social welfare の意味

　ラテン語の socialis（仲間の、社交上の、同盟の）またはフランス語の sociāl（同盟の、仲間の）を語源としている。welfare は 11 世紀から 15 世紀頃の中英語で、well（うまく、十分に、よく）と fare（やっていく、暮らす）の合成語で「幸福、福祉、安寧、繁栄」の意味があり、well-being と同じ意味である。

1.2 最広義、広義、狭義からの理解

　社会福祉をどのように定義するかについてはさまざまな考え方があるが、次のように整理する。

A 最広義の捉え方（社会福祉を最も広く捉える）

　社会福祉とは、目標概念（幸福・安寧などの実現）と捉え、人間の一人ひとりが主体となって構成する社会において、生活の全領域における幸福な状態(welfare、well-being)を追求することと考える。

B 広義の捉え方（広く捉える）

　かつてフリードランダー(Friedlander,W.A.)は社会福祉を次のように定義した。「社会

福祉とは、全住民の基本的ニーズに対して、また社会秩序がよりよく機能するために強化し、また条件を整備するための、法律・施策、援助、サービスの体系である」また、「ソーシャルワークは個人・集団・地域社会に対して、その個人的・社会的なニーズの充足と自立を図るために援助する科学的知識、人間関係の技術に基づく専門的サービスである」とした。

C 狭義の捉え方（狭く捉える）

　社会福祉の機能・対象をもっと限定して、固有のものとして規定する狭義の社会福祉という捉え方である。逆にいえば、社会保障の1つの分野として社会福祉を位置づける捉え方であり、この捉え方が主流である。たとえば、1950（昭和25）年の社会保障制度審議会の勧告で示された社会福祉の定義がこれに該当する。すなわち、「社会福祉とは、国家扶助の適用を受けている者、身体障害者、児童その他援護育成を要する者が自立してその能力を発揮できるよう、必要な援護育成をおこなうことをいう」である。

1.3 社会福祉分野で使われる用語の整理

　かつては社会福祉、社会保障という専門用語を理解することが社会福祉の学習の第一歩であった。しかし、今日では、類似の用語が使用されるようになってきており、これらの用語を理解しておくことが重要である（図1.1）。

A 社会福祉（social welfare）

　海外も含め歴史的にみると、社会福祉は後述する施与（alms-giving）、慈善（charity）、博愛（philanthropy）、救済（relief）の系譜（考え方の流れ）を持ちながら発展してきており、社会福祉を現代社会にあっては、社会生活を営むうえで直面する生活上の困難な問題に対応する社会的施策の総体として理解することができる。わが国においては、多くの国民に適用される行政用語としても使用されるようになってきている。

B ソーシャルワーク（social work）

　米国で使用されるようになった概念・用語である。わが国では、大正時代以降からソーシャルワークの柱であるケースワークが紹介されるようになり、第二次世界大戦後以降、特に「専門社会事業」（竹内愛二）または「社会福祉専門的方法・技術」などと訳されて使用されてきた。「社会福祉士及び介護福祉士法」施行後、これらの養成課程において「社会福祉援助技術」と用いることが一般的になり、今日では「社会福祉援助活動」または「社会福祉援助技術」という意味で使用されてきた。近年では「相談援助」または「相談援助技術」とも用いられているが、そのままソーシャルワーカーという表記になっている。

障害：かつては障碍とも表記し、現在は障がいとも表記するが、本書では法律などの名称に準じて漢字を使用している。行政上は国レベル（厚生労働省、文部科学省）では「障害」の表記としており、地方公共団体の判断で「障害」または「障がい」でも可としている。

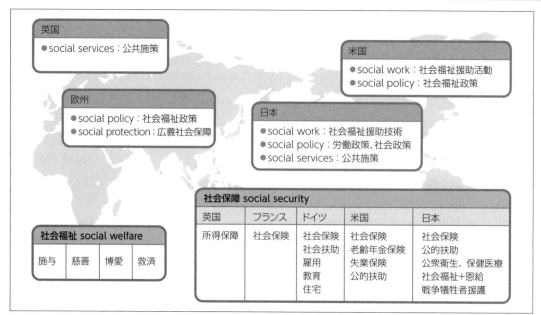

図 1.1　社会福祉の用語の意味合い

C　ソーシャルポリシー（social policy）

　　直訳すれば、「社会政策」となるが、欧米でいうソーシャルポリシーとわが国でいう社会政策では含む意味が異なる。わが国では社会政策を労働政策に近い概念（大河内一男）として使用してきたが、今日ではそれよりも幅広い意味で用いている場合が多くなってきている。欧米でいうソーシャルポリシーは「社会福祉政策」という意味に近い。欧米では国家政策を social policy と economic policy からなるものと捉え、social policy を経済政策ではない国民生活にかかわるすべての政策を包括した概念として用いてきた。

D　ソーシャルサービス（social services、複数形）

　　主として英国で用いられている概念で、社会保障、医療、公衆衛生、初等・中等教育、住宅などを含む生活関連の公共施策全体を含むものとして理解される。わが国においては、「厚生白書（昭和 62 年版）」において「社会サービス」が用いられていたが、意味合いはここでいう social services と同じである。

E　社会保障（social security）

　　社会保障に相当する用語は、英語では social security、ドイツ語では soziale sicherheit（ジシャハイト）である。世界で最初に social security という用語が登場したのは米国であり、ニューディール政策の一環として、1935 年に社会保障法が成立した。また、1938 年にはニュージーランドで社会保障法が成立した。わが国では、「日本国憲法」第 25 条において、次のように社会福祉と社会保障を並列的に用いている。

> **（国民の生存権、国の保障義務）**
> 第25条　すべて国民は、健康で文化的な最低限度の生活を営む権利を有する。
> 　　2　国は、すべての生活部面について、社会福祉、社会保障及び公衆衛生の向上
> 　　　　及び増進に努めなければならない。

　ここで、社会保障の用語を整理すると、次のようになる。

　英国の社会保障は、所得保障で用いられることが多い。英国の Social Security Act には、拠出性の社会保険と無拠出性の補足給付が含まれているが、医療サービス（NHS：National Health Service、国民保健サービス）は含まれない。フランスでは、社会保険を基本とする社会保障法典が規定する関係から、社会保険を意味することが多い。ドイツでは、社会政策（sozial politik）が社会保険、社会扶助、雇用、教育、住宅施策などを含めた広義の概念として使用されている。米国では、州政府が運営する社会保険（老齢年金保険、失業保険）、州政府が運営する公的扶助から構成されている。ここで注意しなければならない点は、米国の場合、医療保険を含んでいないことである。なお、民主党政権（クリントン政権、オバマ政権）は医療改革の議論－公的医療保険制度化を進めたが（2010 年発効の医療保険制度改革法は 2014 年から実施されているが、財政上の課題が指摘されている）、共和党政権（トランプ政権）は撤廃を唱えている。

　日本では、厚生行政の枠組み（予算費目上の考え方）から、社会保険、公的扶助、公衆衛生および保健医療、社会福祉（この場合の社会福祉は、社会福祉事業と同義となる）を含むものを社会保障（狭義）としており、これらに恩給と戦争犠牲者援護を含めて広義の社会保障とする場合が多い。

F　social protection

　近年、欧州連合（EU：European Union）を中心に、social protection という用語が使用されることが多くなっている。これは広義の社会保障と同じ意味であり、さまざまな給付やサービスを含んでいる。

1.4 　歴史的系譜

　社会福祉の発展過程から社会福祉を考えると、次のような整理をしておくことも重要である。

A　施与（alms-giving）

　施し（ほどこし）という意味であり、豊かな人が恵まれない人への援助という意味で用いられてきた。しかし、この言葉には上から下への行為というニュアンスが含まれている。

B　慈善（charity）

　ユダヤ教からキリスト教に受け継がれ発展してきた概念で、隣人を愛することが神を愛することであり、それが神の命令であるという考え方である。中世においては、キリスト教の教会の指導のもとで、貧困者対策の主流となった。英国においては、1850 年頃にはロンドンに慈善団体が 650 も存在し、恣意（しい）的または贖罪（しょくざい）的考え方から無秩序な

慈善が行われ、濫救(みだりに救うこと)と漏救(援助がもれること)の弊害が指摘された。そこで、1869年に慈善団体の協議・連絡組織である慈善組織教会(COS：Charity Organization Society)が設立された。

C 博愛 (philanthropy)

慈善と博愛は意味的にはあまり違わないといえるが、博愛という言葉には市民革命の思想である啓蒙思想の影響を受け、人から人への援助という対等な意味が含まれている。今日においては(特に米国では)、フィランソロピーとは「企業の社会貢献活動」(寄付行為を含む)という意味で用いられる場合が多い。

D 救済 (relief)

英国において救貧法による援助を救済というようになった。ただ、その方法などは慈恵的であり、制限的でもあった。たとえば、英国のヴィクトリア朝を代表する小説家チャールズ・ディケンズ(Dickens, C., 1812～1870年)の作品『オリヴァー・ツイスト』に表されている救貧院の様子をみると、当時の困窮者への援助の様子(人間観など)を窺うことができる(図1.2)。

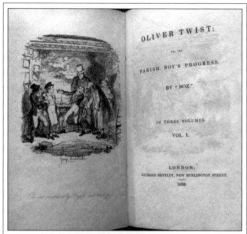

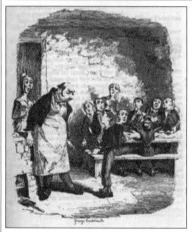

図1.2 『オリヴァー・ツイスト』

E 社会事業

米国でいう「ソーシャルワーク」とわが国でいう「社会事業」とは同義ではない。

わが国では、社会事業とは貧困原因の社会性を認識して取り組まれてきた公私の活動の総体を意味し、社会福祉発展の歴史的概念ということができる(図1.3)。わが国における貧困者への公的対応は、「恤救規則」(1874(明治7)年)、「救護法」(1929(昭和4)年、1932年施行)、旧「生活保護法」(1946(昭和21)年、1950年の改正法が今日に至っている)に基づいている。社会事業という用語は1920(大正9)年以降から用いられるようになった。

研究としては、田子一民『社会事業』1921(大正10)年、生江孝之『社会事業綱要』1923(大正12)年、山口正『社会事業研究』1934(昭和9)年、孝橋正一『社会事業の基本問題』1954(昭和29)年が著された。

戦前			世の中の動き
	1874（明7）	恤救規則（社会福祉の萌芽） ●家族、隣人などによる私的救済が中心、「無告の窮民」（ほかに寄る辺のない者）のみ公が救済	
	1929（昭4）	救護法（公的扶助の原型） ●初めて救護を国の義務としたが、財政難のため実施を延期（1932（昭和7）年施行）…権利性はない ●貧困者のうち怠惰・素性不良の者は対象外	●世界恐慌により、貧困者が増大
	1938（昭13）	「社会事業法」（「社会福祉事業法」の前身） ●救貧事業、養老院、育児院など私設社会事業に助成（優遇税制、補助金支出） ●施設の濫立や不良施設防止のため、規制	●昭和不況により、私設社会事業の資金が枯渇

戦後　確立期：社会福祉三法体制（戦後急増した貧困者対策）　●第二次世界大戦

	1946（昭21）	（旧）「生活保護法」（引揚者等貧困者対策）	●引揚者、戦災孤児、戦争による身体障害者が多数生じた
	1947（昭22）	「児童福祉法」（浮浪児、孤児対策）	
	1949（昭24）	「身体障害者福祉法」（戦争による身体障害者対策）	
	1950（昭25）	「生活保護法」（貧困者全般を対象、生存権保障を明確化）	
	1951（昭26）	「社会福祉事業法」（社会福祉事業の範囲、社会福祉法人、福祉事務所などの基盤制度を規定）	

拡充期：福祉六法体制（低所得者から一般的なハンディキャップを有する者に対象を拡大）

	1960（昭35）	「精神薄弱者福祉法」（後に「知的障害者福祉法」）	●高度成長の実現による国民の生活水準の向上
	1963（昭38）	「老人福祉法」	
	1964（昭39）	「母子福祉法」（後に「母子及び寡婦福祉法」→「母子及び父子並びに寡婦福祉法」）	●国民皆保険・皆年金の達成 1961（昭36）年 （高齢化、核家族化、サラリーマン化、女性の社会進出が進む）
	1971（昭46）	「児童手当法」	
	1973（昭48）	老人医療無料化（福祉元年）	

見直し期：第二臨調に基づく福祉の見直し　●石油ショックの勃発

	1980（昭55）	第二臨調設置、社会福祉を含む行財政改革を提言	●赤字国債が行政を圧迫
	1982（昭57）	「老人保健法」	●基礎年金制度の導入 1986（昭61）年

改革期

	1989（平元）	福祉関係三審議会合同企画分科意見具申 ●社会福祉事業の見直し●福祉サービスの供給主体のあり方●在宅福祉の充実と施設福祉との連携強化●市町村の役割重視　ゴールドプラン策定	●少子・高齢社会の本格化に伴う福祉需要の増大・多様化
	1990（平2）	福祉八法改正 ●在宅福祉サービスの積極的推進●福祉サービスを市町村に一元化	
	1994（平6）	エンゼルプラン策定	
	1995（平7）	「精神保健及び精神障害者福祉に関する法律」（「精神保健福祉法」）	●阪神・淡路大震災
	1997（平9）	「児童福祉法改正法」、「介護保険法」	
	1999（平11）	「精神保健福祉法改正法」	
	2000（平12）	「社会福祉法,児童虐待の防止等に関する法律」（「児童虐待防止法」）	
	2001（平13）	「配偶者からの暴力の防止及び被害者の保護等に関する法律」（「DV防止法」）	●省庁再編
	2004（平16）	「高齢者虐待の防止、高齢者の養護者に対する支援等に関する法律」（「高齢者虐待防止法」）	
	2005（平17）	「障害者自立支援法」（後に「障害者総合支援法」）	
	2011（平23）	「障害者虐待の防止、障害者の養護者に対する支援等に関する法律」（「障害者虐待防止法」）	●東日本大震災
	2012（平24）	「障害者の日常生活及び社会生活を総合的に支援するための法律」（「障害者総合支援法」）	
	2013（平25）	「障害を理由とする差別の解消の推進に関する法律」（「障害者差別解消法」）	
	2014（平26）	「地域における医療及び介護の総合的な確保を推進するための関連法律の整備等に関する法律」（「医療介護総合確保推進法」）	

図 1.3　日本の社会福祉制度の発展過程
DV：domestic violence ［資料：厚生労働省の資料に加筆］

1938（昭和13）年には戦後の「社会福祉事業法」の前身である「社会事業法」（救貧事業、養老院、育児院などの民間社会事業を助成することなどを目的）が公布された。

「社会事業法」は、私設社会事業（民間社会事業）の保護助成と国の指導監督を目的とし、17条から構成された。主要な6つの分野「①養老院、救護所其ノ他生活扶助ヲ為ス事業、②育児院、託児所其ノ他児童保護ヲ為ス事業、③施療所、産院其ノ他施薬、救療又ハ助産保護ヲ為ス事業、④授産場、宿泊所其ノ他経済保護ヲ為ス事業、⑤其ノ他勅令ヲ以テ指定スル事業、⑥前各号ニ掲グル事業ニ関スル指導、連絡又ハ助成ヲ為ス事業」を定め、これらの事業についての財政援助ができる旨を定めた。

「社会事業法」の制定により、私設（民間）社会事業の位置づけが明らかにされ、事業の指定・取り消しの枠組みが規定されたことは評価できるが、私設事業に対する補助額は十分ではないことに時代的制約があった。

F 社会福祉事業

社会福祉事業は、第二次世界大戦後、1951（昭和26）年に「社会福祉事業法」が公布されたことによって、使用されるようになった用語である（図1.3）。当時の厚生事務次官であった木村忠二郎が著した『社会福祉事業法の解説』（pp.6～7、時事通信社、1951）では、次のように記されている。

「最近になって、日本国憲法で『社会福祉』（Social Welfare）という言葉が用いられ、これに応じて「社会福祉事業」という言葉が、用いられるようになった。この言葉は熟したものとはおもわれないけれども、消極的な貧困の状態におちいったものを保護するにとどまらず、さらにすすんでは積極的な福祉の増進までをもその目的にふくませたいという意気ごみをあらわしたものとして、これをもちいようとする傾向がある。もともと、社会事業という言葉はかかる理想をもっていたものであるけれども、その積極性をとくに強調する意図を持って、社会福祉事業という言葉が採用されているものである。」

「社会福祉事業法」は、第二次世界大戦後の公私の社会福祉事業の枠組みを定めたものとして評価できるが、その後の経済社会情勢を踏まえ、2000（平成12）年6月に「社会福祉法」と名称が変更され、21世紀における社会福祉の新たな枠組みが確立されることになった（図1.4）。

「社会福祉事業法」の全面的改正は長年の課題であったが、「社会福祉事業法」を改正することは、第二次世界大戦後の社会福祉システムを改めることにつながることになるため、必要な範囲でしか改正が実現しなかったという経緯もある。

G 社会福祉

前にも述べたように、かつての社会福祉（元来、「社会事業」、「社会福祉事業」と呼ばれることが多かった。特に第二次世界大戦前では社会事業という用語が通常であった）は、社会生活を自力で営むことができない人々（ドロップアウトした人々）を対象にする社会の営みであるとの認識が濃厚であった。

しかし、1960年代後半以降、高度経済成長期を経て、「社会福祉」という用語が一般的に使用されるようになっている（表1.1）。

「社会事業法」　　1938（昭和13）年

第一条　本法ハ左ニ掲グル社会事業ニ之ヲ適用ス但シ勅令ヲ以テ指定スルモノニ付テハ此ノ限ニ在ラズ
一　　養老院、救護所其ノ他生活扶助ヲ為ス事業
二　　育児院、託児所其ノ他児童保護ヲ為ス事業
三　　施療所、産院其ノ他施薬、救療又ハ助産ヲ為ス事業
四　　授産場、宿泊所其ノ他経済保護ヲ為ス事業
五　　其ノ他勅令ヲ以テ指定スル事業
六　　前各号ニ掲グル事業ニ関スル指導、連絡又ハ助成ヲ為ス事業

第二条　社会事業ヲ経営スル者其ノ事業ヲ開始シタルトキ又ハ之ヲ廃止セントスルトキハ命令ノ定ムル所ニ依リ其ノ旨事業経営地ノ地方長官ニ届出ヅベシ

第三条　地方長官ハ社会事業ヲ経営スル者ニ対シ保護ヲ要スル者ノ収容ヲ委託スルコトヲ得
二　　前項ノ規定ニ依ル委託アリタル場合ニ於テ社会事業ヲ経営スル者ハ正当ノ事由アルニ非ザレバ之ヲ拒ムコトヲ得ズ

「社会福祉事業法」　　1951（昭和26）年

（目的）
第1条　この法律は、社会福祉事業の全分野における共通的基本事項を定め、生活保護法（昭和25年法律第144号）、児童福祉法（昭和22年法律第164号）、身体障害者福祉法（昭和24年法律第283号）その他の社会福祉を目的とする法律と相まって、社会福祉事業が公明且つ適正に行われることを確保し、もつて社会福祉の増進に資することを目的とする。

（社会福祉事業の趣旨）
第3条　社会福祉事業は、援護、育成又は更生の措置を要する者に対し、その独立心をそこなうことなく、正常な社会人として生活することができるように援助することを趣旨として経営されなければならない。

「社会福祉事業法」の改正（社会福祉関係八法の改正）　　1990（平成2）年

（目的）
第1条　この法律は、社会福祉事業の全分野における共通的基本事項を定め、生活保護法（昭和25年法律第144号）、児童福祉法（昭和22年法律第164号）、母子及び寡婦福祉法（昭和39年法律第129号）、老人福祉法（昭和38年法律第133号）、身体障害者福祉法（昭和24年法律第283号）、精神薄弱者福祉法（昭和35年法律第37号）その他の社会福祉を目的とする法律と相まって、社会福祉事業が公明且つ適正に行われることを確保し、もつて社会福祉の増進に資することを目的とする。

（基本理念）
第3条　国、地方公共団体、社会福祉法人その他社会福祉事業を経営する者は、福祉サービスを必要とする者が、心身ともに健やかに育成され、又は社会、経済、文化その他あらゆる分野の活動に参加する機会を与えられるとともに、その環境、年齢及び心身の状況に応じ、地域において必要な福祉サービスを総合的に提供されるように、社会福祉事業その他の社会福祉を目的とする事業の広範かつ計画的な実施に努めなければならない。

（地域等への配慮）
第3条の2　国、地方公共団体、社会福祉法人その他社会福祉事業を経営する者は、社会福祉事業その他の社会福祉を目的とする事業を実施するに当たつては、医療、保健その他関連施策との有機的な連携を図り、地域に即した創意と工夫を行い、及び地域住民等の理解と協力を得るよう努めなければならない。

「社会福祉法」　　2000（平成12）年

（目的）
第1条　この法律は、社会福祉を目的とする事業の全分野における共通的基本事項を定め、社会福祉を目的とする他の法律と相まって、福祉サービスの利用者の利益の保護及び地域における社会福祉（以下「地域福祉」という。）の推進を図るとともに、社会福祉事業の公明かつ適正な実施の確保及び社会福祉を目的とする事業の健全な発達を図り、もつて社会福祉の増進に資することを目的とする。

（福祉サービスの基本的理念）
第3条　福祉サービスは、個人の尊厳の保持を旨とし、その内容は、福祉サービスの利用者が心身ともに健やかに育成され、又はその有する能力に応じ自立した日常生活を営むことができるように支援するものとして、良質かつ適切なものでなければならない。

（地域福祉の推進）
第4条　地域住民、社会福祉を目的とする事業を経営する者及び社会福祉に関する活動を行う者は、相互に協力し、福祉サービスを必要とする地域住民が地域社会を構成する一員として日常生活を営み、社会、経済、文化その他あらゆる分野の活動に参加する機会が与えられるように、地域福祉の推進に努めなければならない。

（福祉サービスの提供の原則）
第5条　社会福祉を目的とする事業を経営する者は、その提供する多様な福祉サービスについて、利用者の意向を十分に尊重し、かつ、保健医療サービスその他の関連するサービスとの有機的な連携を図るよう創意工夫を行いつつ、これを総合的に提供することができるようにその事業の実施に努めなければならない。

図1.4　社会福祉事業に関する法律の変遷
戦前の「社会事業法」では社会事業の定義がなされていない。
［資料：鬼﨑信好］

表 1.1　社会福祉の特徴

従前			現在		
●恩恵	●受動的（措置）	●残余的	●権利	●有料・応能負担	●法律的
●選別的・救貧的	●無料・低額	●中央集権的	●普遍的・一般的	●主体的・選択的（契約、利用）	
●一元的	●自発的		●制度的	●多元的	
●開発的			●地方分権的	●調整的	

1.5　福祉の措置から契約へ

　わが国の社会福祉の歩みは、図 1.3 の年表を通して理解できるが、社会福祉の本格的な歩みは第二次世界大戦後からである。まず、福祉三法（「生活保護法」、「児童福祉法」、「身体障害者福祉法」）が制定され、これらに「精神薄弱者福祉法」（現「知的障害者福祉法」）、「老人福祉法」、「母子福祉法」（「母子及び寡婦福祉法」、現「母子及び父子並びに寡婦福祉法」）を加えて、いわゆる福祉六法体制が確立した（図 1.5）。これらの法律の実施体制は、（福祉サービスの）対象者を限定（絞り込み）し、「福祉の措置」として福祉サービスを提供するシステムを確立してきた。そして、現在、緊急時の対応としての福祉の措置制度は残しているものの、通常は福祉サービス利用者がサービス提供組織（事業者）との契約に基づくサービス利用の仕組みへと転換してきている。

A　福祉の措置

　それでは、「福祉の措置」とはどのような意味があるのだろうか。一般に「措置」とは「仕方、取り計らい、取り計らって処理すること」の意味であるが、この言葉は法律の条文や行政分野で用いられることが多い（「日本国憲法」第 54 条第 3 項、「地方公務員法」第 46 条など）。

　社会福祉の分野においては「生活保護法」を除く福祉五法において用いられてきている。「生活保護法」では福祉の措置とはいわずに、「保護の開始」または「保護の実施」というが、「生活保護法」では保護の権利が位置づけられているからである。いずれにしても行政が自らの力で社会生活を営むことができない人に対して必要なサービスを提供するという意味においては変わりがない。

　そこで、福祉の措置とは、措置権者（福祉の措置を行う責任と権限を有する者）である地方公共団体などが、福祉六法などにおいて規定している要援護者（要支援者）に対する援護、育成および更生などの福祉サービスを提供すること（または決定すること）を意味する。具体的には医療の給付、補装具の交付・修理、施設への入所・通所などの提供（決定）をいう。

　ただ、「生活保護法」とは異なり、福祉五法に規定する福祉の措置には、福祉サービスの利用者に関する権利規定がなく、措置の実施機関（援護の実施機関）がそれを職権に基づいて行う行為（職権主義による行政処分）と法的に位置づけられ、そのことが長年にわたって問題点として指摘されてきた。たとえば、介護保険制度導入前の特別養護老人ホームの入所は、入所者の権利として入所が決まるのではなく、措置権者が入所を決定した結果、

寡婦：配偶者のない女子であって、かつて母子家庭の母であった者（母子家庭の母であって、その扶養する児童が 20 歳に達した女子）。

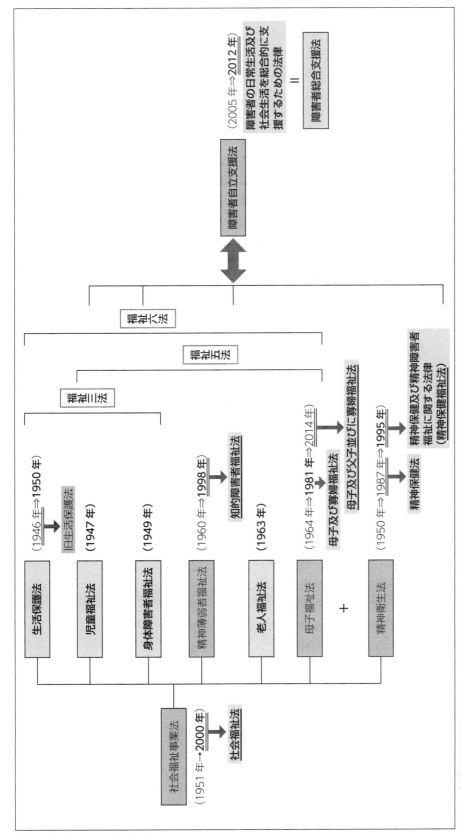

図 1.5 社会福祉関係法

注1：年数は制定年である。西暦との換算 1945年＝昭和20年、1989年＝平成元年、2000年＝平成12年
注2：障害児・者サービスは（障害者自立支援法）障害者総合支援法に収斂されている。
注3：上記の法律以外に、障害者基本法、発達障害者支援法、虐待防止法関係（いわゆる児童虐待防止法、DV防止法、高齢者虐待防止法、障害者虐待防止法、雇用対策法、社会福祉士及び介護福祉士法、精神保健福祉法、学校教育法、その他多数の関係法律をチェックする必要がある。

[作成：鬼崎信好]

利益を受けるにすぎない──これを反射的利益という──という行政側の見解があった。

B 福祉パラダイムの転換

　　20世紀の終わり頃から、社会福祉のパラダイム（思考の枠組み）の転換の必要性が指摘された。その理由は、21世紀は次のような枠組みが必要と考えられたからである。

a. 成長の理論から成熟の理論へ

　　経済のグローバル化などによって、先進工業国は一人勝ちができなくなっている。いわゆる、開発途上国の生産力を上回る最先端技術を開発し、これらの国の追随を許さない高度な生産力を持つことが求められる。また、これまでのような経済の高成長を期待できなくなっている。これらのことによって、成熟社会の論理で社会福祉のあり方を考えなければならなくなっている。

b. 少子・高齢社会の構築へ

　　1965（昭和40）年に2.14であった合計特殊出生率は、1998（平成10）年では1.38となり、国立社会保障・人口問題研究所の2002（平成14）年1月の推計では、2006（平成18）年には1.31まで低下すると予想された。しかし、実際には2005（平成17）年に1.26という過去最低の数字となった。その後やや上昇傾向となり2015（平成27）年に1.45となったが、翌年から再び低下し、2021（令和3）年では1.30である。これらの数値が多少変動する面はあっても、わが国が人口減少社会へとシフトしていることには変わりない。その意味では、これまでの「医療モデル」一辺倒から、障害者概念の再検討、ケアの重視などを含む「生活モデル」を基幹とした保健福祉サービスを実現する必要がある。

第2章 社会福祉の歩み

社会福祉は、それぞれの時代や時期の政治・経済・社会・文化などの社会情勢を背景に変化してきている。現代の社会福祉を理解するには、歴史をたどることが必要である。

2.1 日本の社会福祉の歩み

ここでは、古代および中世、近世の慈善救済、明治から第二次世界大戦までの慈善救済、第二次世界大戦後の社会福祉制度のスタート、福祉見直し論や社会福祉基礎構造改革による社会福祉制度の転換期から社会保障制度改革まで、それぞれの時代における社会福祉の背景や動向をみていく。

A 古代から近世までの慈善救済

a. 古代社会と慈善救済

古代社会での慈善救済には、天皇や豪族の政策的慈恵と、僧などによる仏教慈善がある。天災や飢饉、疫病、それらと並行して時の支配者からの厳しい年貢の取り立てなどによって生じた貧困に対する救済が主であった。

仏教慈善では、593(推古元)年に厩戸王(聖徳太子)が大阪四天王寺に敬田院、悲田院、施薬院、療病院からなる「四箇院」を建立し(図2.1)、貧窮者や傷病者、身寄りのない高齢者、孤児などを集めて収容して施療したとされている。723(養老7)年には、光明皇后が奈良興福寺境内に悲田院、施薬院を立て、自らハンセン病患者の治療にあたったという。

718(養老2)年に編纂が開始され、757(天平宝字元)年に施行された養老律令に含まれる「戸令」では、救済の対象を「鰥寡孤独貧窮老疾、不能自存者」として、身寄りのない高齢者や子ども、障害者、傷病者などで、かつ自分で生きていくことができない者を救済することを示したが、親族や近隣社会の助け合いが基本にあり、それが期待できない場合に公的な救済がとられるというものだった。これを親族相救といい、まずは近親者の相互扶助が常識であった。

また、僧行基は、諸国を布教していく傍ら、治水や土木事業による救済活動を行い、行き倒れの人を収容する施設(布施屋)を各地に設置していった。

鰥寡孤独貧窮老疾:鰥は61歳以上で妻のいない者、寡は50歳以上で夫のいない者、孤は16歳以下で父のいない者、独は61歳以上で子のいない者、貧窮は財貨に困る者、老は61歳以上の者、疾は疾病・障害のある者。

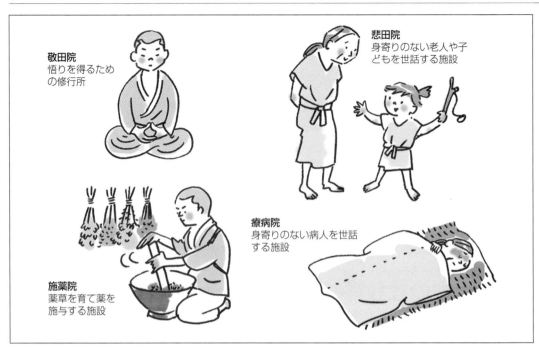

図2.1　四箇院

敬田院
悟りを得るため
の修行所

悲田院
身寄りのない老人や子
どもを世話する施設

施薬院
薬草を育て薬を
施与する施設

療病院
身寄りのない病人を世話
する施設

b. 中世社会と慈善救済

　　中世社会では、武家による支配体制が強化された。身分制度の細分化が行われ、封建領主の生活を支えるため、年貢や労役の負担がより大きくなった。また、戦乱に巻き込まれて生活に困窮する者、さらにたび重なる飢饉により行き倒れや餓死する者が急増した。この時期には、封建領主の慈恵的救済がみられるが、1186（文治2）年に源頼朝は飢餓対策として未納年貢免除措置を行い、1199（正治元）年には北条泰時が伊豆の飢餓に苦しんでいる人々に米を支給するなど窮民救済を積極的に行った。

　　仏教慈善では叡尊、忍性、重源らの僧が多くの公共的土木事業に取り組み、困窮者や傷病者に対する収容施設を設置した。1460（寛正元）年から1461（寛正2）年にかけての寛正の大飢饉では、勧進聖願阿弥が京都六角堂で難民に施食している。政情不安な中で、人々のあいだには宗教によって現実社会の困難から救われたいとの思いが強まり、こうした人々の不安に応えるかたちで仏教思想が浸透していった。

　　また、庶民の中から村落共同体の相互扶助組織「惣」が形成され、年貢や労役の負担減免要求や農業、祭礼などの共同作業を行いながら集落の結束を強めた。さらに、中世から近世にかけては、自主的な血縁や地域の助け合いとして「結」「講」と呼ばれる相互扶助組織が発展した。

　　1549（天文18）年にザビエルによってキリスト教が伝えられたが、彼は窮民の救済にも力を尽くし、その後のキリスト教慈善事業に大きな影響を与えた。1552（天文21）年に来日したアルメイダは、布教活動とともに救貧、施療、孤児や寡婦の保護をはじめとして、育児院や療育院を創設し慈善活動を行った。1557（弘治3）年には近代西洋医学によるわが国初めての総合病院を建設した。

c. 近世時代と慈善救済

　　近世江戸時代に入ると、幕藩体制が確立され救済事業も幕府と諸藩による政治支配の色彩をみせながら組織的に行われた。特に、五人組は連帯責任・相互監察・相互扶助の単位として、領主が治安維持や年貢の確保、法令の伝達周知の徹底を図る役割を果たした。

　　また、藩ごとに儒教思想による慈恵的な政策を実施したところもあり、加賀（金沢）藩の前田綱紀は生活困窮者を助けるための施設（非人小屋）を設置し、後に授産施設も併置した。米沢藩の上杉鷹山は農地開発、備前岡山藩の池田光政は新田開発や治水を行った。江戸では、貧民疾病救護のために1722（享保7）年に「小石川養生所」が設立され、1790（寛政2）年には江戸の石川島に無宿者や刑余者（罪を犯した人）を使役するための人足寄場がつくられた。1791（寛政3）年には老中松平定信が「七分積金制度」と「江戸町会所」をつくり、窮民の救済にあたった。

　　しかし、士農工商という身分制度のもとでの厳しい年貢の取り立てや相次いで起こる天災、飢饉によって庶民の困窮は深刻さを増し、百姓一揆などの自衛や世直し要求へと発展した。

表2.1　社会福祉の先駆者

人物名	内容	業績
厩戸王 （聖徳太子）	日本で初めて慈善救済活動を行ったとされている政治家	四箇院（敬田院、悲田院、施薬院、療病院）の建立 593 年
行基	奈良時代の僧で、仏教の布教とともに慈善活動を行った	道場の建立、橋の架設 布施屋を設置
勧進聖願阿弥	室町時代の僧で、寛正の大飢饉の際に慈善活動を行った	京都六角堂で難民に施食 1461 年
アルメイダ	キリスト教の布教活動とともに慈善活動を行った	育児院、療育院の創設 日本で最初の西洋医学の総合病院建設 1557 年
松平定信	江戸時代の老中で、寛政の改革を行った	七分積金制度 1791 年 江戸町会所 1792 年
石井十次	児童施設の無制限収容、家族的小舎制、里親委託を採用した	岡山孤児院創設 1887 年
石井亮一	日本で初めての知的障害児者施設を創設した	滝乃川学園創設 1891 年
山室軍平	公娼廃止運動、低所得者の経済救済活動を行った	救世軍に入軍し、日本で救世軍を創設 1895 年
片山潜	英国や米国のセツルメント運動を日本に広めた	キングスレー館設立 1897 年
野口幽香	貧民のための保育や母子を支援する活動に尽力した	二葉幼稚園創設 1900 年
留岡幸助	感化院（児童自立支援施設）教育に力を注いだ	北海道家庭学校 1914 年
河上肇	経済学的視点から貧困問題に取り組んだ	『貧乏物語』1916 年
笠井信一	岡山県知事時代に民生委員制度の先駆となる制度をつくった	済世顧問制度 1917 年
小河滋次郎	大阪で民生委員・児童委員制度の前身となる制度をつくるなど、社会事業に貢献した	方面委員制度 1918 年

七分積金制度：江戸の町人用金を節約した金額の七割を積み立て、災害や飢饉、物価高騰時に備えた制度。江戸町会所で七分積金の運営が行われた。

a. 明治政府の成立と公的救済

　　幕藩体制が崩壊し、明治政府は「富国強兵」や「殖産興業」に重点を置いた近代国家を目指したが、1871（明治4）年の「廃藩置県」の実施により多くの士族が経済的基盤をなくし、生活に困窮して没落する者が増えた。1873（明治6）年の「地租改正」では、3％という高額な税率によって大多数の農民は負担が増すことになり、各地で農民一揆が頻発した。

　　また、殖産興業政策による近代的産業や機械制工場が増加し、急速な産業革命・近代化を背景とした生活問題が増大し、都市における貧困地区の形成、過酷な労働条件、健康破壊や非行・犯罪などの問題が多発し、新しい貧困階層が出現した。

　　このように明治維新の政治的変革から多数の生活困窮者が生じたため、明治政府は公的救済制度として1874（明治7）年に「恤救規則」を公布した。その前文には、貧困状態にある者の救済は「人民相互ノ情誼」によってなされるべきであると示され、血縁・地縁関係などによる相互扶助を基本とし、「無告ノ窮民」（他に頼る辺のない者）のみ公的救済をするという制限的な救済であった。救済の対象が狭く、恩恵的・限定的だったこともあり、その後改正法案が度々審議されたが法律改正には及ばず、1932（昭和7）年の「救護法」の施行まで57年間継続した。

b. 民間慈善事業

　　明治政府の公的救済制度が不十分な中で、新たな貧困層や生活の困窮に対応したのは民間の篤志家やキリスト教関係者であった。代表的なものとして、1887（明治20）年に石井十次が「岡山孤児院」（岡山県、図2.2）を開設し、英国の児童施設の影響を受けて無制限収容、家族的小舎制や里親委託などの制度を採用した。石井十次は1891（明治24）年の濃尾地震の際にも被災児を受け入れる孤児院を開設し、孤児の救済にあたった。同じくこの地震の救済活動を行った石井亮一や山室軍平もその後慈善事業活動を行い、石井亮一は1891（明治24）年に知的障害児者施設「滝乃川学園」（東京都）を開設し、山室軍平は1895（明治28）年に救世軍に入隊して低所得者の経済活動の援助を行った。

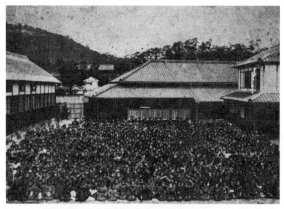

図2.2　岡山孤児院全児童（明治44年）［岐阜県歴史資料館蔵］

廃藩置県：当初は3府302県、その後3府35県まで合併したが、1つが大きすぎるなどの弊害も出て1889（明治22）年の3府43県（北海道を除く）に落ち着く。3府とは東京府、京都府、大阪府。

そのほかに、欧米の影響を受けて、1890年代からスラム地区や工場労働者の居住地区、被差別部落などにおいてセツルメント運動が展開されたが、1897（明治30）年に片山潜が東京に「キングスレー館」を設立して、後に社会主義運動へと発展した。さらに、留岡幸助は1914（大正3）年に「北海道家庭学校」（現在の児童自立支援施設）を創設して非行少年たちの矯正にあたり、野口幽香はスラム地区の子どもへの幼児教育の必要性を考え「二葉幼稚園」（東京都）を創設した。

また、1908（明治41）年には、現在の全国社会福祉協議会の前身である中央慈善協会が設立された。

c. 感化救済事業

明治期には、民間慈善事業はおもに身寄りのない子どもなどを対象とする育児事業として始まったが、繊維産業を中心に産業革命が進行し、また、都市に人口が集中するなどにより、その必要性に応じて慈善事業は多様化していった。1900（明治33）年に非行少年の教育保護を目的として「感化法」が公布され、非行少年を成人犯罪者と分離して収容する感化院が誕生した。1908（明治41）年には「感化法」は改正され、国の補助規定が設けられた。その結果、明治末年までに全府県に感化院が設置され、内務省は慈善事業を感化救済事業と呼ぶようになった。

「感化法」は1933（昭和8）年に「少年教護法」に改正され、1947（昭和22）年に「児童福祉法」に吸収された。

d. 社会事業の成立

1914（大正3）年から1918（大正7）年にかけての第一次世界大戦により、日本は重工業を中心に大戦景気で沸き、財閥資本は国家との関係を強めていった。消費生活は拡大し好景気をもたらしたが、物価上昇は成金を輩出し、他方では生活破壊におびえる人々をつくりだした。また企業間格差による賃金格差も発生し、貧富の二重構造ばかりでなく、貧困の中での二重構造も確定していった。物価の高騰や劣悪な労働条件は労働者階級の貧困化をさらに深めていった。

1916（大正5）年に経済学者の河上肇が新聞に連載した『貧乏物語』は、「貧乏は個人の問題ではなく、社会構造の欠陥による必然的な結果である」と指摘したが、このように貧困の原因を社会に転換する考え方は多くの国民の支持を得た。

その後、1918（大正7）年7月に米の値段の暴騰に抗議する富山県の漁村主婦たちによって起こされた米騒動は、9月に終息するまで1道3府38県に広がり、これを契機に社会運動はより組織的な展開をみせた。同年9月に原敬内閣が成立し、社会問題・生活問題に対する政策対応が社会体制を維持するうえでも必要となり、社会政策、社会事業が登場した。1920（大正9）年には内務省に社会局が新設され、「慈恵」にかわって「社会事業」が国の法令上に明記された。1923（大正12）年の関東大震災後は、特にその必要性が高まった。

セツルメント運動：知識階級の人たちがスラム街、工場街に住み込み、住民の生活を援助する活動。1884年に英国でサムエル・バーネット夫妻がトインビーホールを設立したのが発祥で、その後米国（ハルハウス）、日本（キングスレー館）など 世界各国に広がった。

しかし、社会事業が成立したといっても、救貧制度に関しては「恤救規則」の改正案の検討が始まったばかりであり、実質的には国民生活は改善されなかった。こうした制度の不備を補ったのが「方面委員制度」である。先駆けとなったのは、1917（大正6）年の岡山県「済世顧問制度」であり、知事の笠井信一は地域の有力者を済世顧問として県内に配置して組織的救済を開始した。翌年に大阪で小河滋次郎による「方面委員制度」が発足したが、これは旧中間層の自営業者らを主体とする民間の篤志家を名誉職である方面委員に選び、知事が地域の救貧活動を委嘱するという地域ごとの取り組みであった。今日の「民生委員・児童委員制度」の前身である。

e. 第二次世界大戦までの社会事業

（1）「救護法」の制定　　第一次世界大戦後の経済が混乱する中、1923（大正12）年9月に関東大震災が発生した。日本経済の中心となっていた京浜地帯は壊滅的な打撃を受け、東京を中心に関東周辺に大きな被害をもたらした。さらに、1927（昭和2）年の金融恐慌、1929（昭和4）年の米国に端を発した世界恐慌は日本経済にも波及して昭和恐慌に突入した。労働環境や条件の悪化、失業者の増加、中小企業のいっそうの窮迫、農村不況など社会問題が激化し、社会不安は増大した。

　そうした状況のもと、1929（昭和4）年に「救護法」が公布され、1932（昭和7）年より施行された。救護の対象者は、貧困のため生活することができない65歳以上の老衰者、13歳以下の幼者、妊産婦、不具廃疾（当時の表記のまま）、傷痍その他精神、または身体の一時的な故障により業務の遂行が著しく困難な者とし、制限扶助主義をとった。実施主体は市町村長であり、保護の内容は、生活扶助・医療扶助・助産扶助・生業扶助とされ、「恤救規則」より扶助内容は拡大した。国の公的扶助義務を明確にした点は前進したが、要援護者（要支援者）に保護請求権は認められず、選挙権の欠格条項が適用されるなど差別的・選別的色彩も残した。

表2.2　大正から第二次世界大戦までの社会福祉政策

時代	年	社会背景・出来事	社会福祉政策の変遷
大正	1914 ～ 1918	第一次世界大戦による好景気 →貧富の差の拡大	
	1918	米騒動 原敬内閣の誕生	社会政策、社会事業の登場 大阪で「方面委員制度」開始
	1920		社会局新設、「社会事業」が法令に明記
	1923	関東大震災 ┐ 社会福祉の必要性が高まる	
昭和	1929	世界恐慌 ┘	「救護法」公布
	1937	日中戦争開始	「母子保護法」、「軍事扶助法」公布
	1938	戦力増強のための「厚生事業」の必要性が高まる	厚生省設置 「社会事業法」、「国民健康保険法」公布
	1941	太平洋戦争開戦	「医療保護法」公布
	1944		「厚生年金保険法」公布

不具廃疾：心身に著しい障害を有すること。

---

(2)戦時下での厚生事業　　1931（昭和6）年の満州事変から、日本は戦争体制へと移行していき、1937（昭和12）年には日中戦争が開始された。1938（昭和13）年には「国家総動員法」を公布し、戦争遂行のため国家のすべての人的・物的資源を政府が統制運用できることが示された。同年、民間社会事業を推進するために「社会事業法」が公布されたが、戦時下における国策に沿った統制的な側面を有し、社会事業は戦力増強を目的とした人的資源の確保と健民健兵政策の強化を図る「厚生事業」へと変質していった。

　　以上のような背景のもとに、1937（昭和12）年に「母子保護法」「軍事扶助法」が公布、1938（昭和13）年に厚生省が設置され、「国民健康保険法」が公布、1941（昭和16）年に「医療保護法」、1944（昭和19）年に「厚生年金保険法」が公布されている。

C　第二次世界大戦後の社会福祉制度

a.　戦後の混乱と社会福祉制度のスタート

　　1945（昭和20）年8月、日本政府はポツダム宣言を受け入れ、第二次世界大戦が終わった。日本は国富の4分の1が失われ、戦争・戦災で親を失ったいわゆる孤児、戦争未亡人、戦地からの引揚者や失業者が街にあふれた。食料問題と貧困者に対する政策は緊急課題であった。政府は、同年12月に「生活困窮者緊急生活援護要綱」を作成し、宿泊施設の提供、生活必要品の支給、食料品補給などを暫定的に行った。これは、GHQ（連合国軍最高司令官総司令部）からの指示であり、基本的人権の尊重を第一に考えるGHQは、既存の法律は現在の日本の状況にふさわしいものではないと判断していた。

　　1946（昭和21）年2月には、生活困窮者の援助は「国の責任で無差別平等に保護しなければならない」という「社会救済に関する覚書（SCAPIN775）」がGHQから日本政府に示された。GHQは、社会救済の基本方針を公的扶助4原則（国家責任・無差別平等・公私分離・救済費非制限）に沿って提出するように命じた。これに基づいて、同年10月に旧「生活保護法」が施行され、これにより「救護法」は廃止された（現在の「生活保護法」は1950（昭和25）年公布のもの）。

　　1947（昭和22）年5月3日に「日本国憲法」が施行され、国民主権、生存権の保障、基本的人権の尊重がうたわれた。恩恵的な社会事業から社会福祉・社会保障の重要性を明言して福祉国家への転換を示し、特に第25条の生存権規定は、戦後の社会福祉の基礎となった。

b.　福祉三法体制の確立

　　戦争で最大の被害を受けたのは児童であったが、いわゆる戦災孤児や浮浪児などの保護について、当初は児童保護施設への強制的な収容を行っていた。しかし、貧困により学校に行けない児童、非行や罪を犯す児童など、さまざまな社会問題が起こる中で、保護を必要とする児童だけでなく、すべての児童を健全育成していく政策の必要性が示された。1947（昭和22）年、すべての児童を対象とする「児童福祉法」が公布された。

GHQ：General Headquarters　**SCAPIN**：Supreme Commander for the Allied Powers Index Number
生存権規定：「日本国憲法」第25条において、「すべて国民は、健康で文化的な最低限度の生活を営む権利を有する」と、人間らしく生きる権利が規定された。

また、戦争は身体に障害をもつ者を多く生み出した。戦災障害者・傷痍軍人であるが、傷痍軍人の保護・救済を行うことは、旧軍人・軍属に対する優先的保護になり、GHQの指導する非軍事化、無差別平等に反することになる。そこで、傷痍軍人のみではなく、戦争・災害・事故などの傷痍者に対する制度として、1949(昭和24)年に「身体障害者福祉法」が公布された。これは、先に公布された(旧)「生活保護法」と「児童福祉法」と合わせて「福祉三法」と呼ばれている。

1950(昭和25)年には、社会保障制度審議会の「社会保障制度に関する勧告」(50年勧告)が出され、同年に(旧)「生活保護法」を改正した「生活保護法」が成立した。「日本国憲法」第25条の生存権に基づく制度として、国家責任および無差別平等による最低限度の生活保障を認め、国民の不服申し立ての権利や保護の請求権を明確にした(表2.3)。

さらに1951(昭和26)年には、社会福祉事業の分野における共通的事項を定めた「社会福祉事業法」(2000(平成12)年に「社会福祉法」に改正)が公布された。

表2.3 生活困窮者の各救済法における対象者の拡大

	対象者	保護請求権
恤救規則(1874年公布)	無告ノ窮民(他に頼る辺のない者)	なし
救護法(1929年公布)	貧困のため生活することができない65歳以上の老衰者、13歳以下の幼者、妊産婦、不具廃疾、傷病その他精神、または身体の一時的な故障により業務の遂行が著しく困難な者	なし
(旧)生活保護法(1946年公布)	無差別平等(ただし欠格条項あり)	なし
生活保護法(1950年公布)	無差別平等(欠格条項なし)	あり
生活困窮者自立支援法(2013年公布)	生活困窮者(現に経済的に困窮し、最低限度の生活を維持することができなくなるおそれのある者)	あり

c. 国民皆保険・皆年金体制の確立

1955(昭和30)年頃から1973(昭和48)年頃まで、わが国の経済は高度成長期に入り、日本経済は飛躍的に成長を遂げた。1960(昭和35)年には国民所得倍増計画が閣議決定され、積極的な財政・金融政策が推し進められた。高度経済成長に伴い国民の生活は豊かになったように感じられた。しかし一方で、人口の都市化、核家族化、産業構造の変化と生産拡大による公害問題、健康破壊という新たな問題が生じた。

疾病と貧困の悪循環は深刻な問題であり、当時、結核療養患者が増加し、貧困の代名詞にもなっていた。そこで、医療保険制度の確立が緊急の政策課題となり、1938(昭和13)年公布の旧「国民健康保険法」の全部を改正した「国民健康保険法」が1958(昭和33)年に公布された。これにより、それまで医療保険の対象外であった自営業者などが、国民健康保険制度に加入できるようになった。また、1959(昭和34)年には、労働者の老後の不安に対応するために「国民年金法」が法制化され、1961(昭和36)年に保険料徴収が開始され、国民皆保険・皆年金体制が確立した。

d. 福祉六法体制の確立

高度経済成長の豊かさのもと、一方では競争社会に適応できない社会的弱者を生み出すことになり、障害者、高齢者、母子家庭などの生活に打撃を与えた。こうした中で、多くの社会福祉関係法が制定されることになった。

知的障害者については、18歳未満の者は「児童福祉法」で対応していたが、18歳以上の者には対応策が講じられていなかった。保護者たちによる運動の成果もあって、1960（昭和35）年に「精神薄弱者福祉法」（1998（平成10）年「知的障害者福祉法」に名称変更）が公布された。これは、18歳以上の知的障害者を対象とする施設を整備し、児童から成人に至るまで一貫した援護事業を行うことを目的としたものだった。

　急激な高度成長に伴い、高齢者を取り巻く環境も変化した。1955（昭和30）年頃より高齢者が増加しはじめ、高齢化問題が表面化してきた。核家族化の進行による扶養機能の低下や地域共同体の変容によって、高齢者の問題についても多様化・高度化したニーズに対応する必要性が生じた。そこで、1963（昭和38）年に「老人福祉法」が公布された。

　また、女性の社会進出や核家族化による家族形態の変化は母子家庭の生活にも影響を与え、保育能力の低下など児童問題にも及んだ。児童の健全な育成のためには、児童と母親双方への配慮が必要と考えられ、1964（昭和39）年に母子家庭の福祉を総合的に推進する「母子福祉法」（1981（昭和56）年に寡婦を対象に含めて「母子及び寡婦福祉法」に、2014（平成26）年には父子を対象に含め「母子及び父子並びに寡婦福祉法」に名称変更）が公布された。

　この「精神薄弱者福祉法」、「老人福祉法」、「母子福祉法」は、先に成立した「児童福祉法」、「身体障害者福祉法」、「生活保護法」の福祉三法と合わせて福祉六法と呼ばれ、ここで社会福祉に関する基本的体制が整った（図2.3）。

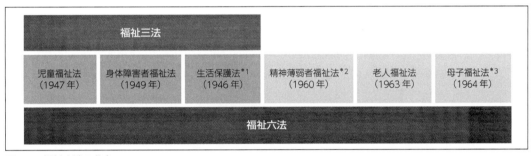

図 2.3　福祉六法の公布
＊1　1946 年公布は旧「生活保護法」。1950 年に現「生活保護法」に改正
＊2　1998 年に「知的障害者福祉法」に名称変更
＊3　1981 年に「母子及び寡婦福祉法」に、2014 年に「母子及び父子並びに寡婦福祉法」に名称変更

D　福祉見直し論から社会福祉基礎構造改革へ

a.　低成長期と福祉見直し論（日本型福祉社会論）

　1970年代に入ると、65歳以上人口の総人口に占める割合（高齢化率）が7％を超えて、日本も高齢化社会の仲間入りを果たした。高齢化社会の到来により、社会福祉への国民的関心は高まりをみせ、1971（昭和46）年以降、新しい社会福祉関係法が制定され、種々の改正が行われた。まず、1971（昭和46）年から「社会福祉施設緊急整備5か年計画」が実施され、欧米の基準を目標として施設が量的に整備されていった。翌年の1972（昭和

高齢化率：7％を超えると高齢化社会、14％を超えると高齢社会、21％を超えると超高齢社会と呼ばれている。日本では2007（平成19）年に21.5％となり、超高齢社会となった。

47)年は「児童扶養手当法」（1961（昭和36）年公布）の施行規則が施行され、1973（昭和48）年には、70歳以上の高齢者に対して「老人医療費公費負担制度」（老人医療費無料化）が導入され、医療保険高額療養費制度、年金の物価スライド制の導入など、経済優先から福祉優先へと生活重視に転換したことで、「福祉元年」と呼ばれた。

　しかし、同年10月に第四次中東戦争が勃発してオイルショックが世界を襲い、日本もこれまでのような経済成長を望めなくなった。福祉元年から一転して、これまでの高福祉を抑制する「福祉見直し」が主張されるようになった。1979（昭和54）年には、閣議決定で自助と地域の相互扶助を基本にした日本型福祉社会を目標とする「新経済社会7ヵ年計画」が策定され、政府と自治体が責任をもつ福祉国家に対して、個人や家族、地域共同体が福祉の役割を果たすことが福祉社会とされた。このように福祉の支出を抑える福祉見直し論や日本型福祉社会論が唱えられはじめ、高度経済成長期に大枠が形成された福祉制度に対して、1980年代には見直しが進められていった。

　これら1970年代における日本型福祉は、「地域福祉」として独自に展開されるようになり、今日に至っている。

b.　社会福祉基礎構造改革

(1)各種プランとノーマライゼーション　　1980年代半ばに始まった社会福祉の制度改正の動きは、1990年代にいっそうの進展をみせる（ノーマライゼーションについては第5章参照）。1989（平成元）年に福祉関係三審議会合同企画分科会が「今後の社会福祉のあり方について」という意見具申を行い、市町村の役割重視、在宅福祉の充実、民間福祉サービスの積極的な育成、福祉と保健・医療の連携強化、福祉の担い手の養成と人材確保、サービスの総合化・効率化が提言された。これを受けたかたちで、市町村の役割を重視した高齢者福祉サービスの整備を図るゴールドプラン（高齢者保健福祉推進十か年戦略：1989（平成元）年）や子育て支援の体制を整備するエンゼルプラン（今後の子育てのための施策の基本的方向について：1994（平成6）年）、ノーマライゼーションの実現のための障害者プラン（ノーマライゼーション7か年戦略：1995（平成7）年）が策定された。

(2)福祉八法改正　　同様の流れの中で、1990（平成2）年には「老人福祉法等の一部を改正する法律」が公布、施行された。いわゆる福祉八法の改正であるが、改正された八法は、「老人福祉法」、「身体障害者福祉法」、「精神薄弱者福祉法（当時）」、「児童福祉法」、「母子及び寡婦福祉法（当時）」、「社会福祉事業法（当時）」、「老人保健法」、「社会福祉・医療事業団法（当時）」である。これら八法の改正によって地域福祉の充実と推進が目指され、施設ケアから在宅ケア中心の福祉へと転換が図られた。

(3)措置から契約へ　　さらに、1997（平成9）年以降、中央社会福祉審議会で「社会福祉基礎構造改革」に関する本格的な検討が始まり、これまでの措置制度に代表される行政主導のサービス提供から、利用者主体のサービス提供へと転換することと、高齢社会の進行に伴って増大する社会保障給付を賄うために税や保険料の負担を視野に入れた「給付」と「負担」の見直しが進められた。

　1997（平成9）年12月には、その考えを取り入れた「介護保険法」が成立し、2000（平成12）年4月から施行された。同年6月には「社会福祉事業法」が「社会福祉法」へと改正・改称され、情報公開の義務、措置制度を見直すなど、戦後日本の社会福祉制度の転換となった。

「措置から契約へ」の動きは、1997（平成9）年の「児童福祉法」改正による保育所入所にかかわる選択的利用制度、2000（平成12）年施行の「介護保険法」による介護サービスの利用制度、2003（平成15）年施行の障害児・者福祉分野での支援費制度の導入にみられ、各分野において「自立支援」をキーワードとして制度改正が重ねられた。

E 新たな社会福祉の動向と社会保障と税の一体改革

a. 持続可能な制度へ

「介護保険法」は持続可能な制度への転換が図られ、2006（平成18）年4月施行の改正では、①予防重視型システムへの転換、②施設給付の見直し、③新たなサービス体系の確立、④サービスの質の確保・向上、⑤負担のあり方・制度運営の見直しがなされた。

医療保険制度では、2005（平成17）年に行われた改正では、「老人保健制度」を廃止し、新たに「後期高齢者医療制度」（長寿医療制度）の創設と前期高齢者の財政調整を図り、あわせて特定健康診査など医療費適正化の総合的な推進などを行うこととされた（2008（平成20）年4月施行）。

b. 障害者制度改革

障害児・者福祉は、2006（平成18）年11月から支援費制度に代わって「障害者自立支援法」が全面施行された。これにより、サービス提供主体を市町村に一元化し、これまで異なる法律で提供されていたサービスは、障害種別にかかわらず障害者の自立支援を目的とした共通の福祉サービスにより提供するシステムへと転換された。しかし、利用料が応能負担から応益負担になったことによりサービス利用者らから批判が相次ぎ、制度の見直しが求められた。

2009（平成21）年12月、内閣に首相を本部長とする「障がい者制度改革推進本部」が設置され、各障害者団体の代表者を含む有識者による「障がい者制度改革推進会議」を開催、「障害者自立支援法」に代わる制度の制定や、国連の「障害者の権利に関する条約」への批准を目指して「障害者基本法」の改正（2011（平成23）年8月施行）、「障害者差別解消法」の制定（2016（平成28）年4月施行）などが行われた。

2012（平成24）年6月に「障害者の日常生活及び社会生活を総合的に支援するための法律」（「障害者総合支援法」）が公布され、「障害者自立支援法」は2013（平成25）年4月より名称変更された。障害者の範囲に難病などが加えられたほか、障害程度区分から障害支援区分への見直しが行われた。

c. 少子化対策

少子化問題も大きな課題となっているが、2004（平成16）年に「少子化社会対策大綱」や「子ども・子育て応援プラン」、2006（平成18）年に新しい少子化対策の策定、児童手当を小学6年生まで延長した「児童手当」制度の拡充、2007（平成19）年には出産育児一時金の引き上げなど、さまざまな対策が講じられた。

2010（平成22）年には「少子化社会対策大綱」と「子ども・子育て応援プラン」が見直され、「子ども・子育てビジョン」が策定された。同年には「子ども手当」の支給も始まった

応能負担：所得に応じて、サービス利用料や保険料を負担すること。　**応益負担**：所得に関係なく、サービス利用の対価として一定率の負担をすること。

が、2011（平成23）年の東日本大震災の復興財源確保のため、2012（平成24）年3月で廃止となり、4月から従来の「児童手当」を修正して支給継続となった（改正「児童手当法」）。

d. 社会保障制度改革

少子高齢化の進展や経済成長の低迷によって、社会保障給付費の増加への対処や安定的な財源の確保が急務となり、特に年金・医療・介護・子育てなどの社会保障制度の持続可能性の確保と機能強化が求められるようになった。2008（平成20）年に設置された「社会保障国民会議」や2009（平成21）年の「安心社会実現会議」での議論を継承し、少子高齢化に対処するための社会保障費の安定化には消費税を充てることが適切であるとした方向性が示され、「平成21年度税制改正」で附則の中にも盛り込まれた。

2011（平成23）年2月には、政府・与党本部の下に、首相を議長とする「社会保障改革に関する集中検討会議」が設置され、各界の有識者などから公開ヒアリングを行うとともに、厚生労働省を含む各省からの具体的な改革案の報告を受け、議論を重ねて同年6月に社会保障改革案が取りまとめられた。そして、2012（平成24）年1月に「社会保障・税一体改革大綱」が閣議決定された。同年3月に示された「社会保障・税一体改革」の方向性として、①未来への投資（子ども・子育て支援の強化）、②医療・介護サービス保障の強化／社会保険制度のセーフティネット機能の強化、③貧困・格差対策の強化（重層的セーフティネットの構築）、④多様な働き方を支える社会保障制度へ、⑤全員参加型社会、ディーセント・ワークの実現、⑥社会保障制度の安定財源確保、があげられた。

その後も度重なる議論や閣議報告を踏まえ、2012（平成24）年8月に社会保障制度改革の実現に向けて基本的な考え方を定めた「社会保障制度改革推進法」が公布、施行され、あわせて「社会保障・税一体改革関連法案」も公布された。特に、子ども・子育て支援の強化として、「子ども・子育て支援法」「就学前の子どもに関する教育、保育等の総合的な提供の推進に関する法律の一部を改正する法律」「子ども・子育て支援法及び就学前の子どもに関する教育、保育等の総合的な提供の推進に関する法律の一部を改正する法律の施行に伴う関係法律の整備等に関する法律」がそれぞれ公布された。

また、今後、認知症や医療ニーズの高い高齢者が増加することを見据えて、2012（平成24）年4月施行の改正「介護保険法」では、在宅医療・介護の連携を強化し、高齢者が住み慣れた地域で自立した生活を営めるよう地域包括ケアシステムの実現を目指して、①医療と介護の連携の強化、②介護人材の確保とサービスの質の向上、③高齢者の住まいの整備など、④認知症対策の推進、⑤保険者による主体的な取り組みの推進、が改正の柱に据えられた。

2013（平成25）年8月には、「社会保障制度改革推進法」に基づき設置された「社会保障制度改革国民会議」が社会保障・税の一体改革に関する報告書をまとめ、少子化対策など現役世代への支援を強調する一方で、医療・介護分野では高齢者にも応分の負担を求めるなどの改革の道筋が示された。

e. 地域における医療・介護の総合的な確保の推進

「社会保障制度改革国民会議」の報告書に示された「社会保障・税一体改革」の中で、医

地域包括ケアシステム：高齢者などが住み慣れた地域で自立した生活を営めるよう、医療、介護、予防、住まい、生活支援サービスを切れ目なく提供すること。

療、介護、少子化対策、年金の4分野での改革を進めるために、2013（平成25）年12月に「持続可能な社会保障制度の確立を図るための改革の推進に関する法律」（以下、「プログラム法」という）が公布、施行された。

そしてこの「プログラム法」に基づき、効率的で質の高い医療提供体制や地域包括ケアシステムを構築し、高度急性期から在宅医療・介護サービスまでの一連の医療・介護サービスを一体的・総合的に確保するため、「地域における医療及び介護の総合的な確保を推進するための関係法律の整備等に関する法律」（「医療介護総合確保推進法」）が2014（平成26）年6月に公布、施行され、「社会保障・税一体改革」が進められた（「医療法」関係は2014（平成26）年10月施行、「介護保険法」関係は2015（平成27）年4月施行）。

2.2 欧米の社会福祉の歩み

本節では、社会福祉の成り立ちを理解するため、欧米の社会福祉のなかでもおもに、英国、米国、北欧の社会福祉の歴史を概観する。また、おもに17〜20世紀の社会情勢や社会状況と照らし合わせながら解説する。なお、欧米はソーシャルワーク、北欧は福祉施策の先駆的な取り組みを行ってきた国々だといえる。

A 英国の社会福祉の歩み（表2.4）

16世紀の英国では、農民の失業、浮浪、犯罪などの社会不安が増加し、治安の悪化が危惧されていた。そこで、1601年に世界で初の救貧制度として「エリザベス救貧法」が制定され、労役場や救貧院へ収容・保護する院内救済が実施された。しかし、劣悪な居住環境や過酷な労働に耐えきれない者は労役場を追われ、貧困状態に陥った。

各地で貧困者が増加するなか、18世紀後半には、院外救済を実施する「ギルバート法」（1782年）や、最低生活水準に満たない労働者に対する現金支給を実施する「スピーナムランド制度」（1795年）が創設されるなど、救済が拡大された。一方で、救済の拡大は貧民の労働意欲・生産性の低下をもたらし、救済費用も増加していた。そこで、人口論を提唱したマルサスなどの自由主義経済学者から多くの批判を浴びた。

1834年には「新救貧法」が制定され、救済制度が大きく見直された。また、篤志家や慈善団体による慈善的救済も多く実施された。1811年には、篤志家であるチャルマーズが貧困家庭に対し「施与であるよりも、友人であれ」と自助を重視した隣友運動を開始した。

1869年にはロンドンに慈善組織協会（COS）が設立され、慈善団体の連絡、調整による組織的な救済と乱立の弊害の防止が図られた。さらに、1884年にはバーネット夫妻により、世界初のセツルメントであるトインビーホールが設立され、労働者や児童に対する教育と救済が実施された。

19世紀後半には、チャールズ・ブース（東ロンドン地区）や、シーボーム・ラウントリー（ヨーク市）の科学的な貧困調査によって、人口の3割が貧困状態であるとされた。また、貧困の原因が個人の問題ではなく、社会的要因であることが明らかとなった。19世紀後半の英国では、社会主義の台頭などにより、国家的介入から福祉国家が形成された。ウェッブ夫妻によって提唱されたナショナルミニマム（国家が国民に対して保障する最低生活

水準)の概念は、福祉国家形成へ大きな影響を与えた。

　1942年にはベヴァリッジ報告（「社会保険と関連サービス」）によって「ゆりかごから墓場まで」の体系的な社会保障制度の確立が提起された。同報告では、社会の繁栄を阻む5つの巨人（貧窮・疾病・無知・不潔・無為）を解消するための社会保障制度の確立と、国家責任によるナショナルミニマムの確保が原則として示された。1946年には国民保健サービス（NHS）、「国民保険法」が制定された。1950年代には、タウンゼントが相対的貧困（一般的にみて享受できるはずの物事を得ることができない状態）の概念を示し、貧困の再発見といわれた。1987年の「国民扶助法」制定により、社会保険と公的扶助による社会保障制度が確立した。

　社会保障制度の拡充は財政を圧迫したが、1973年のオイルショック以降、福祉国家への転換が図られた。1979年発足のサッチャー政権では、新自由主義にもとづき小さな政府が目指され、民営化の推進などにより社会保障が縮小された。その結果、貧富の差が拡大し若年層の失業率も増加した。そこで、1997年発足のブレア政権では、旧来の社会民主主義でも新自由主義でもない、第三の道が目指された。ブレア政権では、ソーシャルエクスクルージョン（社会的排除）が政策課題として定義され、解決が目指された。

表 2.4　英国の社会福祉の歩み

	社会福祉の動き	おもな社会の動き・背景
1601年	エリザベス救貧法制定	失業、浮浪、犯罪などの社会不安の増加
1722年	労役場テスト法	労役場の劣悪な環境
1782年	ギルバート法	生産性の低下
1795年	スピーナムランド制度	マルサス「人口論」による体制批判
1820年代	チャルマーズによる隣友運動	友愛訪問
1834年	新救貧法	院外救済の禁止
1869年	慈善組織協会（COS）の設立	慈善事業の組織化による濫救防止など
1884年	トインビーホールの設立	セツルメント運動の展開
1889年	チャールズ・ブースによる貧困調査	ロンドンの人口の3分の1が貧困状態
1901年	シーボーム・ラウントリーによる貧困調査	ヨーク市全人口の3割が貧困状態
1905年	救貧法および失業者救済事業に関する王命委員会	貧困の社会的要因
1942年	ベヴァリッジ報告（「社会保険と関連サービス」）	5つの巨人（貧窮、疾病、無知、不潔、無為）
1950年代	タウンゼントによる貧困の再発見	相対的剥奪
1970年	地方自治体社会サービス法	ソーシャルワーカーの配置
1973年		オイルショックによる財政悪化
1979年		サッチャー政権・小さな政府
1990年	国民保健サービス及びコミュニティケア法	医療の有料化・地方自治体の財政責任
1997年	ワークフェア重視による福祉国家の再構築	ブレア政権「第三の道」

B 米国の社会福祉の歩み（表 2.5）

　　米国では、17 世紀頃より植民地ごとに教区で救貧対策が展開されており、1776 年の独立宣言以降、救貧事業が都市部で広がった。19 世紀前半には、慈善組織協会（COS）が各州で展開され、ハルハウス設立など、セツルメント運動も活発化した。COS による友愛訪問は、後にケースワークとして科学的に体系化され、発展した。

　　1929 年の世界大恐慌に大きな打撃を受けた米国では、ニューディール政策によって失業救済が展開された。さらに、1935 年には「社会保障法」（Social Security Act）が制定され、社会保険や公的扶助、社会福祉サービスが規定された。

　　第二次世界大戦後には、ジョンソンが貧困戦争を宣言するなど、貧富の差の拡大が明らかになった。1965 年に民間医療保険を補完する公的医療制度として、「メディケア」（65 歳以上の高齢者や身体障害者に対する医療保険）と「メディケイド」（低所得者に対する医療保険）が成立した。一方で、1980 年代にはレーガンによる急速な新保守主義改革が推進され、個人の自助努力を強調した小さな政府と市場原理を重視した福祉改革が実施された。20 世紀後半には、ワークフェア政策（就労を通じて福祉の実現を図る政策）が展開された。

表 2.5　米国の社会福祉の歩み

	社会福祉の動き	おもな社会の動き・背景
1776 年		独立宣言
1873 年	慈善組織協会（COS）設立	友愛訪問の実施
1886 年	ニューヨークに隣保館設立	米国初のセツルメント
1889 年	シカゴにハルハウス設立	
1929 年		世界恐慌による 1,300 万人の失業
1933 年	ニューディール政策	連邦救済局の設置
1935 年	社会保障法	社会保険・公的扶助・社会福祉サービス
1950 年代	公民権運動	黒人差別撤廃に対する社会運動
1962 年	ハリントンによる貧困の再発見	「もう一つの米国」
1963 年		ケネディ暗殺
1964 年	ジョンソンによる貧困戦争	
1964 年	公民権法	福祉権運動
1965 年	メディケイド・メディケア	
1980 年	レーガンによる新保守主義改革	小さな政府と市場原理
1996 年	ワークフェア政策	貧困家庭一時扶助など

　北欧諸国における第二次世界大戦後の社会福祉の発展は、世界に大きい影響を与えた。1950 年代には、知的障害者の親の会における活動をふまえ、N.E. バンク・ミケルセンがノーマライゼーションを提唱した。ノーマライゼーションとは、障害者の生活を可能な限り普通の人に近い生活に近づけることであり、1959 年の「デンマーク知的障害者サービス法」に盛り込まれた。その後、ノーマライゼーションの思想は、スウェーデンのベンクト・ニィリエによって体系化され、1981 年の国際障害者年を契機として、世界各国へ広がりをみせた。

　デンマークでは、元来障害者や高齢者を施設で収容していたが、1976 年には「生活支援法」が成立し、当事者の主体性を尊重する考え方が強調され、ケアや居住形態の見直しが進められた。1998 年には社会福祉の総合的な法律である「社会サービス法」が制定され、各種サービスの決定や供給における基礎自治体の責任が規定された。

　スウェーデンでは、施設収容が中心であったが、1982 年に「社会サービス法」が施行され、高齢者、障害者などの生活保障が自治体の責務として規定された。一方で、高齢者医療費の増加などを背景として 1992 年にはエーデル改革が実施され、高齢者施設を含む基本的なサービスが基礎自治体に一元化された。障害者福祉分野では、1993 年に「LSS 法（特定の機能障害者に対する援助およびサービスに関する法律）」が制定され、パーソナルアシスタント制度などが導入された。その後、1994 年には知的障害者ケア改革、1995 年には精神保健改革が実施され、ノーマライゼーションの理念に基づいた社会的包摂の進展が図られた（表 2.6）。

表 2.6　北欧の社会福祉の歩み

	社会福祉の動き	おもな社会の動き・背景
1959 年	デンマーク知的障害者サービス法	ノーマラーゼーションの提唱
1976 年	デンマーク生活支援法	ケア・居住形態の見直し
1982 年	スウェーデン社会サービス法	自治体による生活保障の責務
1992 年	エーデル改革	高齢者医療費の増加
1993 年	スウェーデン LSS 法	パーソナルアシスタントなど
1998 年	デンマーク社会サービス法	サービスの決定や供給が基礎自治体へ

LSS　L：権利，S：サービス，S：サポート（Lag om stöd och service till vissa funktionshindrade）

第3章 社会保障制度と 社会福祉を展開する組織

第1章で記したように、社会福祉と社会保障をどのように捉えるかについては、かつては学問上の議論があったが、厚生行政上の捉え方として、社会福祉は社会保障の一つの分野・柱として捉えられている。

3.1 社会保障制度の体系

A 社会保障という用語の登場

わが国において法制上、社会保障という用語は「日本国憲法」第25条に登場し、それ以降、厚生行政面を中心に一般化するようになった。たとえば、社会保障制度審議会(1949(昭和24)年に設置された総理大臣の諮問機関で、2001(平成13)年に中央省庁再編に伴い、他の審議会とともに社会保障審議会に統合改組された)は、1950(昭和25)年に「社会保障制度に関する勧告」を行った。その中で、社会保障制度とは、「疾病、負傷、分娩、廃疾(原文のまま)、死亡、老齢、失業、多子その他困窮の原因に対し、保険的方法又は直接公の負担において経済保障の途を講じ、生活困窮に陥ったものに対しては、国家扶助によって最低限度の生活を保障するとともに、公衆衛生及び社会福祉の向上を図り、もってすべての国民が文化的社会の成員たるに値する生活を営むことができるようにすることをいうのである」とした。1993(平成5)年の社会保障将来像委員会による「社会保障将来像委員会第1次報告」では、社会保障とは、「国民の生活の安定が損なわれた場合に、国民にすこやかで安心できることを目的として公的責任で生活を支える給付を行うもの」としている。これ以降、わが国の厚生行政(現、厚生労働行政)上において社会保障制度とは、主として、①社会保険、②公的扶助、③公衆衛生および医療、④社会福祉の4部門から構成されることになり、1960〜70年代までに社会保障制度の基本枠組みが形成された(図3.1)。社会保障の目的は、生活困難に陥った国民に対して健やかで安心できる生活を保障したその福祉の向上を図ることにある。社会福祉を基礎づける枠組みが公助、共助であり、自助がスタートであることはいうまでもない。社会保障の機能(はたらき)としては、①貧困の予防および救済、②所得の再分配、③経済の安定および成長、④社会および政治の安定があげられる。

なお、わが国では2016(平成28)年1月から、社会保障や税、災害対策の行政手続きで個人番号(通称マイナンバー)が必要となった。これは住民票を有するすべての者が対象

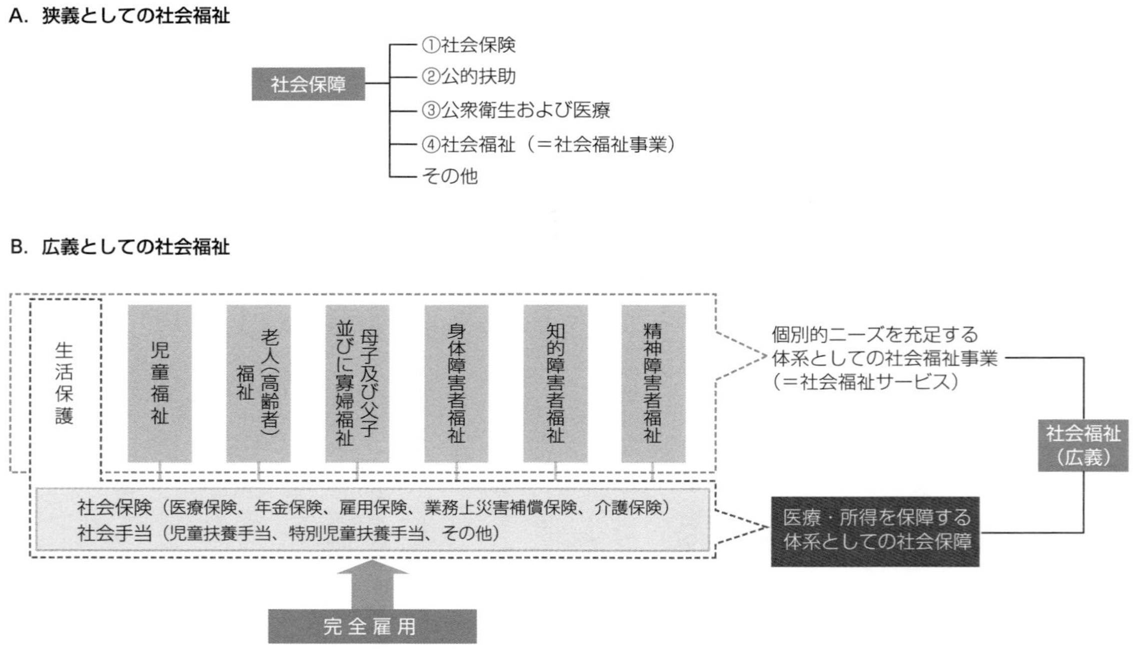

A. 狭義としての社会福祉

社会保障 ── 社会福祉（＝社会福祉事業）

- ①社会保険
- ②公的扶助
- ③公衆衛生および医療
- ④社会福祉（＝社会福祉事業）
- その他

B. 広義としての社会福祉

生活保護	児童福祉	老人（高齢者）福祉	母子及び父子並びに寡婦福祉	身体障害者福祉	知的障害者福祉	精神障害者福祉

個別的ニーズを充足する体系としての社会福祉事業（＝社会福祉サービス）

社会保険（医療保険、年金保険、雇用保険、業務上災害補償保険、介護保険）
社会手当（児童扶養手当、特別児童扶養手当、その他）

医療・所得を保障する体系としての社会保障

社会福祉（広義）

完全雇用

図 3.1 わが国の社会保障制度の範囲

であり、「行政手続における特定の個人を識別するための番号の利用等に関する法律」（「マイナンバー法」）に基づく制度である。

B 私たちの生活と社会保障制度

　一般的に、私たちの人生は次のような過程を経る。胎児からこの世に生を受け、保護者の扶養のもとに成長し、乳児期、幼児期、児童期、および青年期を経て、やがて成人期を迎え、保護者のもとから独立する。そして結婚し、家庭を築き、子どもが生まれると、今度はみずから子どもを扶養する。やがて、子どもが独立し、老年期を迎えることになる。このような人生の過程において、自分の意思とはかかわりなく、傷病・失業・労働災害・老齢などによって、所得を維持できなくなったり、医療を受けることが必要になったりする。また、人によっては、施設を利用し、身のまわりの世話をしてもらうことも必要となる。このように自分の力だけで生活を維持し、幸福を追求することができなくなる場合に備えて、胎児期から死に至るまでの過程を通じて、人間らしい生活を保障するための社会制度が必要であり、この仕組みが「社会保障制度」である（図3.2）。

　私たちが自分の幸福（福祉）を追求し、生活を維持するために必要なのは第一に経済的安定である。たとえば、失業したり、定年を迎えたときには、所得が保障されなければならないし、傷病の場合には、医療が保障されなければならない。これらのニーズを充足するのが「社会保険」と「公的扶助」であり、医療と所得を保障する社会保障制度の柱となっている。しかし、これだけでは私たちの幸福（福祉）は充たされない。私たちは一様な条件の下で生活しているわけではないので、人によっては老齢や障害などのために特別な支援（援助）を必要とする。このような個別的ニードに対応するのが「福祉六法」にもとづくサービス（これを社会福祉サービスと呼ぶことができるが、近年では保健福祉サービスと称したほうが適切となっている）である。

　しかし、1990年代以降、少子高齢化、国際化の進展、財政状況の悪化などにより社会保障を取り巻く状況は大きく変化している。その意味で、21世紀における本格的な少子高齢社会の進行に対応した社会保障制度の構築が緊急の課題になっている。

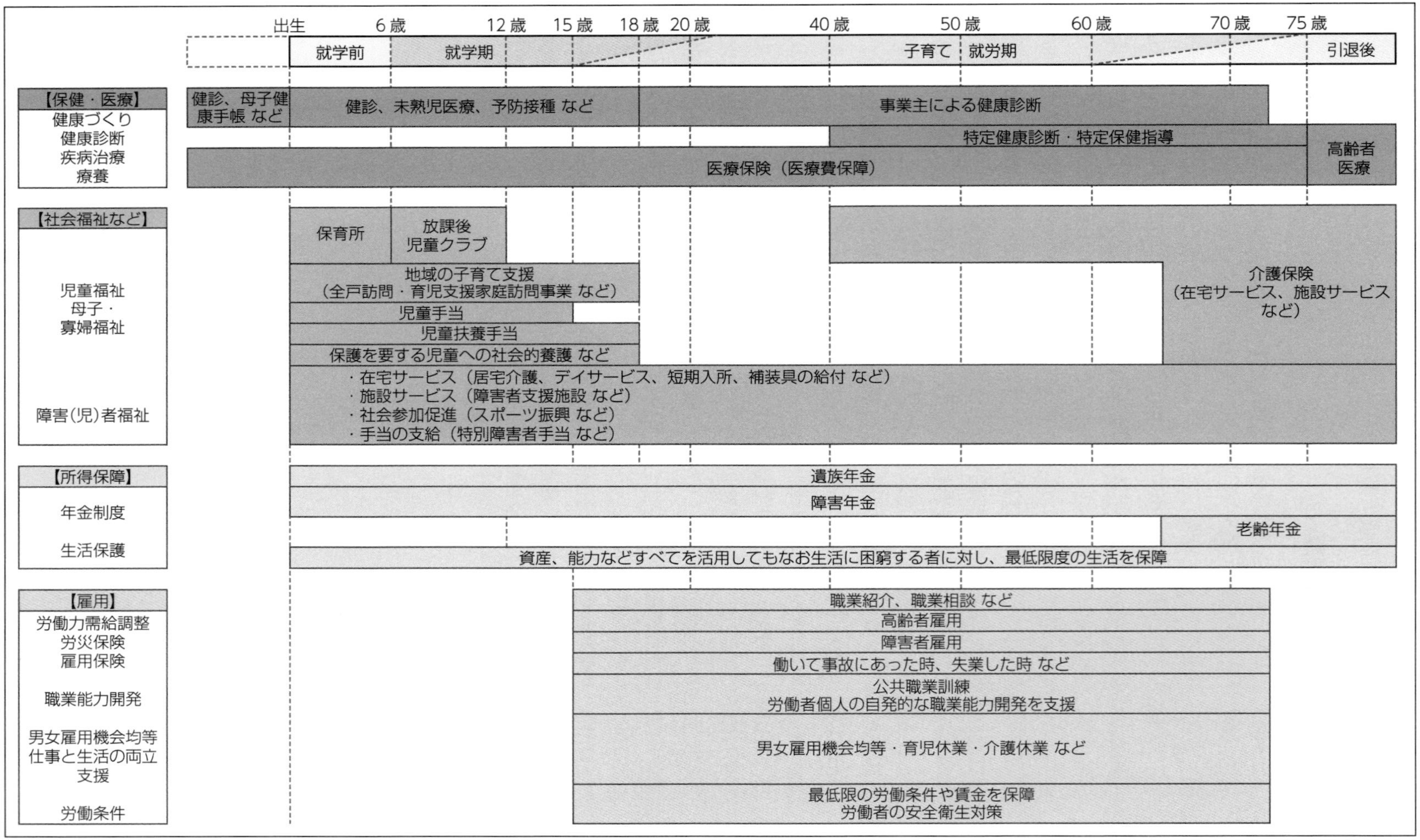

【保健・医療】
- 健康づくり
- 健康診断
- 疾病治療
- 療養

【社会福祉など】
- 児童福祉
- 母子・寡婦福祉
- 障害（児）者福祉

【所得保障】
- 年金制度
- 生活保護

【雇用】
- 労働力需給調整
- 労災保険
- 雇用保険
- 職業能力開発
- 男女雇用機会均等
- 仕事と生活の両立支援
- 労働条件

年齢軸：出生　就学前　6歳　就学期　12歳　15歳　18歳　20歳　40歳　50歳　就労期　子育て　60歳　70歳　75歳　引退後

図中の項目：
- 健診、母子健康手帳 など
- 健診、未熟児医療、予防接種 など
- 事業主による健康診断
- 特定健康診断・特定保健指導
- 医療保険（医療費保障）
- 高齢者医療
- 介護保険（在宅サービス、施設サービス など）
- 保育所
- 放課後児童クラブ
- 地域の子育て支援（全戸訪問・育児支援家庭訪問事業 など）
- 児童手当
- 児童扶養手当
- 保護を要する児童への社会的養護 など
- 在宅サービス（居宅介護、デイサービス、短期入所、補装具の給付 など）
- 施設サービス（障害者支援施設 など）
- 社会参加促進（スポーツ振興 など）
- 手当の支給（特別障害者手当 など）
- 遺族年金
- 障害年金
- 老齢年金
- 資産、能力などすべてを活用してもなお生活に困窮する者に対し、最低限度の生活を保障
- 職業紹介、職業相談 など
- 高齢者雇用
- 障害者雇用
- 働いて事故にあった時、失業した時 など
- 公共職業訓練
- 労働者個人の自発的な職業能力開発を支援
- 男女雇用機会均等・育児休業・介護休業 など
- 最低限の労働条件や賃金を保障
- 労働者の安全衛生対策

図 3.2　国民生活を生涯にわたって支える社会保障制度　［厚生労働省　令和 3 年度］

3.2 社会保険

A 保険の本質

　　そもそも保険とは、通常、「危険の平均化」もしくは「危険の分散化」のための方法・技術といえる。すなわち、保険は安全保障の手段であり、一つの危険対策に他ならない。危険対策といえば、まず危険の防止・回避を思い浮かべるが、保険は危険によって被る経済的負担・損害などを軽減または回復する方法であり、危険そのものを除去することを本来的目的にしていない。

　　保険は「公保険」と「私保険」とに大別できる（図3.3）。これらは保険の原理と方法（大数の法則、収支相当の原則、給付・反対給付の原則、等価の原則など）に基づいて運営される。

a. 公保険

　　公保険は原則として行政が保険者（保険を維持・運営する組織）となり、社会保険、貿易保険、農業保険、その他が含まれる。公保険は政策的見地から制度設計がなされているので、法律上の要件を充たす場合は、強制加入を原則とする。近年の行政改革に伴って、公保険を、①社会保険と②産業保健（農業保険、漁業保険、漁船保険、貿易保険）に分類することが多くなっている。

b. 私保険（民間保険）

　　私保険は民間の保険会社が運営する保険であり、生命保険と損害保険とに分けることができ、任意加入である。営利企業が運営しているので、独立採算であり、保険の原理・原則が基本的に貫徹されている。

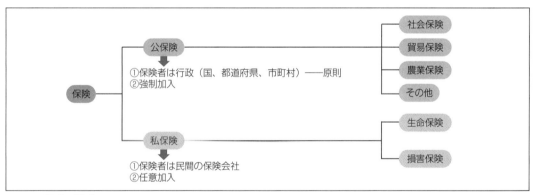

図3.3　保険の構成

B 社会保険

a. 社会保険の特徴

　　公保険の代表が社会保険である。社会保険は、厳密な意味において私保険のような保険の原理・原則は貫徹されていない。そのために、社会保険自体に大きな特徴がみられる。すなわち、①強制加入の保険であること、②保険者は原則として行政であること、③被保険者の保険料（拠出金）は所得により異なること、④保険の財源は、サラリーマン

を例にあげると、原則として被保険者の保険料（拠出金）＋事業主の拠出金＋（政府などの補助金）で賄われること、⑤社会保険自体に所得の再分配機能があることなどである。

b. 社会保険の種類

　　わが国の社会保険は、医療保険、年金保険、雇用保険、業務上災害補償保険、介護保険の5種類がある。わが国の場合、医療保険と年金保険は労使折半を原則としているが、雇用保険と業務上災害補償保険（労働者災害補償保険）は、他の社会保険と区別して、「労働保険」と呼ばれている。たとえば、労働者災害補償保険は「労働基準法」上、業務災害の

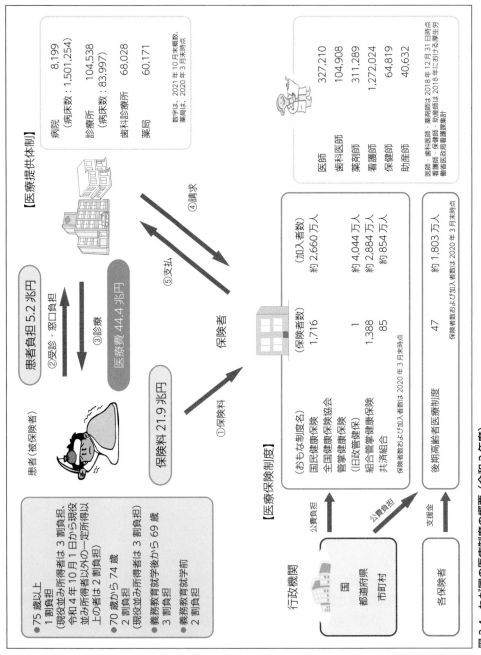

図3.4　わが国の医療制度の概要（令和3年度）
[資料：厚生労働省]

発生は使用者が業務上災害補償の責任を負うことになっており、業種ごとの危険度などにより設定される保険料は使用者側の負担である。保険者は国である。

　わが国では、第二次世界大戦前にも部分的に社会保険が導入されていたが、国民全員が社会保険の対象とされるようになったのは第二次世界大戦後のことである。

　まず、医療保険は、1958（昭和33）年に「国民健康保険法」が制定され、国民全員に強制適用されることになった（図3.4）。これによって、それまでは医療保険にも加入していなかった人々（商店主・農民・零細企業の従業員など）は、国民健康保険に加入することになったのである。

　次に、年金保険は、1959（昭和34）年に「国民年金法」が制定され、農民・商店主なども年金保険に加入することになり、国民全員が何らかの年金保険に加入することになった。

　国民健康保険は、1961（昭和36）年3月31日までの猶予期間を経て4月1日から実施された。同年度から国民年金保険の保険料の徴収も開始された。ここに、国民全員が何らかの公的な医療保険と年金保険に加入するという「国民皆保険・皆年金体制」が整うことになったのである。

c. 医療保険

　医療保険は、傷病・死亡などによる所得の中断や喪失に対する傷病手当金の給付と、傷病に対する医療の現物給付を行うことを原則としている（図3.5）。

　医療保険も年金保険と同様に、被保険者の職種に応じて、職域保険としての被用者対象の健康保険などと、地域保険としての自営業者などを対象とする国民健康保険とがある。医療保険制度は職種によって分かれているうえに、給付内容にも差がある。

d. 年金保険

　従来、公的年金保険は被保険者の職種によって加入する年金保険の種類が異なっていた。たとえば、自営業者などは国民年金に、民間企業のサラリーマンは厚生年金に、公務員などはそれぞれの共済組合（長期給付部門）に加入していた。

　しかし、1986（昭和61）年4月1日より、全国民に共通する「基礎年金」を支給する制度が導入されることになった。すなわち、国民年金を基礎年金として位置づけ、従来の自営業者だけでなく、被用者本人（すべてのサラリーマン）とその被扶養配偶者（専業主婦）にも適用されることになった。そして、厚生年金や各種の共済年金は国民年金（基礎年金）の上乗せ制度として位置づけられ、報酬に比例した年金が支給されることになった。

　その後、2012（平成24）年の年金法の改正によって、図3.6のように現在は、①現役世代（20歳〜60歳原則）はすべて国民年金の被保険者となり、国民年金（基礎年金）の受給となる。②民間企業のサラリーマンや公務員などはこれに加えて、厚生年金に加入・受給（報酬比例年金）する。③また、希望する者は、iDeCo（個人型確定）などに任意に加入できる。

e. 雇用保険

　雇用保険は、かつて失業保険と呼ばれた時代もあったが、1974（昭和49）年12月に新たに「雇用保険法」が制定された。「雇用保険法」は労働市場の変容や就業構造の変化に対する総合的な雇用保障の観点から制定されている。対象は、一般被用者、短期雇用者および日雇労働者であったが、近年ではパート・派遣労働者、フリーターなどの非正規労働者、ニート、長期失業者の増大、高齢者雇用の問題などの面で、雇用を巡る状況は大きく変化しており、就労・雇用創出の面で対策の充実が求められている。

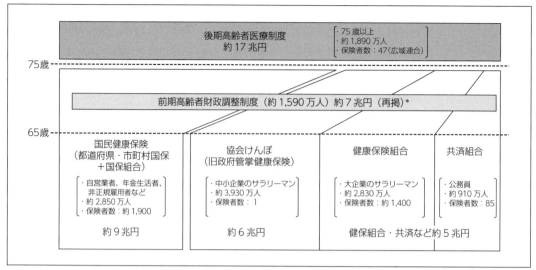

図 3.5　医療保険制度の体系
加入者数・保険者数、金額（給付費）は、2022 年度予算ベースの数値。上記のほか、法第 3 条第 2 項被保険者（対象者約 2 万人）、船員保険（対象者約 10 万人）、経過措置として退職者医療がある。
＊前期高齢者数（約 1,590 万人）の内訳は、国保約 1.170 万人、協会けんぽ約 310 万人、健保組合約 100 万人、共済組合約 20 万人。
［資料：厚生労働省］

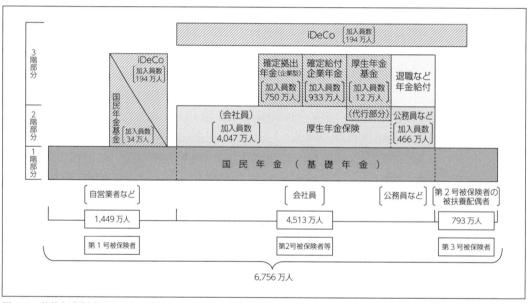

図 3.6　公的年金制度のしくみ（数値は 2021 年 3 月末）
公的年金制度は、加齢などによる稼得能力の減退・喪失に備えるための社会保険（防貧機能）。現役世代はすべて国民年金の被保険者となり、基礎年金の給付を受ける（1 階部分）。民間サラリーマンや公務員などは、これに加え、厚生年金保険に加入し、基礎年金の上乗せとして報酬比例年金の給付を受ける（2 階部分）。また、希望する者は、iDeCo（個人型確定拠出年金）などの私的年金に任意で加入し、さらに上乗せの給付を受けることができる（3 階部分）。被用者年金制度の一元化に伴い、2015 年10 月 1 日から公務員および私学教職員も厚生年金に加入。また、共済年金の職域加算部分は廃止され、新たに退職等年金給付が創設。ただし、2015 年 9 月 30 日までの共済年金に加入していた期間分については、2015 年 10 月以後においても、加入期間に応じた職域加算部分を支給。第 2 号被保険者等とは、厚生年金被保険者のことをいう（第 2 号被保険者のほか、65 歳以上で老齢、または、退職を支給事由とする年金給付の受給権を有する者を含む）。斜線部は任意加入。

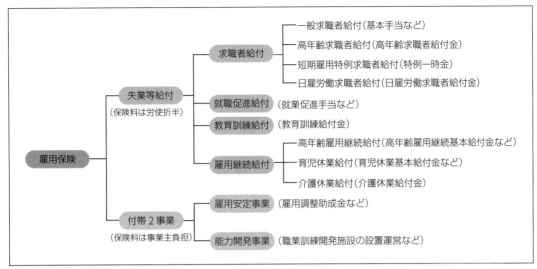

図 3.7　雇用保険制度の給付

　　　雇用保険給付は図 3.7 に示すように、①失業等給付（求職者給付、就職促進給付、教育訓練給付、雇用継続給付）と、②付帯 2 事業から構成される。失業等給付のうちの育児休業給付と介護休業給付は少子化・高齢化の対策の一環として今後の充実が期待される。

f.　業務上災害補償保険

　　　業務上災害補償保険は一般に労働者災害補償保険（労災保険、図 3.8）と呼ばれ、被用者を対象とし、業務上の傷病や死亡を保険事故として扱い、治療費、休業中の生活費および遺族への生活費の給付などを行う。1969（昭和 44）年以降、一時金のほか年金が導入されるようになっていて、かつての業務上の災害補償の形態からより広く生活保障的なものとなった。なお、この保険は、事業主（使用者）側の責任保険という性格上、若干の国庫負担を除いて事業主が保険料を全額負担することになっている。しかも、その保険料率は事故発生率（危険率）を勘案し、業種によって異なる。さらに過去 3 年間の事故発生率を踏まえ、保険料を変更するメリット・システムが導入されている。

　　　労災保険給付を受けるためには労働基準監督署長の認定を受けなければならない。近年、業務上の認定に関する課題として、過労死や過労自殺の問題が大きく浮上してきている。

g.　介護保険

　　　「介護保険法」は 1997（平成 9）年 12 月 9 日に衆議院本会議において可決成立し、同年12 月 17 日に公布された法律で、施行は 2000（平成 12）年 4 月 1 日からである。

　　　介護保険を簡単にいえば、主として老化によって生じる要介護問題を社会保険方式による国民全体で分かち合おうとする制度である。

　　　被保険者は満 40 歳以上の者であり、①第 1 号被保険者（市区町村の区域に住所を有する満65 歳以上の者）と、②第 2 号被保険者（市区町村の区域に住所を有する満 40 歳以上満 65 歳未満の医療保険加入者）である。これらの被保険者は、要介護状態または要支援状態であることの認定を受けた場合、介護保険給付（介護サービス）の対象となる。

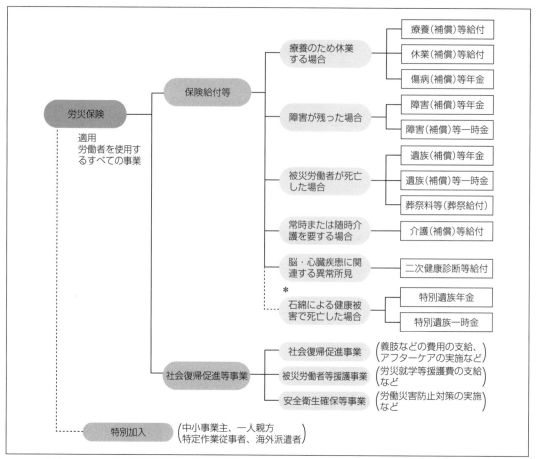

図 3.8　労働者災害補償保険
＊「石綿による健康被害の救済に関する法律」に基づくもの。
［資料：令和 2 年版厚生労働白書］

　　　わが国の介護保険制度の特徴は、①被保険者の対象年齢を満 40 歳以上としていること、② 40 歳以下の介護を要する者に関しては、当面、障害者福祉施策に基づくサービスにより対応すること、③保険給付は現物給付のみで、金銭給付はないことなどをあげることができる。なお、介護保険制度の詳細は「第 6 章高齢者福祉」を参照のこと。

3.3 公的扶助

A　公的扶助の必要性

　　　これまで述べてきたように、社会保険が「保険料」を財源として社会的事故による経済的負担などに備えるのに対し、公的扶助は「租税」を財源として経済的に困窮している人

社会的事故：保険学の概念で、社会生活を営むうえで遭遇する出来事（老齢、障害、貧困、傷病、失業、労働災害、要介護状態など）をいう。

を助けるという救貧の役割を持っている。

　わが国の公的扶助の代表的な柱は、「生活保護」である。「日本国憲法」第25条に規定する健康で文化的な最低限度の生活を保障するという理念に基づき、国が生活に困窮する人々に対して、必要な保護を行い、その人の自立を助けることを目的としている。

　国民皆保険・皆年金体制の確立以来、わが国の社会保険の発展はめざましいものがあるが、公的扶助の必要がなくなるわけではない。それは次のような理由による。

①社会保険の給付が均一的であること。

　社会保険が全国民をカバーしているとはいえ、その給付は均一的であり、たとえば、国民健康保険の医療給付は7割で、残りの3割は自己負担をしなければならない。また、失業した場合の雇用保険に基づく失業給付は、被保険者の年齢や勤務年数によって異なるが、一般に失業前の給与の約6割である。このように、社会保険は社会的事故による損害の全部をカバーするものではない。

②公的扶助は社会保険を補完するものであること。

　私たちが生活している現代社会は資本主義であり、私たちは自らの力で生活をしていかなければならない。社会的事故に遭遇すれば、社会保険の給付によって生活を営むことになるが、その給付水準は必ずしも十分ではなく、一人ひとりのニーズを充たすことができない場合が多い。そこで社会保険を補い、私たちの生存権を保障する最後の拠り所として、公的扶助が必要となる。私たちが社会的事故に直面した場合に、まず社会保険で、それでも不十分な場合には最終的に国の責任によって生活が保障される仕組みが生活保護である。公的扶助の代表的存在である生活保護のこれからの課題としては、資力調査(資産調査)などの給付条件の緩和などの問題がある。また、別の面では、資力調査を前提としない児童扶養手当・特別児童扶養手当などの各種の社会手当の拡充が望まれている。

B　生活保護の現状

　生活保護制度の現状(原理・原則など)についての詳細は、「第8章低所得者福祉」を参照されたい。

C　社会福祉サービス（保健福祉サービス）

　私たちが人間らしい快適な社会生活を営むためには、所得が確保されることはもちろんであるが、円満な家庭生活、近隣や地域社会の人々との交流などの物質的にも精神的にも充足されることが必要である。もし、これらのことが充たされない場合は、社会制度や人間関係の面において再調整がなされ、ニーズが充足されなければならない。

　私たちにとって、社会保障や公的扶助によって経済的に安定することは、基本的に重要である。しかし、私たちは生活面でそれぞれ一人ひとりのニーズを持っており、そのニーズに応じた個別的でしかも具体的な援助などのサービスが必要である。とりわけ、高齢者、心身に障害がある人、ひとり親家庭(母子家庭、父子家庭)、児童などは、社会的支援を必要とする場合が多く、社会保険や公的扶助以外の個別的ニーズを充足する支援が必要である。そのサービス内容は、主として福祉六法に規定されている。これらのサービスの詳細は、第4章以降で記している。

3.4 社会福祉を展開する組織

A 社会福祉の行政機関、民間組織、施設

社会福祉を支える機関は、行政機関と民間組織に分けて考えることができる。行政機関は、国の場合は厚生労働省（社会・援護局、老健局、雇用均等・児童家庭局など）であり、地方公共団体の場合には、「地方自治法」などをはじめとして「社会福祉法」や福祉六法に基づいて、行政機関（保健福祉部・局など）が設置されている。

今日では、厚生労働省以外の省庁でも関連する福祉施策を行っているが、ここでは主として私たちの身近にある社会福祉を支える行政機関と民間組織、施設とをみていくことにする。

a. 国の行政機関

社会福祉を国のレベルで支えている中心的な行政機関は厚生労働省である。そして、厚生労働省内に設けられた大臣官房統計情報部、社会・援護局、老健局および雇用均等・児童家庭局が、実際の社会福祉行政事務の柱となっている。

社会・援護局は、要保護世帯などの低所得階層などの事務のほかに、地域福祉の推進、施設監査、引揚者援護などの事務も行っている。また、社会・援護局の障害保健福祉部では身体障害児・者、知的障害児・者、精神障害者の福祉に関する事務を行っている。雇用均等・児童家庭局は、男女雇用機会の均等施策、児童、妊産婦、母子・父子家庭の保護や援護などの事務を行っている。なお、厚生労働省の付属機関として、社会保障審議会などが設置されている。

b. 地方公共団体の行政機関

都道府県には、知事の事務部局として、福祉行政を支える部局（保健福祉部・局など）がおかれている。また、専門の第一線の行政機関として、福祉事務所、児童相談所および各種の相談所（身体障害者更生相談所、知的障害者更生相談所、婦人相談所）、さらに母子保健や児童福祉に関連する保健所がある。付属機関として、社会福祉審議会が設けられている。

指定都市の場合には、都道府県とほぼ同様の行政機関があるが、婦人相談所（県によっては女性相談所を称する場合もある）は設置されない。ただし、身体障害者更生相談所と知的障害者更生相談所は任意に設けることができる。

B 社会福祉の第一線機関・団体

私たちが社会生活を営むうえで困難な問題に直面した場合に、相談に応じ、専門的に援助する第一線の機関が、福祉事務所、児童相談所、保健所である（図 3.9）。

a. 福祉事務所

福祉事務所は、「社会福祉法」第 14 条に基づいて設置されており、主として福祉六法に定める援護・育成または更生に関する事務をとり行っている。福祉事務所は都道府県、指定都市、市および特別区は義務設置であり、町村は任意設置である。ただし、1993（平成 5）4 月 1 日以降、養護老人ホームおよび特別養護老人ホーム、身体障害者更生援護施設などに関する措置権が町村に移譲されたため、都道府県が設置する福祉事務所は福祉

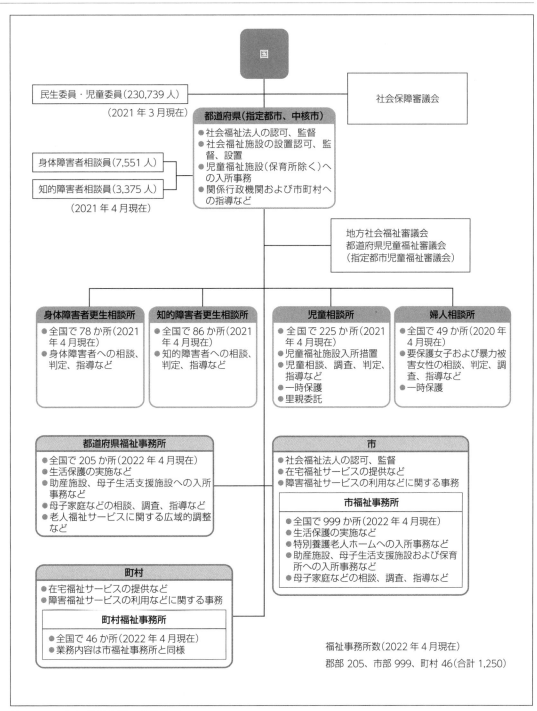

図 3.9　わが国の社会福祉の実施体制
［資料：厚生労働省令和 3 年度資料］

四法に関する援護などの事務を担当することになった。

　福祉事務所には、所長のほかに、少なくとも指導監督を行う所員、現業を行う所員をおくことになっている。福祉六法の現業を担当するのは社会福祉主事である。社会福祉主事の資格は、「社会福祉法」第19条に規定され、大学で厚生労働大臣の指定した科目を修めた者、または厚生労働大臣の指定する養成機関や講習会の課程を修了した者となっている。

　福祉事務所も、当初は要保護階層を対象とする生活保護の業務に力点をおいていたが、社会の変化につれて、高齢者、児童、ひとり親家庭（母子家庭、父子家庭）や寡婦および障害者の福祉問題に対応することが求められている。そこで、「生活保護法」以外の福祉五法を担当する身体障害者福祉司、知的障害者福祉司および老人福祉指導主事も増員の努力がなされている。これらは社会福祉主事であると同時に、それぞれの専門知識をもって、業務を推進することとされている。さらには、国家資格である社会福祉士や精神保健福祉士の資格を有する者の配置もなされるようになってきている。

　なお、1964（昭和39）年から、福祉事務所に家庭児童相談所が設けられ、福祉事務所が本来的に行う家庭児童福祉に関する業務のうち、専門的な相談や指導の業務を行っており、その相談業務に従事する職員として、社会福祉主事と家庭児童相談員をおいている。児童相談所と連携が図られている。

b. 児童相談所

　児童福祉の第一線の現業行政機関として、都道府県および指定都市では義務設置となっている。その業務は、家庭その他からもちこまれた児童に関する問題について相談に応じ、必要な調査、判定を行って適切な措置を講じることである。また、児童の一時保護も行っている。

　児童相談所には、所長のほかに相談員、児童心理司（心理判定員）、医師、児童福祉司が配置され、一時保護所には指導員、保育士が配置されている。

　児童福祉司は、児童問題の専門ワーカーとして児童相談所の業務の中心となっており、その職務は、「児童相談所長の命を受けて、児童の保護その他児童の福祉に関する事項について、相談に応じ、専門的技術に基づいて必要な指導を行う等児童の福祉増進に努める」（「児童福祉法」第13条第2項）こととされている。近年では、児童虐待問題の増大を背景に市町村との密接な連携もなされている。

c. 民生委員（正式には民生委員・児童委員）

　民生委員は社会福祉行政の協力機関として位置づけられ、自主性・奉仕性・地域性の3原則に立つ、いわば民間の奉仕者であり、その任期は3年である。

　民生委員の職務は、「民生委員法」第14条に規定され、一定の地域を担当し、①住民の生活状況の生活状態の把握、②要保護者の相談・助言・情報の提供など、③施設などとの連絡、④福祉事務所その他の関係行政機関の業務への協力、⑤その他住民の福祉の増進を図るための活動を行うこととされている。なお、民生委員は「児童福祉法」に基づく児童委員も兼ねている。さらには、児童問題に主力を注ぐ主任児童委員も委嘱されている。

d. 社会福祉協議会（社協）

　社会福祉協議会と共同募金会は、民間社会福祉事業を推進するための中核となる、民

間の社会福祉団体である。

　　地域住民が社会生活を営む上で直面する福祉問題の多くは、第一義的には行政責任で対応することが求められる。しかし、他方では住民自身が積極的に問題を提起し、行政に問題解決を働きかけたり、場合によっては、住民自らが協働することで問題解決を図る必要が生じる。そのための協議活動組織が社会福祉協議会である。なお、社会福祉基礎構造改革によって「社会福祉法」第107条に位置づけられることになり、社会福祉協議会は「社会福祉を目的とする事業を経営する者及び社会福祉に関する活動を行う者が参加」する団体であることが規定された。都道府県社会福祉協議会の機能として「社会福祉を目的とする事業の企画・実施」が加えられた。これらのことによって、事業体としての機能も重視されることになった。

　　社会福祉協議会は、地域レベル（校区・市町村・都道府県ごとの社会福祉協議会）と全国レベル（全国社会福祉協議会）とが設けられ、それぞれのレベルに応じた活動を行っている。2022年3月末日現在、総数1,883団体あり、そのうち、全国社会福祉協議会1、都道府県社会福祉協議会47、市町村社協1,835（指定都市内の行政区ごとの設置社協を含む）となっている。たとえば、地域レベルの市町村社会福祉協議会の主たる活動は、①各種住民団体などの話し合い、住民の要求をまとめ、共に活動する、②社会福祉協議会が持つ社会資源（心配ごと相談ごと）や人的資源（ボランティアなど）の組織的活用・強化を図る、③地域の社会福祉の第一線ワーカー（民生委員・児童委員など）との連絡・調整をし、協働活動を企画推進する、④住民福祉の向上のために、不足したり新たに必要としたりする社会（福祉）資源について、関係方向に働きかけ充実を図るなどの活動を行っている。

e.　共同募金会

　　共同募金とは、「都道府県の区域を単位として、毎年1回、厚生労働大臣の定める期間内に限って広く行う寄附金の募集であって、その区域内における地域福祉の推進を図るため、その寄附金をその区域内において社会福祉事業、更生保護事業その他の社会福祉を目的とする事業を経営する者（国及び地方公共団体を除く。）に配分することを目的とするもの」をいう（「社会福祉法」第110条）。共同募金の目的は、①民間社会福祉事業のための財源を確保することと、②共同募金を通じて社会福祉に対する国民（地域住民）の関心を高めることにある。

　　共同募金は、全国レベルに中央共同募金会があり、地域レベルでは都道府県共同募金会のもとに、市と郡に支会、町村に分会がある。

Column：社会福祉協議会と共同募金会

　社会福祉協議会などの詳細については「第9章地域福祉」を参照されたいが、ここで、社会福祉協議会と共同募金会との関係を整理すると、厚生労働大臣は、共同募金会の設立認可にあたって、当該区域に社会福祉協議会が存在することを条件としている（「社会福祉法」第112条）。また「社会福祉法」第117条では、共同募金を行うにはあらかじめ社会福祉協議会の意見を聴き、共同募金の目標額、受配者の範囲および配分の方法を定め、これを公告するとともに、知事に届け出なければならないとされている。

　社会福祉協議会と共同募金会は、いわば「車の両輪」と理解することができ、両者はそれぞれの目的や役割は異なるものの、民間社会福祉事業を推進するという点では共通している。したがって、両者が協働することによって、民間社会福祉事業の展開が期待されている。

f. 社会福祉施設

社会福祉施設は、今日のように社会福祉が制度化されていない時代にも存在した。宗教家などの人間愛に満ちた開拓者によって、施設は設置され運営されてきたのである。たとえば、身寄りのない子どもや老人にとって施設は衣食住を提供してくれる生活の場であり、避難所（シェルター）でもあった。しかし、第二次世界大戦後の社会福祉の展開につれて、施設は整備され、分化・増大してきた。なお、社会福祉施設の詳細については「第12章社会福祉施設の役割」を参照されたい。

3.5 今後の課題

最後に、社会保障制度を巡る課題を整理することにする。その素材として、65歳以上の高齢者、80歳以上の高齢者、100歳以上の高齢者の総数などを把握してみると、次のことをあげることができる。

①総人口に占める65歳以上の高齢者の割合が、遂に25％を超えたこと。

総務省統計局によれば、2022（令和4）年9月15日現在（総務省、人口推計）、65歳以上人口は3,627万人で総人口に占める割合は29.1％となり、国立社会保障・人口問題研究所の推計を上回るスピードで人口高齢化が進行している。

②前期高齢者と後期高齢者が半々になったこと。

65歳以上人口3,627万人のうち、前期高齢者（65～74歳）は1,690万人、後期高齢者（75歳以上）が1,937万人である。65歳以上の高齢者の数と割合が年ごとに増大してきているばかりではなく、年齢の高い高齢者が増加してきている。後期高齢者が多くなるということは、社会全体で要介護高齢者も増加していくことを意味する。

③80歳以上の高齢者（スーパーオールド）や100歳以上の高齢者も増加してきていること。

65歳人口3,627万人のうち、80歳以上の高齢者数は1,235万人（男性451万人、女性784万人）である。また、100歳以上の高齢者数をみると（厚生労働省、住民基本台帳）、1963（昭和38）年における100歳以上の高齢者数は153人であったが、1998（平成10）年には1万人を超え、2022（令和4）年には9万526人となった。1963年を起点に伸び率をみると、55年間で約456倍になっている。また、男女別にみれば、女性が8万161人（89％）と圧当的に多い。

以上のことから、ただ単に65歳以上の高齢者が増加してきているだけではなく、年齢の高いスーパーオールドが増えてきている現実があることがわかり、世界にも類を見ない「超高齢社会」に応じた保健福祉サービスのシステムを確立することが喫緊の課題となっていることも理解できよう。

厚生労働省の社会保障審議会は、「今後の社会保障改革の方向性に関する意見－21世紀型の社会保障の実現に向けて－」（2003（平成15）年6月16日）を提言したが、その中で社会保障制度を持続可能なものとするために、次のような指摘をしている。

①年金、医療、介護などの諸制度の改革について、次世代育成支援や多様な働き方への対応を視野に入れながら、他の関連施策との連携を図りつつ、生涯を通じた生活保障のあり方の改革

②給付と負担について、自助・共助・公助の適切な組み合わせを図りつつ、国民経済や財政とのバランスがとれたものになるように見直しを実施

　以上の指摘は、今日においても変わらない。わが国は、1960 年代後半以降における経済の高度成長を背景に、社会保険方式を主軸とする社会保障制度を形成してきたが、21 世紀に入って以降、急激な産業構造の変化とそれを背景とする家族形態の変容、非正規労働者の増大、人口の少子化・高齢化が進行していくなかで、①保険集団をどのように構成していくのか、②世代間の負担をどのようにバランスよく位置づけていくのか、などが問われている。

　将来を見据えた自助・共助・公助の在り方（社会システム）を再構築しなければならない。

第Ⅱ部
社会福祉の各分野

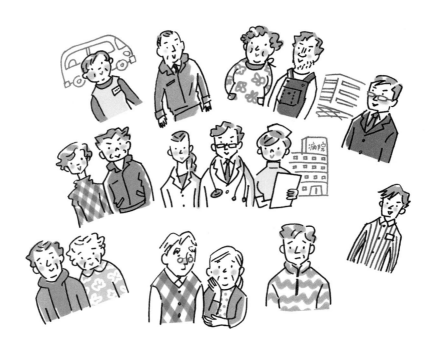

第4章 子ども家庭福祉

子どもを取り巻く社会状況としては、少子化の問題、女性の社会進出による保育や子育て支援の問題、児童虐待、少年非行、さらに子どもの貧困の問題など、多様な問題が表出している。子どもの健やかな育ちを保障するためのさまざまな施策について理解を深める必要性がある。

4.1 少子化対策

A 少子化の実態

わが国の少子化を示す指標としては、出生数、合計特殊出生率などが用いられる。1989(平成元)年には、合計特殊出生率が1.57となり、これが判明した翌年の1990(平成2)年には「1.57ショック」と呼ばれて、社会的に注目を浴びた。

合計特殊出生率とは、15～49歳の女性が一生のあいだに産む子どもの数の平均であり、1人の女性が2.07人の子どもを産めば人口の水準が保たれるとされ、これを人口置換水準という。

わが国の合計特殊出生率は、第1次ベビーブーム(1947(昭和22)～1949(昭和24)年)においては4を超えていたが、その後急激に減少し、1966(昭和41)年の「丙午」の1.58を除くと、2.1前後で安定していた。第2次ベビーブーム(1971(昭和46)年)には2.16と上昇したが、その後は長期的に減少傾向となり、2005(平成17)年は1.26と最低の合計特殊出生率となり、その後やや持ち直し、2013(平成25)年には1.43であったが、2014(平成26)年は1.42、2015(平成27)年は1.45と微増したが、翌年より再び減少し、2021(令和3)年は1.30となった(図4.1)。

少子化の背景には、次のような原因があげられる。まず1つ目の原因としては、晩婚化、晩産化である。晩婚化の背景には、大学進学率の増加などにみられる高学歴化、女性の社会進出、結婚に対する価値の変化などが考えられる。2つ目の原因としては、未婚化である。2020(令和2)年における生涯未婚率(50歳時点で一度も結婚したことがない人の割合)は男性では28.25％、女性では17.81％と年々増加している。3つ目としては、既婚者の子どもを産む数が減少していることである。国立社会保障・人口問題研究所による「第15回出生動向基本調査(夫婦調査)」(2015年実施)によると、理想の子どもの数は2人以上としながらも、実態としては1～2人という状況にある。この背景には、

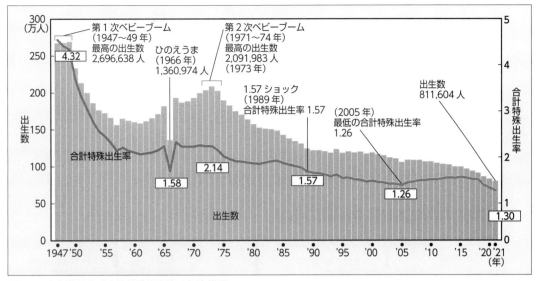

図 4.1　出生数および合計特殊出生率の年次推移
[資料：人口動態統計]

核家族化の進行などによる家族機能の低下、経済の不安定さ、子育て環境の悪化などが要因として考えられる。

B　わが国の少子化対策

「1.57 ショック」（1989（平成元）年）をきっかけとして、少子化問題が社会問題として認識され、1994（平成6）年12月の「エンゼルプラン」の策定をはじめとした、さまざまな少子化対策が行われた（図4.2）。

「エンゼルプラン」に続き、「新エンゼルプラン」の策定、2003（平成15）年成立の「少子化社会対策基本法」第7条に基づき5年ごとに「少子化社会対策大綱」として、「子ども・子育て応援プラン」、「子ども・子育てビジョン」、「第3次少子化社会対策大綱」、そして2020（令和2）年度からは、「第4次少子化社会対策大綱」が策定された。第4次大綱では、目標とすべき具体的な出生率の数値「希望出生率1.8」が提示された。

C　子育て支援事業

少子化が進行するとともに、子どもを養育する家庭や地域の子育ての機能が低下し、子どもを取り巻く環境は深刻な状況となっている。このような状況の中で、次世代の子どもを健やかに産み育てる環境づくりが重要となってきた。

2003（平成15）年の「児童福祉法」の一部改正では、子育て支援事業が法定化され、続いて2008（平成20）年の「児童福祉法」改正では、市町村の事業として乳児家庭全戸訪問事業、養育支援訪問事業、地域子育て支援拠点事業、一時預かり事業などが子育て支援事業として新たに追加された（表4.1）。

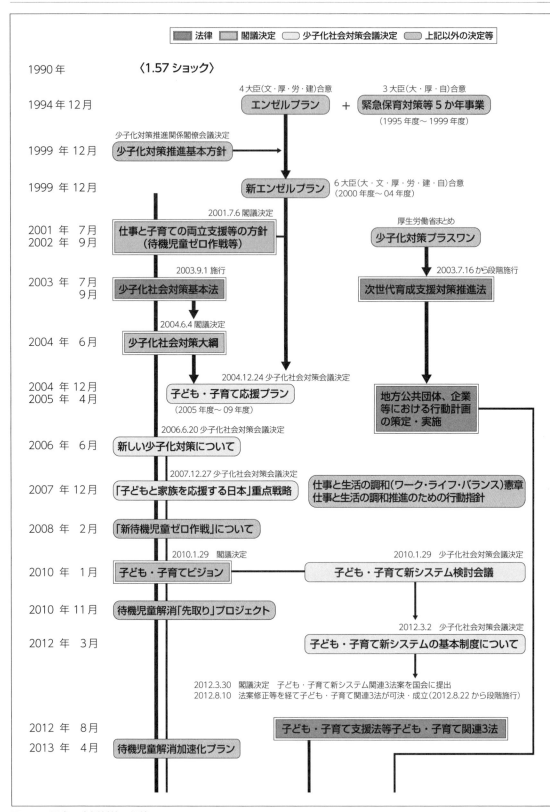

図 4.2　子育て支援対策の経緯
［資料：内閣府、令和 4 年版少子化社会対策白書］

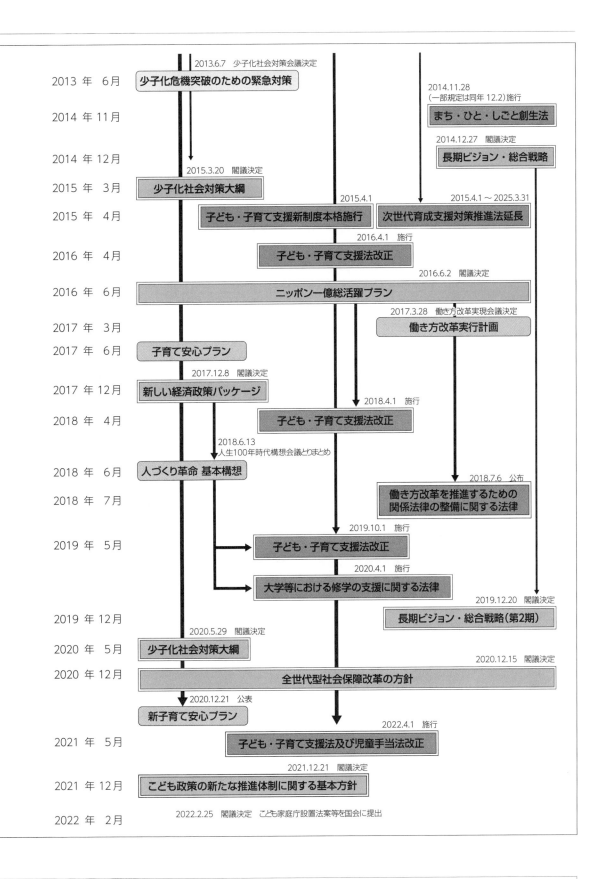

2013 年 6月	**少子化危機突破のための緊急対策** 2013.6.7 少子化社会対策会議決定	
2014 年 11月		2014.11.28 （一部規定は同年12.2)施行 **まち・ひと・しごと創生法**
2014 年 12月		2014.12.27 閣議決定 **長期ビジョン・総合戦略**
2015 年 3月	2015.3.20 閣議決定 **少子化社会対策大綱**	
2015 年 4月	**子ども・子育て支援新制度本格施行**	2015.4.1〜2025.3.31 **次世代育成支援対策推進法延長**
2016 年 4月	2016.4.1 施行 **子ども・子育て支援法改正**	
2016 年 6月	**ニッポン一億総活躍プラン** 2016.6.2 閣議決定	
2017 年 3月		2017.3.28 働き方改革実現会議決定 **働き方改革実行計画**
2017 年 6月	**子育て安心プラン**	
2017 年 12月	2017.12.8 閣議決定 **新しい経済政策パッケージ**	
2018 年 4月	2018.4.1 施行 **子ども・子育て支援法改正**	
2018 年 6月	2018.6.13 人生100年時代構想会議とりまとめ **人づくり革命 基本構想**	
2018 年 7月		2018.7.6 公布 **働き方改革を推進するための 関係法律の整備に関する法律**
2019 年 5月	2019.10.1 施行 **子ども・子育て支援法改正**	
	2020.4.1 施行 **大学等における修学の支援に関する法律**	
2019 年 12月		2019.12.20 閣議決定 **長期ビジョン・総合戦略(第2期)**
2020 年 5月	2020.5.29 閣議決定 **少子化社会対策大綱**	
2020 年 12月	**全世代型社会保障改革の方針** 2020.12.15 閣議決定	
	2020.12.21 公表 **新子育て安心プラン**	
2021 年 5月	2022.4.1 施行 **子ども・子育て支援法及び児童手当法改正**	
2021 年 12月	2021.12.21 閣議決定 **こども政策の新たな推進体制に関する基本方針**	
2022 年 2月	2022.2.25 閣議決定 こども家庭庁設置法案等を国会に提出	

表 4.1　地域子ども・子育て支援事業（「子ども・子育て支援法」）

事業名	事業内容
利用者支援事業	教育・保育施設や地域の子育て支援事業などを円滑に利用できるよう、身近な実施場所で情報収集と提供を行い、必要に応じ相談・助言等を行うとともに、関係機関との連絡調整などを実施する
放課後児童健全育成事業（放課後児童クラブ）	保護者が仕事などにより、昼間家庭にいない小学校に就学している概ね 10 歳未満の児童（放課後児童）に対し、授業の終了後に児童館などを利用して適切な遊びおよび生活の場を与えて、その健全な育成を図る
子育て短期支援事業	保護者が病気や仕事により家庭における子どもの養育が困難な場合、育児不安や育児疲れ、慢性疾患の子どもの看病疲れなどの身体的・精神的負担の軽減が必要な場合で、原則として 1 週間を限度として児童福祉施設で一時的に養育することにより、子どもとその家庭の子育て支援を図る
乳児家庭全戸訪問事業（こんにちは赤ちゃん事業）	生後 4 か月までの乳児のいるすべての家庭を訪問し、さまざまな不安や悩みを聞き、子育て支援に関する情報提供を行い、親子の心身の状況や養育環境などの把握や助言を行い、支援が必要な家庭に対しては適切なサービス提供につなげる。このことにより、乳児のいる家庭と地域社会をつなぐ最初の機会とすることにより、乳児家庭の孤立化を防ぎ、乳児の健全な育成環境の確保を図る
養育支援訪問事業	育児ストレス、産後うつ病、育児ノイローゼなど、子育てに対しての不安や孤立感などを抱える家庭や、さまざまな原因で養育支援が必要となっている家庭に対し、子育て経験者による育児・家事の援助または保健師などによる具体的な養育に関する指導助言などを訪問などによって実施し、養育上の問題を解決・軽減する
地域子育て支援拠点事業	乳児または幼児および保護者が相互の交流を行う場所を開設し、子育てについての相談・情報提供・助言などを行う。「ひろば型」「センター型」「児童館型」
一時預かり事業	家庭幼児について、一時的に保育を受けることが困難となった乳児、幼児を、主として昼間、保育所などで一時的に預かり、必要な保護を行う
妊婦健康診査	妊婦および胎児の健康状態の把握、母体の健康維持増進や胎児の成長を促し、異常の早期発見、健康状態に応じた医療の提供および医療管理を行う
子育て援助活動支援事業（ファミリー・サポート・センター事業）	乳幼児や小学生などの児童を有する子育て中の労働者や主婦などを会員として、児童の預かりなどの援助を受けることを希望する者と当該援助を行うことを希望する者との相互援助活動に関する連絡、調整を行う
延長保育事業	定められた利用日および利用時間帯以外の日および時間帯に保育を受けた者に対し、費用を助成する事業
病児保育事業	保育を必要とする乳児・幼児などであって、疾病にかかっているものについて、保育所や医療機関などで保育を行う事業
実費徴収に係る補足給付を行う事業	保護者が支払うべき日用品、文房具その他の教育・保育に必要な物品の購入や行事への参加その他これに類する費用の全部または一部を助成する事業
多様な主体が本制度に参入することを促進するための事業	教育・保育施設などへの民間事業者の参入促進に関する調査研究その他多様な事業者の能力を活用した教育・保育施設などの設置または運営を促進するための事業

　2012（平成 24）年に、「子ども・子育て支援法」、「認定こども園法の一部改正」、「子ども・子育て支援法及び認定こども園法の一部改正の施行に伴う関係法律の整備等に関する法律」の「子ども・子育て関連三法」が成立し、2015（平成 27）年 4 月に施行された。特に、「子ども・子育て支援法」は、①質の高い幼児期の学校教育、保育の総合的な提供、②地域の子ども・子育て支援の充実、③保育の量的拡大・確保の目的が設定されている。

4.2 子どもにかかわる法と施策

　子ども・子育て支援、社会的養護、母子保健、児童虐待防止対策などを担うのは厚生労働省の雇用均等・児童家庭局である。

　これまで、内閣府や厚生労働省などが分散して担ってきた各省の機能を子ども政策の

司令塔機能を一本化し、少子化対策を含む子ども政策について一元的に企画・立案・総合調整を行う「こども家庭庁」が内閣府の外局として設置（2023（令和5）年4月1日施行）されることとなった（「こども家庭庁設置法」）。

A こども家庭庁

常に子どもの最善の利益を第一に考え、子どもに関する取り組み・政策をわが国社会の真ん中に据えて（「こどもまんなか社会」）、子どもの視点で、子どもを取り巻くあらゆる環境を視野に入れ、子どもの権利を保障し、子どもを誰一人取り残さず、健やかな成長を社会全体で後押していくための新たな司令塔として、こども家庭庁が創設された。

こども家庭庁は、各府省庁に分かれている子ども政策を一元化し、司令塔機能をもつとともに、内閣府の子ども・子育て本部と厚生労働省の子ども家庭局、文部科学省の各府省からの事務が移管されることとなる（図4.3）。

こども家庭庁には、企画立案・総合調整部門、成育部門、支援部門の3つの部門が設けられており、各部門のおもな事務内容は以下のとおりである。

企画立案・総合調整部門：子どもの視点・子育て当事者の視点に立った政策の企画立案・総合調整、必要な支援を必要な人に届けるための情報発信や広報など、データ・統計を活用したエビデンスに基づく政策立案と実践、評価、改善。

成育部門：妊娠・出産の支援、母子保健、成育医療など、就学前のすべての子どもの育ちの保障、相談対応や情報提供の充実、すべての子どもの居場所づくり、子どもの安全。

支援部門：さまざまな困難を抱える子どもや家庭に対する年齢や制度の壁を克服した切れ目ない包括的支援、社会的養護の充実および自立支援、子どもの貧困対策、ひとり親家庭の支援、障害児支援。

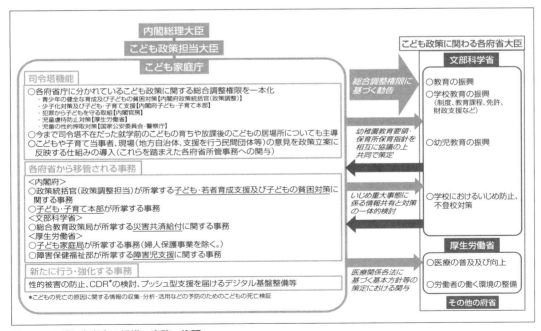

図4.3 こども家庭庁の組織・事務・権限
［資料：内閣府、令和3年版少子化社会対策白書］

　「児童福祉法」は、1947(昭和22)年に公布され、わが国の児童福祉の基本法となっている。「児童福祉法」は、2016(平成28)年に大きく改正され、第1条に「全て児童は、児童の権利に関する条約の精神にのつとり、適切に養育されること、その生活を保障されること、愛され、保護されること、その心身の健やかな成長及び発達並びにその自立が図られることその他の福祉を等しく保障される権利を有する」とされた。また、第2条では、「全て国民は、児童が心身ともに健やかに生まれ、かつ、育成されるよう努めなければならない」とし、第2条3では、「国及び地方公共団体は、児童の保護者とともに、児童を心身ともに健やかに育成する責任を負う」と規定し、国、地方公共団体、保護者、国民の責務を提示している。「児童福祉法」における「児童」とは、満18歳未満の者のことであり、表4.2のように区分されている。

　2016(平成28)年の「児童福祉法」の改正では、おもに児童虐待防止の対策強化が図られた。具体的には、児童虐待の発生予防および発生時の迅速・的確な対応、里親委託の強化、極端なしつけの防止、被虐待児の自立支援、児童相談所への弁護士の配置などである。また、2022年(令和4)年の改正の趣旨としては、児童虐待の相談対応件数の増加など、子育てに困難を抱える世帯がこれまで以上に顕在化してきている状況などを踏まえ、子育て世帯に対する包括的な支援のための体制強化などを図ることがある。

　2022(令和4)年改正の概要は、①子育て世帯に対する包括的な支援のための体制強化および事業の拡充、②一時保護所および児童相談所による児童への処遇や支援、困難を抱える妊産婦などへの支援の質の向上、③社会的養育経験者・障害児入所施設の入所児童などに対する自立支援の強化、④児童の意見聴取などの仕組みの整備、⑤一時保護開始時の判断に関する司法審査の導入、⑥子ども家庭福祉の実務者の専門性の向上、⑦児童をわいせつ行為から守る環境整備の7つが示されている。特に④の児童の意見聴取などの仕組みの整備では、児童の意見聴取などの措置を講じ、都道府県は児童の意見・意向表明や権利擁護に向けた必要な環境整備を行うとされており、子ども自身による意見表明の機会が強化されている。なお、この改正は一部を除き2024(令和6)年度から施行予定となっている。

表4.2 「児童福祉法」の対象

区分	定義
児童	満18歳に満たない者
乳児	満1歳に満たない者
幼児	満1歳から小学校就学の始期に達するまでの者
少年	小学校就学の始期から満18歳に達するまでの者
障害児	身体に障害のある児童、知的障害のある児童、精神に障害のある児童または治療方法が確立していない疾病その他の特殊の疾病であって障害者の日常生活及び社会生活を総合的に支援するための法律第4条第1項の政令で定めるものによる障害の程度が同項の厚生労働大臣が定める程度である児童
妊産婦	妊娠中または出産後1年以内の女子
保護者	親権を行う者、未成年後見人その他の者で、児童を現に監護する者

C 子ども家庭福祉ソーシャルワーカーの誕生

　　厚生労働省は、改正「児童福祉法」（2024（令和6）年4月施行予定）に基づき、子ども家庭福祉に関する新資格「子ども家庭福祉ソーシャルワーカー（仮称）」の導入を検討している。子ども家庭福祉ソーシャルワーカーには、子どもの尊い命や暮らし、権利を守ることを目的とし、十分な専門性を有して児童虐待や子育て家庭が抱える多様な課題などへの対応（ソーシャルワーク）に取り組むことが期待されている。想定される配置先としては、児童相談所、市区町村の相談対応窓口、児童養護施設や乳児院、児童家庭支援センター、保育所などがあり、インセンティブの付与（配置による加算など）も含めた配置促進が検討されている。

　　資格取得については、一定の実務経験がある社会福祉士・精神保健福祉士や保育士などで、基準を満たす民間団体による研修と試験により認定されることや福祉系大学などでの養成（既存のソーシャルワーカー養成課程に必要な専門科目を上乗せし、さらに試験での認定など）も検討されている。

D 「こども基本法」

　　「こども基本法」は、子ども施策の総合的推進を目的に、2022（令和4）年6月22日に公布され、2023（令和5）年4月1日に施行予定である。この背景には、少子化社会における児童虐待の急増、いじめ、自殺、不登校、貧困問題などの子どもを取り巻く生活課題の多様化・深刻化に伴う基本的な法整備の必要性が浮上してきたことがある。

　　「こども基本法」では、こども施策に関する国の責務などを明らかにしており（第1条）、第2条では、こどもを心身の発達の過程にある者と定義し、①新生児期、乳幼児期、学童期および思春期の各段階を経て、おとなになるまでの心身の発達の過程を通じて切れ目なく行われるこどもの健やかな成長に対する支援、②子育てに伴う喜びを実感できる社会の実現に資するため、就労、結婚、妊娠、出産、育児などの各段階に応じて行われる支援、③家庭における養育環境その他のこどもの養育環境の整備が記載されている。

　　なお、「こども基本法」などを受け、文部科学省では教師の生徒指導に関するガイドブック「生徒指導提要」を改正し、「こどもの権利」「性的マイノリティー」に関する項目などが具体的な支援事例とともに掲載される予定である。

表4.3　子どもにかかわる宣言、条約

年	宣言、条約
1924（大正13）	児童の権利に関するジュネーブ宣言（国際連盟）
1947（昭和22）	「児童福祉法」公布（日本）
1948（昭和23）	世界人権宣言（国際連合）
1951（昭和26）	児童憲章（日本）
1959（昭和34）	児童の権利に関する宣言（国際連合）
1979（昭和54）	国際児童年（1959年の児童の権利に関する宣言から20周年を記念した取り組み）
1989（平成元）	児童の権利に関する条約（通称：子どもの権利条約。わが国は1994年に批准）

a. 児童憲章

　　　児童憲章は、1951(昭和26)年5月5日、「日本国憲法」の精神に従って、児童に対する正しい観念を確立し、すべての児童の幸福を図るために定められた。「児童は、人として尊ばれる」「児童は、社会の一員として重んぜられる」「児童は、よい環境の中で育てられる」の3つの基本綱領と12条の本文で構成されている。

b. 児童の権利に関するジュネーブ宣言

　　　第一次世界大戦後、戦争で多くの子どもたちが犠牲となったことを反省し、1924(大正13)年に、人種・宗教・国籍などに関係なく、人類が児童に対して最善のものを与えるべき義務を負うことを国際連盟で宣言したものである。

c. 児童の権利に関する宣言

　　　1948(昭和23)年の世界人権宣言を踏まえて、1959(昭和34)年には、国際連合により、児童は、人種・性・宗教・政治上の区別なく最善の利益が図られる権利を有しているとされ、「姓名・国籍」「栄養・住居・レクリエーション・医療」「教育」が与えられる権利などを宣言している。

d. 児童権利条約（児童の権利に関する条約）

　　　1989(平成元)年に国際連合総会で採択された条約である。児童を18歳未満のすべての者と定義し、子どもの基本的な人権を国際的に保障するために定められた。子どもの生存、発達、保護、参加という包括的な権利を実現するために必要な具体的な事項を定めている。

4.3 児童福祉関連施設と専門機関

　　　子どもが身近な地域でのサービス活用、重複障害への対応が可能となるよう、2012(平成24)年4月より、これまで障害種別などに分かれて実施されていたサービスが障害児施設(通所・入所)として一元化された。

A 児童福祉関連施設について

　　　「児童福祉法」に規定されている児童福祉施設は、表4.4の13種類である。設備、運営については「児童福祉施設の設備及び運営に関する基準」（2011(平成23)年に「児童福祉施設最低基準」より改称)が示されている。2020(令和2)年10月現在で、全国に約4万5,722か所あり、利用者数は約280万7,519人、施設で働く職員は約83万人である。

　　　乳児院は、2020(令和2)年の「児童福祉法」の改正により、新生児から施設によっては6歳までが入所対象となっている。2016(平成28)年10月現在の入所者数は、定員3,835人のところ2,812人となっている。乳児の在所期間は、1か月未満が26%、6か月未満を含めると48%である。乳児院は、地域の育児相談やショートステイなどの子育て支援機能も担っている。

　　　児童養護施設は、2020(令和2)年10月現在の入所者数は、定員30,900人のところ24,841人となっている。入所者の53.4%が虐待を受けた子どもであり、23.4%が何

表 4.4　児童福祉施設一覧

分野	施設の種類		目的	児童福祉施設の設備及び運営に関する基準による職員の配置など
母子保健施策	助産施設		妊産婦が、経済的な理由によって、入院助産を受けることができない場合に、妊産婦の申し出によって助産施設に入所させて助産を受けさせる	第1種助産施設は医療法の病院、第2種助産施設は医療法の助産所である。第2種助産施設には医療法に規定する職員[1]のほか、1以上の専任または嘱託の助産師
保育施策	保育所		保育に欠ける乳児または幼児を保護者の委託を受けて、家庭の保護者に代わって保育する	保育士、嘱託医、調理員[2]
保育施策	幼保連携型認定こども園		義務教育およびその後の教育の基礎を培うものとしての満3歳以上の幼児に対する教育および保育を必要とする乳児・幼児に対する保育を一体的に行い、これらの乳児または幼児の健やかな成長が図られるよう適当な環境を与えて、その心身の発達を助長する	幼稚園教諭免許と保育士資格を併有する保育教諭、調理員、養護教諭、事務職員
こどもの健全育成	児童厚生施設	児童館	屋内に集会室、遊戯室、図書室など必要な設備を設け、児童に健全な遊びを与えて、その健康を増進し、または情操を豊かにする	児童の遊びを指導する者（保育士・社会福祉士の資格を有する者・幼、小、中、義務教育学校、高、中東教育学校の教諭となる資格を有する者など条件あり）
こどもの健全育成	児童厚生施設	児童遊園	屋外に広場、ブランコなど必要な設備を設け、児童に健全な遊びを与えて、その健康を増進し、または情操を豊かにする	児童厚生員
社会的養護を必要とする子どもの施設	乳児院		乳児（または幼児）を入院させて、養育し、退院した乳児について相談その他の援助を行う	小児科の診療経験を有する医師または嘱託医、看護師、個別対応職員[3]、家庭支援専門相談員[8]、栄養士、調理員[2]（10人未満を除く）、心理療法担当職員[4]
社会的養護を必要とする子どもの施設	児童養護施設		保護者のない児童、虐待されている児童その他環境上養護を要する児童を入所させて、これを養護し、あわせて退所した者に対する相談その他の自立のための援助を行う	児童指導員、嘱託医、保育士、個別対応職員、家庭支援専門相談員[8]、栄養士[5]、調理員[2]、心理療法担当職員[4]。乳児入所の場合は看護師、職業指導員[7]
社会的養護を必要とする子どもの施設	児童心理治療施設		軽度の情緒障害を有する児童を短期間入所させ、または保護者のもとから通わせて、その情緒障害を治し、あわせて退所した児童について相談その他の援助を行う	医師[6]、心理療法担当職員、児童指導員、保育士、看護師、個別対応職員、家庭支援専門相談員[8]、栄養士、調理員[2]
社会的養護を必要とする子どもの施設	児童自立支援施設		不良行為をなし、または、なすおそれのある児童および家庭環境その他の環境上の理由により生活指導などを要する児童を入所させ、または保護者のもとから通わせて、個々の児童の状況に応じて必要な指導を行い、その自立を支援し、あわせて退所した児童について相談その他の援助を行う	児童自立支援専門員、児童生活支援員、嘱託医および精神科の診療に相当の経験を有する医師または嘱託医、個別対応職員、家庭支援専門相談員[8]、栄養士[5]、調理員[2]、心理療法担当職員、職業指導員[7]
社会的養護を必要とする子どもの施設	児童家庭支援センター		児童心理養育施設、児童養護施設、児童自立支援施設、母子生活支援施設、乳児院に附置され、18歳未満の子どもに関する相談を受けるとともに児童相談所と連携しながら助言、指導、調整および一時保護を行う	地域児童に関する家庭などからの相談に対し、必要な助言を行うなどの業務（支援）を担当する職員（児童福祉司）
社会的養護を必要とする子どもの施設	児童自立生活援助事業（自立援助ホーム）		義務教育を終了した児童であって、児童養護施設などを対処した児童など、義務教育を終了した20歳未満の児童またはその他の都道府県知事が必要と認めたものに対し、これらの者が共同生活を営む住居（自立援助ホーム）において、相談その他の日常生活上の援助、生活指導、就業の支援等を行う事業	入所者7人未満の場合、2人の指導員を配置。入所者7人以上の場合は、3人の指導員とし、以降3人増えるごとに1人の指導院を加算する

(つづく)

らかの障害をもつ子どもで、専門的なケアが必要とされている。また、入所児童の平均在所期間は 4.6 年であり、10 年以上の在所期間の児童が 10.9% となっている。入所児童を、できるだけ家庭的な環境で、安定した人間関係の下で育てることができるように、ケア単位の小規模化やグループホーム化などが推進されている。

　児童心理治療施設は、2020（令和2）年 10 月現在の入所者数は、定員 2,175 人のところ 1,452 人となっている。入所児の 75% を被虐待児が占めており、児童精神科を受診している子どもが 40% となっている。比較的短期間（平均在所期間 2.4 年）で治療し、家庭復帰、里親・児童養護施設での養育につなぐ役割をもっている。

（つづき）

ひとり親家庭への施策	母子生活支援施設		配偶者のいない女子やこれに準ずる事情にある女子およびその者の監護すべき児童を入所させ、保護し、これらの者の自立の促進のためにその生活を支援し、あわせて退所した者について相談その他の援助を行う	母子支援員、嘱託医、少年を指導する職員、調理員、心理療法担当職員*4
障害児への施策	障害児入所施設	福祉型	保護、日常生活の指導および独立自活に必要な知識技能を付与する	嘱託医*11、児童指導員、保育士、栄養士*5、調理員*3、児童発達支援管理責任者、心理指導担当職員*9、職業指導員*10、看護師*12
		医療型	保護、日常生活の指導および独立自活に必要な知識技能を付与する	医療法に規定する病院として必要な職員、児童指導員、保育士、児童発達支援管理責任者、理学療法士または作業療法士*13
障害児への施策	児童発達支援センター	福祉型	日常生活における基本的動作の指導、独立自活に必要な知識技能の付与または集団生活への適応のための訓練を行う	嘱託医*11、児童指導員、保育士、栄養士*5、調理員*3、児童発達支援管理責任者、機能訓練担当職員、言語聴覚士*14、看護師*15
		医療型	日常生活における基本的動作の指導、独立自活に必要な知識技能の付与または集団生活への適応のための訓練および治療を行う	医療法に規定する診療所として必要な職員、児童指導員、保育士、看護師、理学療法士または作業療法士、児童発達支援管理責任者

*1　医師、歯科医師、看護師その他の従業者、＊2　調理業務の全部を委託する施設では置かないことができる、＊3　20人以下の施設では置かないことができる、＊4　10人以上に心理療法を行う場合に置かなければならない、＊5　40人以下の施設では置かないことができる、＊6　精神科または小児科の診療に相当の経験を有する者でなければならない、＊7　実習設備を設けて職業指導を行う場合、＊8　社会福祉士もしくは精神保健福祉士の資格を有する者、乳児院において乳幼児の養育に5年以上従事した者は児童福祉法第13条第2項のいずれかに該当する者でなければならない、＊9　心理指導を行う必要があると認められる児童5人以上に心理指導を行う場合、＊10　職業指導を行う場合、＊11　主として知的障害、自閉症のある児童を入所・通所させる施設は、精神科または小児科の診療に相当の経験を有する者でなければならない。主として盲ろうあ児を入所・通所させる施設は、眼科または耳鼻咽喉科の診療に相当の経験を有する者でなければならない、＊12　主として自閉症児を入所させる福祉型障害児入所施設の場合、＊13　主として肢体不自由のある児童を入所させる医療型障害児入所施設の場合、＊14　主として難聴児を通わせる福祉型児童発達支援センターの場合、＊15　主として重症心身障害児を通わせる福祉型児童発達支援センターの場合

　　　児童自立支援施設は、2020（令和2）年10月現在の入所者数は、定員3,468人のところ1,216人である。1998（平成10）年に、「教護院」から名称変更となるとともに、「家庭環境その他の環境上の理由により生活指導等を要する児童」も対象に加わった。「少年法」に基づく家庭裁判所の保護処分などにより入所する場合もあるため、「児童福祉法」では、都道府県などに児童自立支援施設の設置義務が課せられている。

　　　母子生活支援施設は、2020（令和2）年10月現在の入所世帯数は、定員4,470世帯のところ7,862世帯である。1998（平成10）年に、「母子寮」から名称変更となるとともに、施設の目的に「入所者の自立の促進のためにその生活を支援すること」と追加された。入所理由としてDV（ドメスティック・バイオレンス）被害者が56.6％を占めている。

　　　児童家庭支援センターは、2020（令和2）年10月現在、144か所あり、多くが児童養護施設などに附置されている。本センターは、1997（平成9）年に制度化された。2008（平成20）年の「児童福祉法」の改正で、市町村の求めに応じ、技術的助言を行うことが業務に加わるとともに、単独設置も可能となった。また、2011（平成23）年の「里親支援機関事業実施要綱」改正では、里親やファミリーホームの支援を行うことも明記された。

B　児童福祉にかかわる専門機関

a.　国

　　　国の役割は、市町村および都道府県が「児童福祉法」などに基づく児童の福祉が適正かつ円滑に行われるように、制度の給付・事業の健全かつ円滑な運営、新制度の制度設計、市町村に対する交付金の交付など、基本指針の策定などを行う。2023（令和5）年度より、内閣総理大臣のもと、内閣府の外局として設置される「こども家庭庁」が各省の機能を一元的にし、企画・立案・総合調整を行う。

　　　「児童福祉法」では、児童福祉に関する専門機関についても規定している。

b. 都道府県

　　市町村との連絡調整、情報提供、職員研修を行うとともに、都道府県下の実態把握、専門的な対応を必要とする児童および家庭への調査、相談、助言、判定、療育の給付、小児慢性特定疾病対策、児童福祉施設入所の決定、児童福祉施設の設置・認可などに関する業務および事務などを行う。

c. 市町村

　　児童および妊産婦の福祉に関しての実情の把握、情報の提供、相談、調査および指導などを第一義的な窓口として実施するとともに、保育の実施、放課後児童健全育成事業、子育て短期支援事業、養育支援訪問事業、地域子育て支援拠点事業、乳児家庭全戸訪問事業（こんにちは赤ちゃん事業）、一時預かり事業、病児保育事業および子育て援助活動支援事業などを行う。

d. 児童福祉審議会

　　都道府県内および市町村に設置された児童福祉に関する事項を調査審議する機関であり、都道府県知事または市町村長が任命した、児童または知的障害者の福祉に関する事業に従事する者および学識経験のある者、委員20名以内で組織されている。

e. 児童相談所

　　都道府県および指定都市は児童相談所を設置しなければならないとされ、都道府県と指定都市には必ず1か所以上設置されている。児童の福祉の中心となる機関で、専門的な役割をもつ。相談、判定、指導、措置、一時保護の業務を担うとともに、要保護児童の児童福祉施設入所措置、里親委託、家庭裁判所への審判請求などの事務の一部が都道府県より委託され実施されている。児童相談所の運営は、厚生労働省雇用均等・児童家庭局長通知である「児童相談所運営指針」に依拠している。

f. 保健所または市町村保健センター

　　母子保健の観点から、児童の保健についての正しい知識の普及、健康相談、健康診査を行い、必要に応じて保健指導を行う。また、乳幼児健診や訪問活動などを通して、児童虐待の発生の予防、早期発見、虐待家庭への援助などの重要な役割を担う。身体の障害や疾病により長期に療養を必要とする児童への療育の相談および指導を行う。児童福祉施設に対して、栄養改善、衛生に関する助言も与える。

g. 要保護児童対策地域協議会（要対協）

　　2004（平成16）年の「児童福祉法」改正により法定化された、要保護児童もしくは要支援児童およびその保護者または特定妊婦などの早期発見、適切な支援を図るために必要な情報交換を行うとともに、支援に関する協議を行うためのネットワークであり、地方公共団体が設置・運営する組織である（「児童福祉法」第25条の2に規定）。児童相談所や学校・教育委員会、警察など、地域の関係機関によって構成される。

4.4 母子保健

　　わが国の母子保健は、乳幼児および母体の死亡を減少させることを目的に昭和の初期からスタートし、1948（昭和23）年「母体保護法」（旧「優生保護法」）、1965（昭和40）年に「母子保健法」が公布され、「児童福祉法」とあわせて現在はこの3つの法規と、「健やか親

表 4.5 「母子保健法」の対象

区分	定義
妊産婦	妊娠中または出産後 1 年以内の女子
新生児	出生後 28 日を経過しない乳児
未熟児	身体の発育が未熟のまま出生した乳児であって、正常児が出生時に有する諸機能を得るに至るまでの者
乳児	1 歳に満たない者
幼児	満 1 歳から小学校就学の始期に達するまでの者
保護者	親権を行う者、未成年後見人その他の者で、乳児または幼児を現に監護する者

子 21（第 2 次）」の施策により総合的に展開されている。「児童福祉法」では、妊産婦を対象とした助産施設と母子生活支援施設があったが、「児童福祉法」と「母子保健法」の改正により、母子健康包括支援センター（子育て世代包括支援センター）が追加された。

A 「母子保健法」とは

「母子保健法」は、母性および乳幼児の健康の保持・増進を図ることを目的にしている法律である。「母子保健法」では、母性の尊重、乳幼児の健康の保持・増進、母性および保護者の努力、国および地方公共団体の責務が規定されている。

「母子保健法」の対象の定義を表 4.5 に示す。

B 「母子保健法」の関連施策

「母子保健法」は一部改正され、2013（平成 25）年 4 月 1 日より施行されている。おもな改正の内容としては、低体重児の届出、未熟児の訪問指導、未熟児養育医療の給付のいずれもが市町村の実施となったことである。おもな施策について表 4.6 に示す。

表 4.6 「母子保健法」のおもな施策

施策名		内容
知識の普及		都道府県および市町村は、妊娠、出産または育児の相談、個別および集団による指導および助言、地域の住民活動の支援、母子保健に関する知識の普及を図る
保健指導		市町村により、妊産婦もしくはその配偶者、幼児の保護者に対して、保健指導を行う。また、医師、歯科医師、助産師などによる保健指導を受けるよう勧奨する
訪問指導	新生児	市町村により、保健指導を必要とする新生児の保護者を訪問し、必要な指導を行う
	妊産婦	市町村により、妊娠高血圧症候群（妊娠中毒症）などの予防と早期発見のために訪問指導を行う
	未熟児	市町村により、未熟児の体重、病状、家庭環境などを考慮して、必要に応じて訪問指導を行う
健康診査	1 歳 6 か月児健診	市町村により実施が義務付けられており、身体の発育状況、栄養状態、脊柱および胸郭の疾病および異常の有無、皮膚の疾病の有無、歯および口腔の疾病および異常の有無、四肢運動障害の有無、精神発達の状況、言語障害の有無、予防接種の実施状況、育児上問題となる事項などについて診査を行い、障害をもったケースを早期に発見し、適切に指導し、障害の進行を未然に防止するとともに、その他育児に関する指導を行う
	3 歳児健診	市町村により実施が義務付けられており、身体の発育状況、栄養状態、脊柱および胸郭の疾病および異常の有無、皮膚の疾病の有無、眼の疾病の有無、耳、鼻および咽頭の疾病および異常の有無、歯および口腔の疾病および異常の有無、四肢運動障害の有無、精神発達の状況、言語障害の有無、予防接種の実施状況、育児上問題となる事項などについて総合的な健康診査を実施する
母子健康手帳		市町村は、妊娠の届出を出した者に対して、母子健康手帳を交付しなければならない
未熟児養育医療の給付		市町村は、養育のため病院または診療所に入院することを必要とする未熟児に対し、その養育に必要な医療の給付を行う

母子健康包括支援センター（子育て世代包括支援センター）

　本センターの特徴は、①さまざまな機関が個々に行っている妊娠期から子育て期にわたるまでの支援について、ワンストップで、切れ目のない支援を実施すること、②保健師、ソーシャルワーカーなどを配置してきめ細やかな支援を行うことにより、地域における子育て世帯の「安心感」を醸成する、③子育て世代包括支援センターを法定化し、概ね2020(令和2)年度末までに全国展開を目指すとされていた。2022(令和4)年4月1日現在、1,647市区町村に2,486か所設置されている。

　なお、2022(令和4)年の「児童福祉法」と「母子保健法」の改正により、子育て世帯に対する包括的な支援のための体制強化および事業の拡充が示された。この改正により、2024(令和6)年度から、市区町村はすべての妊産婦・子育て世帯・子どもの包括的な相談支援などを行うこども家庭センターの設置、身近な子育て支援の場(保育所など)における相談機関の整備に努めることとされたため、子育て世代包括支援センターと子ども家庭総合支援拠点事業については見直しが予定されている。この子ども家庭センターでは、支援を要する子どもや妊産婦などへの支援計画(サポートプラン)を作成することになっている。

4.5 児童虐待

A 児童虐待とは

　2000(平成12)年に、「児童虐待の防止等に関する法律」(以下「児童虐待防止法」)が公布され、数回改正されている。「児童虐待防止法」では、児童虐待を定義し、児童虐待をしてはならないと明確に提示し、児童虐待に関する国および地方公共団体の責務、対応する専門職および専門機関などについて規定している。

a. 児童虐待の定義

　「児童虐待防止法」では、児童虐待について、保護者(親権を行う者、未成年後見人その他の者で、児童を現に監護する者)がその監護する児童(18歳に満たない者)について行う行為を定義しているが、具体的には表4.7に掲げる行為に分類できる。

　また、児童虐待の定義は、2004(平成16)年の改正において、面前DV（ドメスティックバイオレンス）が心理的虐待の一つに加えられ、2019(令和元)年の「児童虐待防止法」の改正において「児童の親権を行う者は、児童のしつけに際して、「民法」(明治29年法律第89号)第820条の規定による監護及び教育に必要な範囲を超えて当該児童を懲戒してはならず、当該児童の親権の行使に配慮しなければならない」と「体罰禁止」が明記され、養育者のしつけと称した不適切な対応も児童虐待として対応できるようになった(「児童虐待防止法」第14条第1項、2020(令和2)年4月1日施行)。

b. 児童虐待の実態

　2021(令和3)年度中に、全国225か所の児童相談所が児童虐待相談として対応した件数は、207,660件で過去最多であった(図4.4)。児童虐待相談対応件数は年々増加しており、深刻な問題となっている。また、「子ども虐待による死亡事例等の検証結果等

表 4.7　児童虐待の種類と具体例

虐待の種類	「児童虐待防止法」第 2 条児童虐待の定義	具体的な例（茨城県 HP 参考）
身体的虐待	児童の身体に外傷が生じ、又は生じるおそれのある暴行を加えること	首を絞める、殴る、蹴る、投げ落とす、激しく揺さぶる、熱湯をかける、布団蒸しにする、溺れさせる、逆さ吊りにする、異物を飲ませる、食事を与えない、冬戸外に締め出す、縄などにより一室に拘束するなど。意図的に子どもを病気にさせるなど
性的虐待	児童にわいせつな行為をすること又は児童をしてわいせつな行為をさせること	子どもへの性交、性的暴力、性的行為の強要・教唆など。性器を触るまたは触らせるなどの性的暴力、性的行為の強要・教唆など。性器や性交を見せる。ポルノグラフィーの被写体などに子どもを強要する
ネグレクト	児童の心身の正常な発達を妨げるような著しい減食又は長時間の放置、保護者以外の同居人による前二号又は次号に掲げる行為と同様の行為の放置その他の保護者としての監護を著しく怠ること	家に閉じ込める、学校等に登校させない、重大な病気になっても病院に連れて行かない、乳幼児を家に残したまま度々外出する、乳幼児を車の中に放置するなど。子どもにとって必要な情緒的欲求に応えていない。適切な食事を与えない、下着など長期間ひどく不潔なままにする、極端に不潔な環境の中で生活をさせるなど。乳幼児を車の中に放置しパチンコに熱中する。子どもを遺棄する。保護者以外の同居人による身体的・性的・心理的虐待と同様の行為を保護者が放置する
心理的虐待	児童に対する著しい暴言又は著しく拒絶的な対応、児童が同居する家庭における配偶者に対する暴力（配偶者（婚姻の届出をしていないが、事実上婚姻関係と同様の事情にある者を含む。）の身体に対する不法な攻撃であって生命又は身体に危害を及ぼすもの及びこれに準ずる心身に有害な影響を及ぼす言動をいう。）その他の児童に著しい心理的外傷を与える言動を行うこと	言葉による脅かし、脅迫など。子どもを無視したり、拒否的な態度を示すなど。子どもの心を傷つけることを繰り返し言う。子どもの自尊心を傷つけるような言動など。他のきょうだいとは著しく差別的な扱いをする。子どもの面前で配偶者やその他の家族などに対して暴力をふるうなど

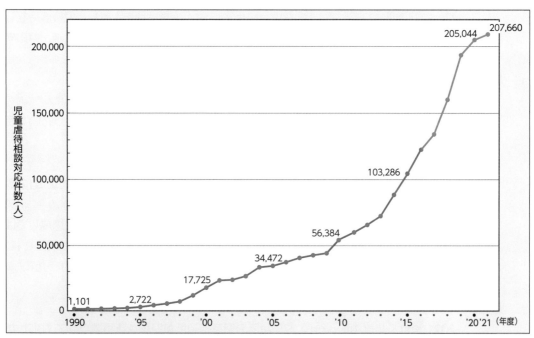

図 4.4　児童虐待相談対応件数（年度）
2010 年度は宮城県、福島県、仙台市を除いて集計した
［資料：令和 3 年度児童相談所での児童虐待相談対応件数］

について（第18次報告）」によると、2020（令和2）年4月1日から2021（令和3）年3月31日までの12か月間に発生、または表面化した死亡事例（親子心中は除く）は、49人であり、年齢別にみると、0歳児が32人（65.3％）と最も多く、第1次〜18次報告までのすべてで0か月児が最も高い割合を占めている。

虐待の種類は、身体的虐待が21人（42.9％）、ネグレクトが22人（44.9％）であった。主たる加害者は、「実母」が29人（59.2％）と最も多く、次いで「不明」が11人（22.4％）で、第1次〜18次報告までの傾向として加害者が「実母」である事例が半数を占めていた。加害の動機（複数回答）としては、「子どもの世話・養育をする余裕がない」が5人（10.2％）と最も多く、次いで「泣き止まないことにいらだったため」が4人（8.2％）であった。

c. 児童虐待の背景

児童虐待は、身体的、精神的、社会的、経済的などの要因が複雑に絡み合って起こると考えられている。児童虐待のリスク要因を早期から把握して支援につなぐことが虐待の発生予防となり、子どもの生命と人権をまもり、子どもの健全な成長・発達を保障することにつながる。児童虐待に至るおそれのある要因（リスク要因）には表4.8の要因があげられる。

表4.8 児童虐待に至るおそれのある要因（リスク要因）

保護者側のリスク要因	●妊娠そのものを受容することが困難（望まぬ妊娠、10代の妊娠） ●子どもへの愛着形成が十分に行われていない（妊娠中に早産など何らかの問題が発生したことで胎児への受容に影響がある。長期入院） ●マタニティーブルーズや産後うつ病など精神的に不安定な状況 ●元来性格が攻撃的 ●衝動的 ●医療につながっていない精神障害、知的障害、慢性疾患、アルコール依存、薬物依存 ●被虐待経験 ●育児に対する不安やストレス（保護者が未熟など）　など
子ども側のリスク要因	●乳児期の子ども ●未熟児 ●障害児 ●何らかの育てにくさを持っている子ども　など
養育環境のリスク要因	●未婚を含む単身家庭 ●内縁者や同居人がいる家庭 ●子連れの再婚家庭 ●夫婦関係を始め人間関係に問題を抱える家庭 ●転居を繰り返す家庭 ●親族や地域社会から孤立した家庭 ●生計者の失業や転職の繰り返しなどで経済不安のある家庭 ●夫婦不和、配偶者からの暴力など不安定な状況にある家庭 ●定期的な健康診査を受診しない　など

B 児童虐待への対応の流れ

「児童虐待防止法」第5条（児童虐待の早期発見等）で、「学校、児童福祉施設、病院、都道府県警察、女性相談支援センター、教育委員会、配偶者暴力相談支援センターその他児童の福祉に業務上関係のある団体及び学校の教職員、児童福祉施設の職員、医師、歯科医師、保健師、助産師、看護師、弁護士、警察官、女性相談支援員その他児童の福祉に職務上関係のある者は、児童虐待を発見しやすい立場にあることを自覚し、児童虐待の

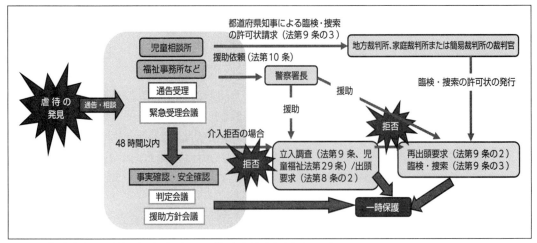

図 4.5　児童虐待への対応（図中「法」とは「児童虐待防止法」をさす）

早期発見に努めなければならない」とされている。また、「児童虐待防止法」第6条（児童
虐待に係わる通告）では、「児童虐待を受けたと思われる児童を発見した者は、速やかに、
これを市町村、都道府県の設置する福祉事務所若しくは児童相談所又は児童委員を介し
て市町村、都道府県の設置する福祉事務所若しくは児童相談所に通告しなければならな
い」とされ、2004（平成16）年の改正で、「虐待を受けた」から「虐待を受けたと思われる」
へと通告義務が拡大されている。

a.　**児童虐待への対応の実際**（図4.5）

児童相談所は、児童虐待を発見したとの通告を受けると、すべて虐待通告として受理
し、記録票に記載し、緊急受理会議が開催される（2007（平成19）年1月の「児童相談所運営指
針」の改正）。通告受理した後、直ちに関係者などから情報を収集し、子どもの安全確認
を直接目視することにより行い（通告受理から48時間以内に安全確認を行うことが望ましいと明
文化された）、緊急保護の判定会議、援助方針会議などを行う。介入に拒否的なケースでは、
立入調査（「児童福祉法」第29条、「児童虐待防止法」第9条）、出頭要求（「児童虐待防止法」第8条の
2）を行う。

調査の結果、緊急に子どもを保護する必要があると判断された場合、一時保護を行わ
なければならない。親権者の意思に反して一時保護する場合については、職権一時保護
が行われる。一時保護は原則2か月を超えないとされているが、必要であると認めら
れる場合は引き続き一時保護が継続される。具体的には、「子ども虐待対応の手引き」
（2013（平成25）年改正）に基づき、援助を行っている。

C　社会的養護

社会的養護とは、保護者のない児童や、保護者に監護させることが適当でない児童を、
公的責任で社会的に養育し、保護するとともに、養育に大きな困難を抱える家庭への支
援を行うことである。具体的には要保護児童を里親・養子縁組の家庭で行う「家庭養護」、
児童養護施設等の児童福祉施設で行う「施設養護」で保護し養育する代替養育を行うこと
である。

2016（平成28）年の「児童福祉法等の一部を改正する法律」により、実親による養育が

表 4.9　里親の種類と対象児童

種類		対象児童
養育里親		要保護児童
	専門里親	次にあげる要保護児童のうち、都道府県知事がその養育に関し特に支援が必要と認めたもの・児童虐待などの行為により心身に有害な影響を受けた児童・非行などの問題を有する児童・身体障害、知的障害または精神障害がある児童
養子縁組里親		要保護児童
親族里親		次の要件に該当する要保護児童・当該親族里親に扶養義務のある児童・児童の両親その他当該児童を現に監護する者が死亡、行方不明、拘禁、入院などの状態となったことにより、これらの者により、養育が期待できないこと

困難であれば、里親や特別養子縁組などで養育されるよう、家庭養育優先の理念などが規定され、また各都道府県などに対し、既存の計画を見直し、里親委託の推進などに関する新たな「都道府県社会的養育推進計画」を策定することが求められた。さらに、2017（平成 29 年）の「児童福祉法及び児童虐待の防止等に関する法律の一部を改正する法律」において、在宅での養育環境の改善を図るため、保護者に対する指導への司法関与や、家庭裁判所による一時保護の審査の導入など、司法の関与の強化などがなされた。これら「児童福祉法」などの抜本的な改正を受けて、2017（平成 29）年 8 月に「新たな社会的養育の在り方に関する検討会」において、今後の社会的養育の在り方を示す「新しい社会的養育ビジョン」が取りまとめられた。

a.　家庭養護

（1）里親　　里親制度は、「児童福祉法」第 27 条第 1 項第 3 号の規定に基づき、児童相談所が要保護児童（保護者のない児童または保護者に監護させることが不適当であると認められる児童）の養育を委託する制度である。その推進を図るため、2002（平成 14）年度に親族里親、専門里親の創設、2008（平成 20）年の「児童福祉法」改正では、「養育里親」と「養子縁組を希望する里親」の制度上で区分、2009（平成 21）年度からは、養育里親と専門里親についての研修の義務化、2017（平成 29）年度から、里親の新規開拓から委託児童の自立支援までの一貫した里親支援を都道府県（児童相談所）の業務として位置付けるとともに、養子縁組里親を法定化し、研修を義務化した。

　2016（平成 28）年の「児童福祉法等の一部を改正する法律」において、都道府県が行うべき里親に関する業務（フォスタリング業務）が具体的に位置付けられた。業務の内容は、里親のリクルートおよびアセスメント、里親登録前後および委託後における里親に対する研修、子どもと里親家庭のマッチング、子どもの里親委託中における里親養育への支援、里親委託措置解除後における支援に至るまでの一連の過程において、子どもにとって質の高い里親養育がなされるために行われるさまざまな支援である。

　また、一連のフォスタリング業務を包括的に実施する機関を「フォスタリング機関」といい、「民間フォスタリング機関（里親養育包括支援機関）」とは、都道府県知事から一連のフォスタリング業務の包括的な委託を受けた民間組織をいう。

　里親の種類と対象児童は表 4.9 のとおりである。

（2）小規模住居型児童養育事業（ファミリーホーム）　　「児童福祉法」第 6 条の 3 第 8 項の規定に基づき、児童相談所が要保護児童を養育者に委託し、養育者の家庭に児童を迎

え入れて養育を行う家庭養護の一形態である。この事業を行う住居において、児童間の相互作用を活かしつつ、児童の自主性を尊重し、基本的な生活習慣を確立するとともに、豊かな人間性および社会性を養い、児童の自立を支援する。養育者は養育里親（「児童福祉法施行規則」第 1 条の 31）であることとされ、小規模住居型児童養育事業を行う住居に生活の本拠を置く養育者 2 名（配偶者）＋補助者 1 名、もしくはまたは養育者 1 名＋補助者 2 名の職員配置となる。

（3）養子縁組制度　　養子縁組制度には、「普通養子縁組」と「特別養子縁組」がある。普通養子縁組は、戸籍に実親の名前が記載され、養子の続柄は「養子（養女）」などと記載され、実父母との親族関係は残る。養い親（養親）と養子の双方に制限が少なく、養子が成年の場合は養親と養子の同意によって成立する。養子が未成年の場合は、「養子縁組許可」を求める審判を家庭裁判所に申し立て、許可を得る。

　特別養子縁組は、子どもの福祉の増進を図るために、養子となる子どもの実親（生みの親）との法的な親子関係を解消し、実の子と同じ親子関係を結ぶ制度である。そのため、戸籍の表記には、「長男（長女）」などと記載され、実親の名前が記載されることはない。

　特別養子縁組の養親になる要件として、養親は原則 25 歳以上で配偶者があること、養子は原則 15 歳未満（2019（令和元）年の「民法」の改正により 6 歳未満から 15 歳未満に引き上げられた）であること、縁組が成立する前に「6 か月以上の監護期間（同居して養育する期間）を考慮」する、といった要件がある。これらの要件を満たした場合、家庭裁判所の決定を受けることで成立する。

　特別養子縁組と里親の違いは、特別養子縁組は、子どもとの間に親子関係（戸籍を変更）を築き、永続的に養育していく制度であるが、里親は、実親が子どもを養護できるようになるまで、自立に近い年齢の子どもが自立するまでなど、一定期間の養育を前提としている。

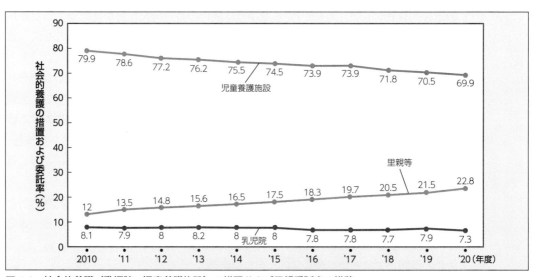

図 4.6　社会的養護（乳児院、児童養護施設）の措置および里親委託率の推移
［資料：福祉行政報告例（各年度末現在）、2010（平成 22）年度の福島県の数値のみ家庭福祉課調べ］

　　　　　　　　　　　　　　　　　　　　　　　　　　　　　　　　　　　4.　子ども家庭福祉

b. 施設養護

　　社会的養護を必要とする子どもの施設養護の施設の種類と目的、児童福祉施設の設備及び運営に関する基準による職員の配置などについては表 4.4 に示した。

　　また乳児院、児童養護施設への措置および里親委託率の推移を図 4.6 に示した。要保護児童の児童養護施設への措置の割合は依然高いものの年々減少傾向を示している。乳児院についても微減傾向が見られる。一方、里親委託率は 2 倍近く増加している。

4.6 子どもの貧困

A 子どもの貧困の実態

　　2018(平成 30)年の OECD（経済協力開発機構）レポートによると、わが国の子どもの貧困率は、図 4.7 のように、OECD としては、11 番目に高い状況となっている。

　　また、2018(平成 30)年の「国民生活基礎調査」（3 年ごと実施）においては、子どもの相対的貧困率は図 4.8 のように 13.5% であり、前回調査時より改善している。ひとり親の世帯の相対的貧困率も 48.1% と改善しているものの、依然と貧困率は高い水準となっている。

　　子どもの貧困は、子どもの心身の発達や学力、さらに進学や職業選択など、将来にわたって、さまざまな社会的不利な状況へとつながる可能性が高く、深刻な問題である。学校給食が唯一の食事である事例、ひとり親がダブルワークもしくはトリプルワークに従事しているためネグレクト状態である事例、心身の疾患を抱えた親を支える子どもの

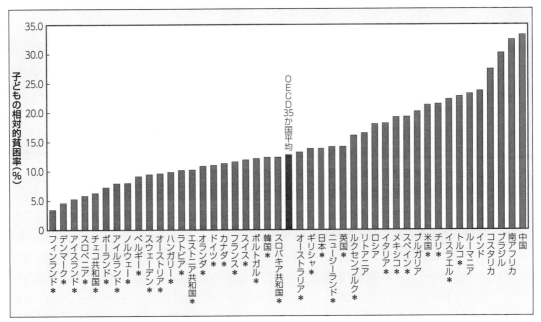

図 4.7　子どもの相対的貧困率の国際比較（2018 年）

＊ 2018（平成 30 年）当時の OECD 加盟国。その後リトアニア、コロンビア、コスタリカが加盟し、2022（令和 4）年現在、38 か国となっている。デンマーク、チリ、ハンガリー、アイスランド、スイス、米国は、2017 年の値、ニュージーランドは、2016 年の値、ブラジルは、2013 年の値、中国は、2011 年の値、南アフリカは、2015 年の値。
［OECD（2018）Family database、Child poverty］

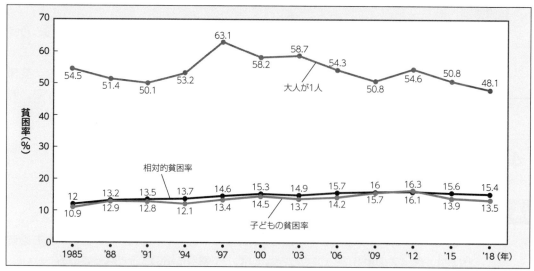

図 4.8　貧困率の年次推移
1994 年の数値は、兵庫県を除いたものである。2015 年の数値は熊本県を除いたものである。貧困率は、OECD の作成基準に基づいて算出している。大人とは 18 歳以上の者、子どもとは 17 歳以下の者をいう。等価可処分所得金額不詳の世帯員は除く。
〔厚生労働省、平成 30 年国民生活基礎調査〕

事例など、大人の貧困が、社会的孤立状態をも生み、子どもの健全な発達に必要な学習や社会経験といった機会が得られないといった状況を生じさせ、子どもの貧困に直結しているのである。さらに、貧困家庭に育った子どもたちは、進学や就職において不利な状況に置かれ、大人になっても貧困状況にとどまるといった貧困の連鎖が指摘され、この貧困の連鎖を断ち切る取り組みが必要であるとされている。

B　子どもの貧困対策

　2013（平成 25）年 6 月に、「子どもの貧困対策の推進に関する法律」が公布され、2014（平成 26）年 1 月 17 日から施行され、2019（令和元）年には一部改正された。
　「子どもの貧困対策の推進に関する法律」の目的は、第 1 条において、「この法律は、子どもの現在及び将来がその生まれ育った環境によって左右されることのないよう、全ての子どもが心身ともに健やかに育成され、及びその教育の機会均等が保障され、子ども一人一人が夢や希望を持つことができるようにするため、子どもの貧困の解消に向けて、児童の権利に関する条約の精神にのっとり、子どもの貧困対策に関し、基本理念を定め、国等の責務を明らかにし、及び子どもの貧困対策の基本となる事項を定めることにより、子どもの貧困対策を総合的に推進することを目的とする」と定められている。おもな改正の内容は、①子どもの将来のみならず「現在」も改善、②子どもの意見が尊重されること、③都道府県のみならず市町村も子どもの貧困計画策定が努力義務になったことが明記された。さらに、「子どもの貧困対策の推進に関する法律」の改正に基づき、2019（令和元）年 11 月 29 日に、「子供の貧困対策に関する大綱～日本の将来を担う子供たちを誰一人取り残すことがない社会に向けて～」が閣議決定された。

表 4.10 配偶者のない女子または男子および児童の定義について

配偶者のない 女子または男子	1. 離婚した女子または男子であって現に婚姻していないもの 2. 配偶者の生死が明らかでない女子または男子 3. 配偶者から遺棄されている女子または男子 4. 配偶者が海外にあるためその扶養を受けることができない女子または男子 5. 配偶者が精神または身体の障害により長期にわたって労働能力を失っている女子または男子 6. 前各号に掲げる者に準ずる女子または男子であって政令で定めるもの
児童	児童とは、20歳未満の者をいう

表 4.11 ひとり親家庭支援の内容

4本柱	支援内容
1. 子育て・生活支援策	母子自立支援員による相談・支援、母子家庭等日常生活支援事業、ひとり親家庭生活支援事業、母子生活支援施設、子育て短期支援事業など
2. 就業支援策	マザーズハローワーク事業、母子家庭等就業・自立支援事業、母子自立支援プログラム策定等事業、自立支援教育訓練給付金、高等職業訓練促進給付金、母子家庭の母および父子家庭の父の就業支援を図る優良企業等の表彰など
3. 養育費の確保策	養育費相談支援センター事業、面会交流支援事業など
4. 経済的支援策	児童扶養手当制度、母子・父子・寡婦福祉貸付金など

C ひとり親家庭への支援

2002（平成14）年に、「母子及び寡婦福祉法（当時）」、「児童扶養手当法」などが改正され、「就業・自立に向けた総合的な支援」へと施策が強化された。具体的には、ひとり親への、①子育て・生活支援策、②就業支援策、③養育費の確保策、④経済的支援策の4本柱で施策が展開されている。

a. ひとり親家庭の定義

母子家庭および父子家庭の定義は、「母子及び父子並びに寡婦福祉法」においては明確ではないが、通常、「配偶者のない女子又は男子と現にその扶養を受けている児童で構成されている家庭」とされている。「配偶者のない」とは、同法第6条で、配偶者（婚姻の届出をしていないが、事実上婚姻関係と同様の事情にある者を含む）と死別した女子（または男子）であって、現に婚姻（婚姻の届出をしていないが、事実上婚姻関係と同様の事情にある場合を含む）をしていないものおよびこれに準ずる女子（または男子）をいうと定義されている。

配偶者のない女子または男子および児童とは、同法第6条において、表4.10のように定められている。一方、寡婦の定義についても同法第6条において、「配偶者のない女子であって、かつて配偶者のない女子として「民法」第877条の規定により児童を扶養していたことのあるものをいう」と定められている。

b. ひとり親家庭への支援の内容

ひとり親家庭への支援は、先に述べた4本柱で展開され、具体的内容については表4.11のようになっている。

第5章 障害者福祉

　2014(平成26)年1月20日、わが国は国連で定められた「障害者の権利に関する条約」を締結した。これにより、障害者の権利の実現に向けた取り組みがいっそう強化され、人権尊重についての国際協力が推進されることとなった。

　本章では、まず障害者福祉の理念や基本的な考え方を学ぶ。また、国際的な障害の概念とわが国の障害(身体障害・知的障害・精神障害・発達障害)者に関する法律の概要と障害の定義について理解する。そして、現在の障害者福祉施策の中心的な制度となっている「障害者総合支援法」を中心に、障害者福祉全般の理解を深める。

5.1 障害者福祉の考え方

A 障害とは

　障害という言葉の意味については、何かを行うときの妨げとなるものということができる。また、障害とは、人間の心身の機能・構造の低下、異常、喪失などを示すものとして使われている。たとえば、手足の麻痺や欠損、目が見えないことなど医学的・生物学的な障害をいう。しかし、社会福祉領域では社会生活を行う場合の困難も障害に含んだ意味で用いられている。

　障害を整理・分類したものとして国際的には、WHO(世界保健機関)により障害の概念として「ICIDH」と「ICF」の考え方が示されている。「国際障害分類」(ICIDH、1980年)は、疾病から機能障害が発生し、実際の生活の活動が制約されて能力低下を引き起こし、そのために社会的不利をもたらすとした。さらに、ICIDHの改定版として、人間と環境の相互作用の視点をもった「国際生活機能分類」(ICF、2001年)が発表された。ICFでは、機能障害を「心身機能・身体構造」、能力障害を「活動」、社会的不利を「参加」として、各障害を肯定的に捉え分類した。つまり、障害とは、機能障害・活動制限・参加制約という問題を抱えた状態であり、特定の人だけでなく誰にでも起こりうることだということを示している。また、障害に影響を与える因子として、環境因子と個人因子を導入し矢印でこれらを結び、構成要素間の相互作用があることを明らかにした(図5.1)。

ICIDH：International Classification of Impairments, Disabilities, and Handicaps　ICF：International Classification of Functioning, Disability and Health

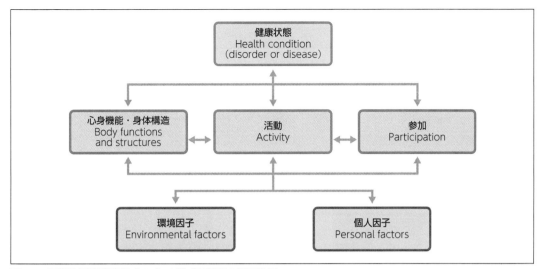

図 5.1　国際生活機能分類（ICF）の構成要素間の相互作用

　以上のように、ICF の捉え方は、障害のある人の障害の構造を理解するだけではなく、すべての人間を対象とした分類といえる。これは、保健、社会保障、労働、教育、経済、社会政策、立法、環境整備などの領域にも活用することができる。

B　障害者の概観

　障害者の実態を把握することは難しい。障害の捉え方の違いや障害にかかわる心理的抵抗感などから障害者手帳などを取得していない人もいるため、障害者の実数は不明な部分も少なくない。しかし、2016(平成28)年から2018(平成30)年にかけて実施された厚生労働省の「生活のしづらさなどに関する調査(全国在宅障害児・者等実態調査)」、「社会福祉施設等調査」および「患者調査」（表 5.1）によると、わが国のおおよその障害者の総数は、身体障害者・児が最も多く 436.0 万人、知的障害者・児が 109.4 万人、精神障害者が 419.3 万人の合計 964.7 万人と推計される。

　在宅者と施設入所者の割合では、在宅者で身体障害児・者は 98.3%、知的障害者・児は 87.9%、精神障害者は 92.8% となっている。また、施設入所者では、身体障害児・者は 1.7%、知的障害者・児は 12.1%、精神障害者は 7.2% となっている。

　なお、「児童福祉法」において障害児とは 18 歳未満、「障害者総合支援法」における障害者とは 18 歳以上をいう。

C　障害者を支える理念

　ノーマライゼーションは、障害者福祉分野だけでなく、社会福祉全体の目標となっており、世界各国に広く普及してきた理念である。ノーマライゼーションの理念は、デンマークのバンク・ミケルセン(Bank Mikkelsen, N. E.)が知的障害者をもつ親の会の活動にかかわる中で、同国の「知的障害者サービス法」（1959 年）に盛り込まれたのが始まりとされている。その目的に、「ノーマルな生活状態にできるだけ近い生活をつくりだすこと」と定められており、この考え方は北欧諸国に広がった。

表 5.1 障害者数（推計）　　　　　　　　　　　　　　　　　　　　　　　　　　　　　　　　（単位：万人）

		総数	在宅・外来患者数	施設入所・入院患者数
身体障害児・者		436.0	428.7	7.3
	身体障害児（18歳未満）	7.2	6.8	0.4
	身体障害者（18歳以上）	419.5	412.5	7.0
	年齢不詳	9.3	9.3	—
知的障害児・者		109.4	96.2	13.2
	知的障害児（18歳未満）	22.5	21.4	1.1
	身体障害者（18歳以上）	85.1	72.9	12.2
	年齢不詳	1.8	1.8	—
精神障害者		419.3	389.1	30.2

注1：精神障害者の数は、ICD-10の「Ｖ精神及び行動の障害」から知的障害（精神遅滞）を除いた数に、てんかんとアルツハイマーの数を加えた患者数に対応している。
注2：身体障害児・者および知的障害児・者の施設入所者数には、高齢者関係施設入所者は含まれていない。
注3：四捨五入で人数を出しているため、合致が一致しない場合がある。
［資料：（身体障害者・知的障害者）在宅者：厚生労働省「生活のしづらさなどに関する調査」（2016）、施設入所者：厚生労働省「社会福祉施設等調査」（2018）などより厚生労働省・援護局障害保健福祉部作成。（精神障害者）外来患者・入院患者：厚生労働省「患者調査」（2017）より厚生労働省社会・援護局障害保健福祉部作成。出典：内閣府、令和3年版障害者白書（2021）をもとに一部改変］

　　スウェーデンでも、ニィリエ(Nirje, B.)がノーマライゼーションの理念を発展させた。ニィリエはノーマライゼーションとは、「知的障害者の日常生活の様式や条件を社会の主流にある人々の標準や様式に可能な限り近づけること」と定義した。さらに、知的障害者がノーマルな生活をするための原則として、8つの原理、①1日のノーマルなリズム、②1週間のノーマルなリズム、③1年間のノーマルなリズム、④ライフサイクルでのノーマルな経験、⑤ノーマルな要求の尊重、⑥ノーマルな異性との生活、⑦ノーマルな経済的基準、⑧ノーマルな環境基準を実現しなければならないとしている。

　　一方、米国やカナダにおいては、ヴォルフェンスベルガー(Wolfensberger, W.)がノーマライゼーションの理念を紹介している。理論の体系化と再構築を進めるとともに、ノーマライゼーションに代わる考え方として知的障害者の「社会的役割の実現」という概念を用い、知的障害者が人間として価値ある存在であることを根幹に据えたサービスシステムを提言した。

　　現在では、ノーマライゼーションの理念を具現化する取り組みとして、障害児教育分野からメインストリーミング（主流化）やインテグレーション（統合化）の理念が生まれ、これらを発展させたかたちとしてインクルージョン（包み込む）の理念が主張されている。インクルージョンとは、障害の有無にかかわらず、個別のニーズにあった支援を地域社会の教育システムの中からつくり上げていく考え方である。さらに近年、新たな社会政策や社会福祉の中心的な考え方としてソーシャル・インクルージョン（社会的包括）の理念が広がっている。2000（平成12）年12月、当時の厚生省により「社会的な援護を要する人々に対する社会福祉のあり方に関する検討会」報告書が出された。この報告書の中で、ソーシャル・インクルージョンとは、「すべての人々を孤独や孤立、排除や摩擦から援護し、健康で文化的な生活の実現につなげるよう、社会の構成員として包み支え合

う」という考え方であり、この理念を進めることを提言している。

　障害者など社会的に弱い立場にある人々を、社会の構成員として社会のつながりの中に包み支え合うソーシャル・インクルージョンは、ノーマライゼーションの理念を発展させた考え方として、障害者福祉のみならず、現在の社会福祉政策を進める重要な原動力となっている。

5.2 障害者福祉に関する法律

　障害者福祉は厚生労働省の社会・援護局が担当し、内閣府政策統括官共生社会政策担当、文部科学省初等中等教育局などと関連した政策を行うが、18歳未満の子ども（児童）については「子ども・子育て支援」として「児童福祉法」に規定されている。障害者を巡る動向として、毎年、内閣府から「障害者白書」が出されている。

A 障害者にかかわる法律と定義

　わが国における障害に関する定義の基本を定めた法律は、「障害者基本法」である。この「障害者基本法」を中心に、障害の種別や年齢ごとに「身体障害者福祉法」、「知的障害者福祉法」、「精神保健及び精神障害者福祉に関する法律」および「障害者総合支援法」などから構成される。

a.「障害者基本法」

　1993（平成5）年に施行された「障害者基本法」は、1970（昭和45）年公布の「心身障害者対策基本法」が改称されたものであり、この法律によって障害者の自立および社会参加の支援などのための施策に関する基本理念が定められた。

　2004（平成16）年の「障害者基本法」改正時には、「『障害者』の定義については『障害』に関する医学的知見の向上等について常に留意し、適宜必要な見直しを行うように努めること。また、てんかん及び自閉症その他の発達障害を有する者並びに難病に起因する身体又は精神上の障害を有する者であって、継続的に生活上の支障がある者は、この法律の障害者の範疇に含まれるものであり、これらの者に対する施策をきめ細かく推進するよう努めること」とする附帯決議がされている。このような施策の流れを受け、2011（平成23）年8月には「障害者基本法」の一部を改正する法律が施行され、目的規定や障害者の定義の見直しなどが実施された。

　その目的（第1条）については、「全ての国民が、障害の有無にかかわらず、等しく基本的人権を享有するかけがえのない個人として尊重されるものであるとの理念にのっとり、全ての国民が、障害の有無によって分け隔てられることなく、相互に人格と個性を尊重し合いながら共生する社会を実現するため、障害者の自立及び社会参加の支援等のための施策に関し、基本原則を定め、及び国、地方公共団体等の責務を明らかにするとともに、障害者の自立及び社会参加の支援等のための施策の基本となる事項を定めること等により、障害者の自立及び社会参加の支援等のための施策を総合的かつ計画的に推進すること」としている。この目的規定の見直しによって、「障害者基本法」の目的は障害者の権利の促進や基本的人権の尊重と保護にあることが明確にされた。

　また、障害者の定義として「障害者基本法」第2条第1項で、「身体障害、知的障害、

精神障害(発達障害を含む。)その他の心身の機能の障害がある者であって、障害及び社会的障壁により継続的に日常生活又は社会生活に相当な制限を受ける状態にあるものをいう」とされた。さらに、第2条第2項では社会的障壁について「障害がある者にとって日常生活又は社会生活を営む上で障壁となるような社会における事物、制度、慣行、観念その他一切のものをいう」とされた。障害者の定義を「社会的障壁」と明記することにより、社会的モデルの観点を反映させている。また、心身機能の障害だけでなく、社会的な制度や慣行、観念などの影響で生活が制限される状態も障害とみなし、幅広く障害が定義されることとなった。

b. 「身体障害者福祉法」

1949(昭和24)年に公布された「身体障害者福祉法」の目的は、第1条に規定され、「障害者の日常生活及び社会生活を総合的に支援するための法律と相まって、身体障害者の自立と社会経済活動への参加を促進するため、身体障害者を援助し、及び必要に応じて保護し、もって身体障害者の福祉の増進を図ることを目的とする」としている。

また、身体障害者の定義として第4条で「別表に掲げる身体上の障害がある18歳以上の者であって、都道府県知事から身体障害者手帳の交付を受けたもの」(表5.2)としている。わが国では障害者は、障害の種別に応じて手帳が交付され福祉サービスを受給することができる。ただし、手帳を申請し所持していないとサービス受給の対象から外れることになったり、統計からもれることがある。身体障害者手帳は、「身体に障害のある者は、都道府県知事の定める医師の診断書を添えて、その居住地の都道府県知事に身体障害者手帳の交付を申請することができる」とされている。

c. 「知的障害者福祉法」

「知的障害者福祉法」(1960(昭和35)年の公布時は「精神薄弱者福祉法」)の目的は、「障害者の日常生活及び社会生活を総合的に支援するための法律と相まって、知的障害者の自立と社会経済活動への参加を促進するため、知的障害者を援助するとともに必要な保護を行い、もって知的障害者の福祉を図ること」としている。

「知的障害者福祉法」において、知的障害者の定義は特に規定されていない。しかし、2005(平成17)年に実施された知的障害児(者)基礎調査では、「知的機能の障害が発達期(概ね18歳まで)にあらわれ、日常生活に支障が生じているため、何らかの特別の援助を必要とする状態にあるもの」と定義されている。知的障害は医学分野の精神遅滞に相当する発達の障害といえる。

療育手帳は、知的障害者と認められた者を対象としているが、はっきりとした法的根拠はなく、事務次官通知の「療育手帳制度について」(1973(昭和48)年)などにより交付が規定されている。手帳の交付手続きは、居住地の区市町村の福祉事務所へ申請する。

d. 「精神保健及び精神障害者福祉に関する法律」

1950(昭和25)年に公布された「精神衛生法」は、1987(昭和62)年の「精神保健法」への改正・改称を経て、1995(平成7)年に「精神保健及び精神障害者福祉に関する法律」(「精神保健福祉法」)に改正・改称されたものである。詳しくは「第11章 精神保健福祉」を参照のこと。

表 5.2　手帳の交付対象となる障害

<table>
<tr><td rowspan="7">身体障害者手帳（1〜6級）</td><td>視覚障害</td><td>次に掲げる視覚障害で、永続するもの：①視力の良い方の眼の視力（万国式試視力表によって測ったものをいい、屈折異常がある者については、矯正視力について測ったものをいう。以下同じ。）が 0.01 以下のもの。②視力の良い方の眼の視力が 0.3 以上 0.6 以下かつ他方の眼の視力が 0.02 以下のもの。③両眼による視野の二分の一以上が欠けているもの</td></tr>
<tr><td>聴覚障害</td><td rowspan="2">次に掲げる聴覚または平衡機能の障害で、永続するもの：①両耳の聴力レベルがそれぞれ 70 デシベル以上のもの。②一耳の聴力レベルが 90 デシベル以上、他耳の聴力レベルが 50 デシベル以上のもの。③両耳による普通話声の最良の語音明瞭度が 50 パーセント以下のもの。④平衡機能の著しい障害</td></tr>
<tr><td>平衡機能障害</td></tr>
<tr><td>音声、言語機能障害</td><td rowspan="2">次に掲げる音声機能、言語機能またはそしゃく機能の障害：①音声機能、言語機能またはそしゃく機能の喪失。②音声機能、言語機能またはそしゃく機能の著しい障害で、永続するもの</td></tr>
<tr><td>そしゃく機能障害</td></tr>
<tr><td>肢体不自由</td><td>次に掲げる肢体不自由：①一上肢、一下肢または体幹の機能の著しい障害で、永続するもの。②一上肢のおや指を指骨間関節以上で欠くものまたはひとさし指を含めて一上肢の二指以上をそれぞれ第一指骨間関節以上で欠くもの。③一下肢をリスフラン関節以上で欠くもの。④両下肢のすべての指を欠くもの。⑤一上肢のおや指の機能の著しい障害またはひとさし指を含めて一上肢の三指以上の機能の著しい障害で、永続するもの。⑥1 から 5 までに掲げるもののほか、その程度が 1 から 5 までに掲げる障害の程度以上であると認められる障害</td></tr>
<tr><td>心臓機能障害、腎臓機能障害、呼吸器機能障害、ぼうこう直腸機能障害、小腸機能障害、免疫機能障害、肝臓機能障害</td><td>心臓、腎臓または呼吸器の機能の障害その他政令で定める障害で、永続し、かつ、日常生活が著しい制限を受ける程度であると認められるもの</td></tr>
<tr><td rowspan="3">精神障害者保健福祉手帳</td><td colspan="2">1 級：日常生活の用を弁ずることを不能ならしめる程度</td></tr>
<tr><td colspan="2">2 級：日常生活が著しい制限を受けるか、または日常生活に著しい制限を加えることを必要とする程度</td></tr>
<tr><td colspan="2">3 級：日常生活または社会生活が制限を受けるか、日常生活または社会生活に制限を加えることを必要とする程度</td></tr>
<tr><td rowspan="7">療育手帳（知的障害者・児）</td><td colspan="2">「療育手帳制度について」による重度（A）の基準</td></tr>
<tr><td colspan="2">① 知能指数が概ね 35 以下であって、次のいずれかに該当する者：食事、着脱衣、排便および洗面など日常生活の介助を必要とする。異食、興奮などの問題行動を有する</td></tr>
<tr><td colspan="2">② 知能指数が概ね 50 以下であって、盲、ろうあ、肢体不自由などを有する者</td></tr>
<tr><td rowspan="4">東京都の例</td><td>1 度（最重度）：知能指数（IQ）が概ね 19 以下で、生活全般にわたり常時個別的な援助が必要。たとえば、言葉でのやり取りやごく身近なことについての理解も難しく、意思表示はごく簡単なものに限られる</td></tr>
<tr><td>2 度（重度）：知能指数（IQ）が概ね 20 から 34 で、社会生活をするには、個別的な援助が必要。たとえば、読み書きや計算は不得手だが、単純な会話はできる。生活習慣になっていることであれば、言葉での指示を理解し、ごく身近なことについては、身振りや 2 語文程度の短い言葉で自ら表現することができる。日常生活では、個別的援助を必要とすることが多くなる</td></tr>
<tr><td>3 度（中度）：知能指数（IQ）が概ね 35 から 49 で、何らかの援助のもとに社会生活が可能。たとえば、ごく簡単な読み書き計算はできるが、それを生活場面で実際に使うのは困難。具体的な事柄についての理解や簡単な日常会話はできるが、日常生活では声かけなどの配慮が必要</td></tr>
<tr><td>4 度（軽度）：知能指数（IQ）が概ね 50 から 75 で、簡単な社会生活の決まりに従って行動することが可能。たとえば、日常生活に差し支えない程度に身辺の事柄を理解できるが、新しい事態や時や場所に応じた対応は不十分。また、日常会話はできるが、抽象的な思考が不得手で、こみいった話は難しい</td></tr>
</table>

政令で定めるとあるため、ここではおもに東京都の例（平成 30 年度改正）をあげた。発達障害者が取得できる手帳は、精神障害者保健福祉手帳と療育手帳である。精神障害を含む発達障害の場合は、精神障害者保健福祉手帳の交付対象となる。また、知的障害を含む発達障害である場合は、療育手帳の交付対象となる。

B　その他の障害者にかかわる法律

a.　「発達障害者支援法」

2004（平成 16）年に公布された「発達障害者支援法」では、第 1 条でその目的を、「発達

障害者の心理機能の適正な発達及び円滑な社会生活の促進のために発達障害の症状の発現後できるだけ早期に発達支援を行うとともに、切れ目なく発達障害者の支援を行うことが特に重要であることに鑑み、障害者基本法の基本的な理念にのっとり、発達障害者が基本的人権を享有する個人としての尊厳にふさわしい日常生活又は社会生活を営むことができるよう、発達障害を早期に発見し、発達支援を行うことに関する国及び地方公共団体の責務を明らかにするとともに、学校教育における発達障害者への支援、発達障害者の就労の支援、発達障害者支援センターの指定等について定めることにより、発達障害者の自立及び社会参加のためのその生活全般にわたる支援を図り、もって全ての国民が、障害の有無によって分け隔てられることなく、相互に人格と個性を尊重し合いながら共生する社会の実現に資すること」としている。

また、発達障害の定義として、「自閉症、アスペルガー症候群その他の広汎性発達障害、学習障害、注意欠陥多動性障害その他これに類する脳機能の障害であってその症状が通常低年齢において発現するものとして政令で定めるものをいう」としている。

b. 「身体障害者補助犬法」

2002（平成14）年に公布された「身体障害者補助犬法」の目的は、おもに身体障害者補助犬の育成およびこれを使用する身体障害者の施設などの利用の円滑化を図り、身体障害者の自立および社会参加の促進に寄与することである。「身体障害者補助犬」とは、「盲導犬、介助犬及び聴導犬」（図5.2）を指す。

この法律では、国などが管理する施設や公共交通機関、またホテル、レストラン、デパートなどの不特定多数が利用する施設を、身体障害者が補助犬を同伴して訪れた場合に、これを拒んではならない義務が定められた。ただし、身体障害者補助犬の同伴により、当該施設に著しい損害が発生するおそれがある場合などはこの限りではない。さらに、2008（平成20）年に施行された法律の一部改正により、都道府県・指定都市・中核市は相談窓口を設置すること、また、一定規模以上の民間企業は、勤務する身体障害者が補助犬を使用することを拒んではならないこととなっている。しかし、感染症流行下における病院での補助犬の受け入れも課題となっている。

c. 「高齢者、障害者等の移動等の円滑化の促進に関する法律」

2006（平成18）年に公布された「高齢者、障害者等の移動等の円滑化の促進に関する法

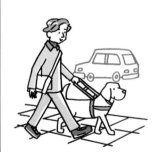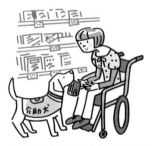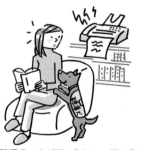

盲導犬：目の見えない人、見えにくい人が街なかを安全に歩けるようにサポートする。障害物を避けたり、立ち止まって曲がり角を教える。ハーネス（胴輪）をつけている。

介助犬：手足に障害のある人の日常生活動作をサポートする。物を拾って渡したり、指示したものを持ってきたり、着脱衣の介助などを行う。「介助犬」の表示をつけている。

聴導犬：音が聞こえない、聞こえにくい人に、生活に必要な音を知らせる。玄関のチャイム音、FAX着信音、乳児の泣き声などを聞き分けて教える。「聴導犬」の表示をつけている。

図5.2　身体障害者補助犬の種類

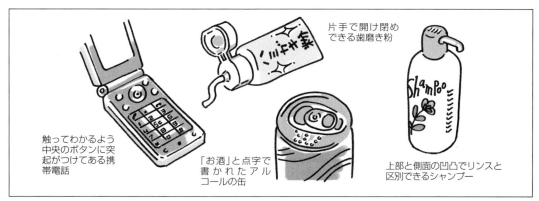

触ってわかるよう
中央のボタンに突
起がつけてある携
帯電話

片手で開け閉め
できる歯磨き粉

「お酒」と点字で
書かれたアル
コールの缶

上部と側面の凹凸でリンスと
区別できるシャンプー

図5.3　ユニバーサルデザインの例

律」(「バリアフリー新法」)のおもな目的は、旅客施設および車両など、道路、路外駐車場、公園施設ならびに建築物の構造および設備を改善するための措置、一定の地区における旅客施設、建築物など、およびこれらの間の経路を構成する道路、駅前広場、通路その他の施設の一体的な整備を推進するための措置、その他の措置を講ずることにより、高齢者、障害者などの移動上および施設の利用上の利便性および安全性の向上の促進を図り、公共の福祉の増進に資することである。このようにバリアフリー新法によって物理的なバリアフリー化が進められるとともに、制度的なバリア(障害を理由とした資格・免許などの付与の制限など)や文化・情報面でのバリア(音声案内、点字、手話通訳、字幕放送、わかりやすい表示の欠如など)、意識上のバリア(心ない言葉や視線、障害者を庇護されるべき存在として捉えることなど)も撤廃に向けた取り組みが推進されている。

　さらに、バリアフリー新法では、あらかじめ、障害の有無、年齢、性別、人種などにかかわらず多様な人々が利用しやすいよう都市や生活環境をデザインするユニバーサルデザインの考え方を踏まえたバリアフリー化を推進していくことが求められている(図5.3)。ユニバーサルデザインについては、「障害者の権利に関する条約」(国連総会にて2006(平成18)年採択)では、「調整又は特別な設計を必要とすることなく、最大限可能な範囲ですべての人が使用することのできる製品、環境、計画及びサービスの設計をいう。なお、ユニバーサルデザインは、特定の障害者の集団のための支援装置が必要な場合には、これを排除するものではない」としている。

d.　「障害を理由とする差別の解消の推進に関する法律」

　2013(平成25)年に公布された「障害を理由とする差別の解消の推進に関する法律」(「障害者差別解消法」)の目的は、「障害者基本法の基本的な理念にのっとり、全ての障害者が、障害者でない者と等しく、基本的人権を享有する個人としてその尊厳が重んぜられ、その尊厳にふさわしい生活を保障される権利を有することを踏まえ、障害を理由とする差別の解消の推進に関する基本的な事項、行政機関等及び事業者における障害を理由とする差別を解消するための措置等を定めることにより、障害を理由とする差別の解消を推進し、もって全ての国民が、障害の有無によって分け隔てられることなく、相互に人格と個性を尊重し合いながら共生する社会の実現に資すること」とされている。

　「障害者差別解消法」では、「不当な差別的取扱い」として、障害があるということだけ

表5.3　行政と民間事業者における「不当な差別的取扱い」と「障害者への合理的配慮」の違い

	不当な差別的取扱い	障害者への合理的配慮
国の行政機関・地方公共団体等	禁止：不当な差別的取扱いが禁止される	法的義務：障害者に対し、合理的配慮を行わなければならない
民間事業者*	禁止：不当な差別的取扱いが禁止される	法的義務：障害者に対し、合理的配慮を行わなければならない

＊民間事業者には、個人事業者、NPO などの非営利事業者も含まれる。
[内閣府、障害者差別解消法リーフレット]

で、正当な理由なく、サービスの提供を拒否したり、制限したり、条件を付けたりするような行為を禁止している。たとえば、スポーツクラブに入会できないこと、アパートを貸してもらえないこと、車椅子の利用者という理由で店に入れないことなどは、障害のない人と異なる扱いを受けているので、「不当な差別的取扱い」であると考えられる。ただし、ほかに方法がない場合などは、「不当な差別的取扱い」にならないこともある（表5.3）。また、障害者の側から何らかの配慮を求める意思の表明があった場合には、負担になりすぎない範囲で、社会的障壁を取り除くために必要で「合理的な配慮」を行うことが求められる。合理的配慮の例としては、車椅子の利用者が乗り物に乗るときに手助けをすることや、窓口で障害者の障害の特性に応じたコミュニケーション手段（筆談、読み上げなど）で対応することなどがあげられる。こうした配慮を行わないことで、障害者の権利利益が侵害される場合には、差別にあたるとしている。また、差別を解消するための支援措置として、①紛争解決・相談、②地域における連携、③啓発活動、④情報収集などの措置が設けられている。なお、2021（令和3）年の改正では、改正前は民間事業者の障害者への合理的配慮を提供することについては、努力義務とされていたものが、社会的障壁によって生じる機会の不平等を是正するため法的義務へと改められた。さらに、国および地方公共団体の連携協力の責務の追加や障害を理由とする差別を解消するための支援措置の強化などが盛り込まれている。

e.　「国等による障害者就労施設等からの物品等の調達の推進等に関する法律」

　　　2012（平成24）年に公布された「国等による障害者就労施設等からの物品等の調達の推進等に関する法律」（「障害者優先調達推進法」）のおもな目的は、国や地方公共団体、独立法人などの公的機関が、物品やサービスを調達する際、障害者就労施設などから優先的に物品を購入することにより、障害者就労施設で就労する障害者や在宅で就業する障害者の自立の促進を図ることである。「障害者優先調達推進法」では、国や地方公共団体などは、障害福祉サービス事業所や障害者を多数雇用している企業から優先的に物品・サービスを購入する努力義務を課している。

5.3 「障害者の日常生活及び社会生活を総合的に支援するための法律」

A 「障害者総合支援法」の背景および目的

　　　わが国において、障害者の福祉サービスは、行政がサービスの内容と施設や事業者を決定する「措置制度」が中心であった。しかし、2003（平成15）年には社会福祉基礎構造

改革の一つとして「支援費制度」が実施され、障害者が施設や事業者と直接契約しサービスを利用して、その費用を市町村が支給するというものとなった。支援費制度は、従来の福祉政策を大きく転換させたといえる。

　しかし、支援費制度の導入により、新たな利用者の急増に伴うサービス費用の増大、サービス量などの決定に関する全国共通のルールがなかったことによるサービス水準に関する自治体間の大きな格差、精神障害のある者が支援費制度の対象となっていないなどの障害種別間の格差といった課題があがることとなった。

　以上のような支援費制度の課題を解決し、サービス内容を整えるために、2005（平成17）年に「障害者自立支援法」が公布され、2006（平成18）年4月より段階的に施行された。さまざまな課題が残り、さらなる検討が行われ、改めて2013（平成25）年4月から「障害者の日常生活及び社会生活を総合的に支援するための法律」（「障害者総合支援法」）が施行されている。なお、2016（平成28）年の改正では、①重度訪問介護の訪問先の拡大、②就労定着支援の創設、③自立生活援助の創設、④指定事務受託法人制度の創設、⑤国民健康保険団体連合会への給付費の審査の委託、⑥補装具費の支給範囲の拡大、⑦高額障害福祉サービス等給付費の支給対象の拡大、⑧サービス提供者の情報公表制度の創設が盛り込まれた。

　「障害者総合支援法」の目的は、第1条に規定され、「障害者基本法の基本的な理念にのっとり、身体障害者福祉法、知的障害者福祉法、精神保健及び精神障害者福祉に関する法律、児童福祉法その他障害者及び障害児の福祉に関する法律と相まって、障害者及び障害児が基本的人権を享有する個人としての尊厳にふさわしい日常生活又は社会生活を営むことができるよう、必要な障害福祉サービスに係る給付、地域生活支援事業その他の支援を総合的に行い、もって障害者及び障害児の福祉の増進を図るとともに、障害の有無にかかわらず国民が相互に人格と個性を尊重し安心して暮らすことのできる地域社会の実現に寄与すること」とされている。

B 「障害者総合支援法」の内容

　「障害者自立支援法」により、従来各々の障害種別ごと（身体障害・知的障害・精神障害）の法律によって決められていたサービスが、障害種別を問わない共通のサービスを共通の制度により受けることが可能となった。「障害者総合支援法」においてもサービス体系（図5.4）の大きな変更はなく、「障害者自立支援法」の枠組みは踏襲されている。

　「障害者総合支援法」のポイントとしては、①障害者施策（3障害）の一元化、②利用者本位のサービス体系、③就労支援の強化、④支給決定の透明化・明確化、加えて、⑤障害福祉計画によるサービスの確保、⑥児童福祉法による給付の一本化、などもあげられる。なお、「障害者自立支援法」からの改正点として、障害者の範囲における難病などの追加、障害支援区分の創設、重度訪問介護の対象拡大、共同生活介護（ケアホーム）の共同生活援助（グループホーム）への一元化などが実施されることとなった。

　「障害者総合支援法」に定められるサービスの体系は、自立支援給付と地域生活支援事業に大きく分けられる。自立支援給付とは、在宅や通所、入所施設サービスなど個別に障害者に支給されるサービスのことであり、介護給付、訓練等給付、自立支援医療、補装具などがある。この中で障害福祉サービスの大きな役割を担うのが介護給付と訓練等

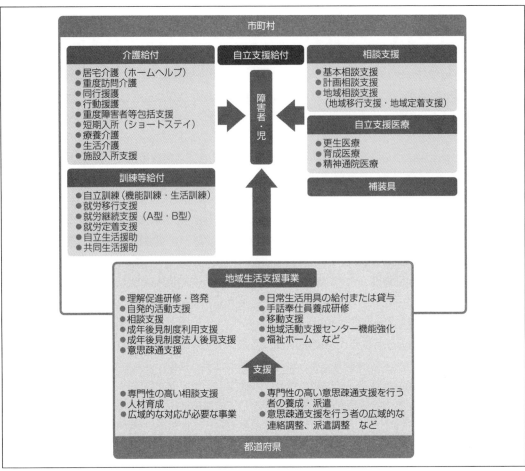

図 5.4 「障害者総合支援法」におけるサービス体系と実施体制

給付である（図 5.4 参照、表 5.4）。また、地域生活支援事業とは、市町村が障害者の状況やそれを取り巻く地域の環境に応じて、柔軟な支援を実施するサービスのことである。地域生活支援事業のサービス内容は、相談支援、意思疎通支援、日常生活用具の給付または貸与、移動支援、地域活動支援センター、福祉ホームなどがある。

　なお、障害者の雇用については、「障害者の雇用の促進等に関する法律」（一般企業等への就労支援）において、一定規模の企業や官公庁には一定割合の雇用が求められている。

C 福祉的就労支援

　「障害者総合支援法」に基づく福祉的就労支援として、①就労移行支援事業、②就労継続支援（A 型・B 型）事業、③就労定着支援事業がある。

　①の就労移行支援事業は、一般企業等への就労が見込まれる障害者に対して、生産活動、職場体験などの機会の提供や就労に必要な知識および能力の向上のために必要な訓練、求職活動に関する支援、適性に応じた職場の開拓などを行う事業である。

　②の就労継続支援事業は、一般企業への就労が困難な障害者に対して、就労および生産する機会を提供する事業である。就労継続支援事業には、支援があれば相当程度の就

表 5.4　福祉サービスにかかわる自立支援給付などの体系

<table>
<tr><td rowspan="9">介護給付</td><td>居宅介護（ホームヘルプ）</td><td>自宅で、入浴、排せつ、食事の介護などを行う</td></tr>
<tr><td>重度訪問介護</td><td>重度の肢体不自由者または重度の知的障害もしくは精神障害により、行動上著しい困難を有する人で常に介護を必要とする人に、自宅で、入浴、排せつ、食事の介護、外出時における移動支援などを総合的に行う</td></tr>
<tr><td>同行援護</td><td>視覚障害により、移動に著しい困難を有する人に、移動に必要な情報の提供（代筆・代読を含む）、移動の援護などの外出支援を行う</td></tr>
<tr><td>行動援護</td><td>自己判断能力が制限されている人が行動するときに、危険を回避するために必要な支援、外出支援を行う</td></tr>
<tr><td>重度障害者等包括支援</td><td>介護の必要性がとても高い人に、居宅介護など複数のサービスを包括的に行う</td></tr>
<tr><td>短期入所（ショートステイ）</td><td>自宅で介護する人が病気の場合などに、短期間、夜間も含め施設で、入浴、排せつ、食事の介護などを行う</td></tr>
<tr><td>療養介護</td><td>医療と常時介護を必要とする人に、医療機関で機能訓練、療養上の管理、看護、介護および日常生活の世話を行う</td></tr>
<tr><td>生活介護</td><td>常に介護を必要とする人に、昼間、入浴、排せつ、食事の介護などを行うとともに、創作的活動または生産活動の機会を提供する</td></tr>
<tr><td>障害者支援施設での夜間ケアなど（施設入所支援）</td><td>施設に入所する人に、夜間や休日、入浴、排せつ、食事の介護などを行う</td></tr>
<tr><td rowspan="6">訓練等給付</td><td>自立生活援助</td><td>一人暮らしに必要な理解力・生活力などを補うため、定期的な居宅訪問や随時の対応により日常生活における課題を把握し、必要な支援を行う</td></tr>
<tr><td>共同生活援助（グループホーム）</td><td>共同生活を行う住居で、相談や日常生活上の援助を行う。また、入浴、排せつ、食事の介護などの必要性が認定されている人には介護サービスも提供する。さらに、グループホームを退居し、一般住宅などへの移行を目指す人のためにサテライト型住居＊がある</td></tr>
<tr><td>自立訓練</td><td>自立した日常生活または社会生活ができるよう、一定期間、身体機能または生活能力の向上のために必要な訓練を行う。機能訓練と生活訓練がある</td></tr>
<tr><td>就労移行支援</td><td>一般企業などへの就労を希望する人に、一定期間、就労に必要な知識および能力の向上のために必要な訓練を行う</td></tr>
<tr><td>就労継続支援（A型＝雇用型、B型＝非雇用型）</td><td>一般企業などでの就労が困難な人に、働く場を提供するとともに、知識および能力の向上のために必要な訓練を行う。雇用契約を結ぶA型と、結ばないB型がある</td></tr>
<tr><td>就労定着支援</td><td>一般就労へ移行した人に、就労に伴う生活面の課題に対応するための支援を行う</td></tr>
<tr><td rowspan="3">地域生活支援事業</td><td>移動支援</td><td>円滑に外出できるよう、移動を支援する</td></tr>
<tr><td>地域活動支援センター</td><td>創作的活動または生産活動の機会の提供、社会との交流を行う施設</td></tr>
<tr><td>福祉ホーム</td><td>住居を必要としている人に、低額な料金で、居室などを提供するとともに、日常生活に必要な支援を行う</td></tr>
</table>

＊早期に単身などでの生活が可能であると認められる人の利用を基本とする。
日中活動と住まいの場の組み合わせは、入所施設のサービスを昼のサービス（日中活動事業）と夜のサービス（居住支援事業）に分けることにより、サービスの組み合わせを選択できる。また、事業を利用する際には、利用者一人ひとりの個別支援計画が作成され、利用目的にかなったサービスが提供される。日中活動の場は、療養介護、生活介護、自立訓練、就労移行支援、就労継続支援、地域活動支援センターがあり、1つまたは複数選択できる。療養介護は、医療機関への入院とあわせて実施される。住まいの場は、障害者支援施設の施設入所支援、居住支援（ケアホーム、グループホーム、福祉ホーム）がある。
［資料：厚生労働省ホームページ］

労能力を有する者に対して、雇用契約に基づく就労の機会を提供する就労継続支援A型事業と、雇用契約に基づく就労が困難な者に対して、就労の機会を提供する就労継続支援B型事業の2つの枠組みがある。

　③の就労定着支援事業は、就労移行支援事業等の利用を経て、一般企業等への就労へ移行した障害者で、就労に伴い生じる生活面の課題に対応するため創設された。障害者が雇用された企業で就労の継続を図るため、雇用した事業所や医療機関への連絡調整、指導、助言などを一定の期間にわたり行う事業である。

「障害者総合支援法」では、支給手続きに際して障害者の心身の状態を総合的に把握して必要なサービスを判定し、支給決定のプロセスの透明性を図ることをねらいとして、障害支援区分(2014(平成26)年4月「障害程度区分」から「障害支援区分」に変更)を導入している。また、さまざまなサービスの組み合わせを選択し、必要に応じて計画的に利用するためにケアマネジメントを制度化している(図5.5)。

障害福祉サービスの利用手続きの流れを以下に記す。

①サービスの利用を希望する人は、市町村の窓口に申請し障害支援区分の認定を受ける。

②市町村は、サービスの利用を申請した者(利用者)に、「指定特定相談支援事業者」が作成する「サービス等利用計画案」の提出を求める。利用者は「サービス等利用計画案」を「指定特定相談支援事業者」で作成し、市町村に提出する。

③市町村は、提出された計画案や勘案すべき事項を踏まえ、支給決定する。

④「指定特定相談支援事業者」は、支給決定された後にサービス担当者会議を開催する。

⑤サービス提供事業所等との連絡調整を行い、実際に利用する「サービス等利用計画」を作成する。

⑥利用者はサービス提供事業所と契約を結び、サービス利用が開始される。

障害支援区分とは、障害の多様な特性や心身の状態に応じて必要とされる標準的な支援の度合いを表す6段階の区分(区分1〜6：区分6のほうが必要とされる支援の度合いが高い)である。必要とされる支援の度合いに応じて適切なサービスが利用できるように導入さ

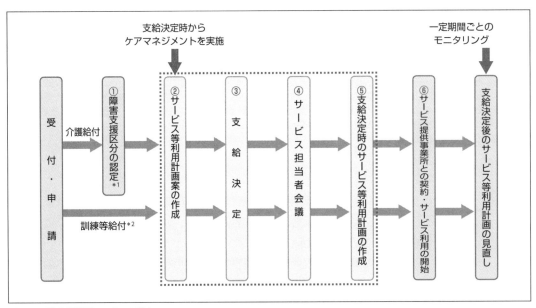

図5.5 障害福祉サービスの流れ
*1 同行援護の利用申請の場合：障害支援区分の調査に加えて同行援護アセスメント票によるアセスメントを行う。ただし、身体介護を伴わない場合は、心身の状況に関するアセスメント、障害支援区分の一次判定、二次判定（審査会）および障害支援区分の認定は行わないものとする。
*2 共同生活援助の利用申請のうち、一定の場合は障害支援区分の認定が必要。

表 5.5　障害支援区分の調査項目

移動や動作等に関連する項目	8 金銭の管理	6 同じ話をする	29 意欲が乏しい
1 寝返り	9 電話等の利用	7 大声・奇声を出す	30 話がまとまらない
2 起き上がり	10 日常の意思決定	8 支援の拒否	31 集中力が続かない
3 座位保持	11 危険の認識	9 徘徊	32 自己の過大評価
4 移乗	12 調理	10 落ち着きがない	33 集団への不適応
5 立ち上がり	13 掃除	11 外出して戻れない	34 多飲水・過飲水
6 両足での立位保持	14 洗濯	12 1人で出たがる	**特別な医療に関連する項目**
7 片足での立位保持	15 買い物	13 収集癖	1 点滴の管理
8 歩行	16 交通手段の利用	14 物や衣類を壊す	2 中心静脈栄養
9 移動	**意思疎通等に関連する項目**	15 不潔行為	3 透析
10 衣服の着脱	1 視力	16 異食行動	4 ストーマの処置
11 じょくそう	2 聴力	17 ひどい物忘れ	5 酸素療法
12 えん下	3 コミュニケーション	18 こだわり	6 レスピレーター
身の回りの世話や日常生活等に関連する項目	4 説明の理解	19 多動・行動停止	7 気管切開の処置
	5 読み書き	20 不安定な行動	8 疼痛の看護
1 食事	6 感覚過敏・感覚鈍麻	21 自らを傷つける行為	9 経管栄養
2 口腔清潔	**行動障害に関連する項目**	22 他人を傷つける行為	10 モニター測定
3 入浴	1 被害的・拒否的	23 不適切な行為	11 じょくそうの処置
4 排尿	2 作話	24 突発的な行動	12 カテーテル
5 排便	3 感情が不安定	25 過食・反すう等	
6 健康・栄養管理	4 昼夜逆転	26 そう鬱状態	
7 薬の管理	5 暴言暴行	27 反復的行動	
		28 対人面の不安緊張	

れている。調査項目は、①移動や動作等に関連する項目、②身の回りの世話や日常生活等に関連する項目、③意思疎通等に関連する項目、④行動障害に関連する項目、⑤特別な医療に関連する項目で、あわせて 80 項目となっており（表5.5）、各市町村に設置される審査会において、この調査結果や医師の意見書の内容を総合的に勘案した審査判定が行われ、その結果を踏まえて市町村が認定する。

　なお、サービス等利用計画の作成は、2015（平成27）年度より必須となっている。

E　「障害者総合支援法」とチームアプローチ

　障害者のニーズに基づいたサービスを提供するためには、相談支援、ケアマネジメントにより障害者に対して多くの専門職と多機関が連携をとりながら、支援体制を整備し、チームアプローチの視点をもつことが必要不可欠である。

　「障害者総合支援法」において相談支援は、①基本相談支援、②計画相談支援、③地域相談支援の3つに分類されており、相談支援専門員が中心となって各種相談に対応している。

　基本相談支援とは、すべての相談支援業務の共通する基本となるものであり、障害者や家族からの相談に応じ、必要な情報の提供および助言を行う。そして、市町村および障害福祉サービス事業者などとの連絡調整を行う。

　計画相談支援とは、市町村長が指定する特定相談支援事業者が実施するもので、「サービス利用支援（初回の計画作成）」と「継続サービス利用支援（更新時の計画作成）」がある。サービス利用支援では、相談支援専門員はケアマネジメントのプロセスに沿ってサービス利用の意向と同意のもとにアセスメントを行い、サービス等利用計画を作成し支援を実施する。継続サービス利用支援では、一定期間ごとにサービス等利用計画が適切か否かモ

ニタリングを行い、サービス等利用計画の見直し、変更等を実施する。

　地域相談支援とは、都道府県、指定都市、中核市が指定する一般相談支援事業者が実施するもので、「地域移行支援」と「地域定着支援」がある。地域移行支援では、障害者支援施設、精神科病院等に入所・入院している者が地域生活に移行するための活動に関する相談、サービス等を提供する。地域定着支援では、地域での暮らしを継続することを目的に、居宅において単身等の状況で生活する者について、常時の連絡体制を確保し、緊急の事態等に相談、サービス等を提供する。

　「障害者総合支援法」に基づく相談支援の充実に向けた市町村における取り組みの一つとして、基幹相談支援センターがあり、相談支援の機能強化と地域の中核的な役割を担う拠点機関として期待されている。基幹相談支援センターのおもな役割としては、①3障害（知的・身体・精神）等の障害のニーズに応じた総合的・専門的な相談支援の実施、②地域の相談支援事業者間の連携を調整、専門的指導や人材育成のサポート、③地域移行・地域定着の促進の取り組み、④虐待の防止・権利擁護・成年後見制度の利用支援などがある。

　基幹相談支援センターでは、相談支援に必要な研修を受講した専門的な知見と経験のある主任相談支援専門員や社会福祉士、精神保健福祉士、保健師などの資格を有する職員を配置することにより、センター機能の充実が図られている（図5.6）。

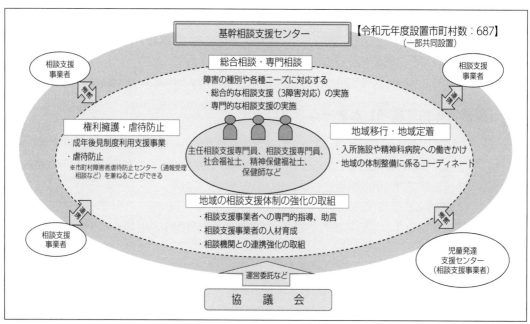

図5.6　基幹相談支援センターのイメージ
基幹相談支援センターは、地域の相談支援の拠点として総合的な相談業務（身体障害・知的障害・精神障害）および成年後見制度利用支援事業を実施し、地域の実情に応じて業務を行う。
2012（平成24）年度予算において、地域生活支援事業費補助金により、基幹相談支援センターの機能強化を図るための、①専門的職員の配置、②地域移行・地域定着の取組、③地域の相談支援体制の強化の取組に係る事業費について、国庫補助対象とした。
また、社会福祉施設等施設整備費補助金等により、施設整備費について国庫補助対象とした。
［厚生労働省、令和元年度全国厚生労働関係部局長会議資料説明資料1 障害保健福祉部］

　2013(平成25)年4月に施行された「障害者総合支援法」は、施行後3年を目途として見直しを行うことが定められた。これを踏まえて2016(平成28)年5月には、「障害者の日常生活及び社会生活を総合的に支援するための法律及び児童福祉法の一部を改正する法律」(「障害者総合支援法等改正法」)が国会で可決成立した。

　「障害者総合支援法等改正法」では、①障害者の望む地域生活の支援、②障害児支援のニーズの多様化へのきめ細かな対応、③サービスの質の確保・向上に向けた環境整備を3つの大きな柱として改正がなされ、2018(平成30)年4月1日に施行された(表5.6)。

　なお、「障害者総合支援法等改正法」において、新たに「共生型サービス」が創設され、障害者が65歳以上になっても使い慣れた事業所においてサービスを利用しやすくする、地域の実状に合わせて人材を有効活用するという観点から、ホームヘルプサービス、デイサービス、ショートステイなどについて、高齢者や障害者・児がともに利用できる共生型サービスが、介護保険と障害福祉の相互に位置づけられることになった(表5.7)。

表5.6　「障害者総合支援法等改正法」の概要

趣旨	障害者が自らの望む地域生活を営むことができるよう、「生活」と「就労」に対する支援の一層の充実や高齢障害者による介護保険サービスの円滑な利用を促進するための見直しを行うとともに、障害児支援のニーズの多様化にきめ細かく対応するための支援の拡充を図るほか、サービスの質の確保・向上を図るための環境整備等を行う	
概要	1. 障害者の望む地域生活の支援	(1) 施設入所支援や共同生活援助を利用していた者等を対象として、定期的な巡回訪問や随時の対応により、円滑な地域生活に向けた相談・助言等を行うサービスを新設する（自立生活援助） (2) 就業に伴う生活面の課題に対応できるよう、事業所・家族との連絡調整等の支援を行うサービスを新設する（就労定着支援） (3) 重度訪問介護について、医療機関への入院時も一定の支援を可能とする (4) 65歳に至るまで相当の長期間にわたり障害福祉サービスを利用してきた低所得の高齢障害者が引き続き障害福祉サービスに相当する介護保険サービスを利用する場合に、障害者の所得の状況や障害の程度を勘案し、当該介護保険サービスの利用者負担を障害福祉制度により軽減（償還）できる仕組みを設ける
	2. 障害児支援のニーズの多様化へのきめ細かな対応	(1) 重度の障害等により外出が著しく困難な障害児に対し、居宅を訪問して発達支援を提供するサービスを新設する (2) 保育所等の障害児に発達支援を提供する保育所等訪問支援について、乳児院・児童養護施設の障害児に対象を拡大する (3) 医療的ケアを要する障害児が適切な支援を受けられるよう、自治体において保健・医療・福祉等の連携促進に努めるものとする (4) 障害児のサービスに係る提供体制の計画的な構築を推進するため、自治体において障害児福祉計画を策定するものとする
	3. サービスの質の確保・向上に向けた環境整備	(1) 補装具費について、成長に伴い短期間で取り替える必要のある障害児の場合等に貸与の活用も可能とする (2) 都道府県がサービス事業所の事業内容等の情報を公表する制度を設けるとともに、自治体の事務の効率化を図るため、所要の規定を整備する

[資料：厚生労働省、平成29年版厚生労働白書]

表 5.7　共生型サービスの対象サービス

種類	介護保険サービス		障害福祉サービスなど
ホームヘルプサービス	訪問介護	⇔	居宅介護 重度訪問介護
デイサービス	通所介護 （地域密着型を含む）	⇔	生活介護 自立訓練（機能訓練・生活訓練） 児童発達支援 放課後等デイサービス
	療養通所介護	⇔	生活介護 児童発達支援 放課後等デイサービス
ショートステイ	短期入所生活介護 （介護予防を含む）	⇔	短期入所
「通い・訪問・泊まり」といったサービスの組み合わせを一体的に提供するサービス*	（看護）小規模多機能型居宅介護 （予防を含む）		生活介護 自立訓練（機能訓練・生活訓練） 児童発達支援
	●通い	→	放課後等デイサービス
	●泊まり	→	短期入所
	●訪問	→	居宅介護 重度訪問介護

＊障害福祉サービスには介護保険の小規模多機能型居宅介護と同様のサービスはないが、障害福祉制度の現行の基準該当の仕組みにおいて、障害児者が（看護）小規模多機能型居宅介護に通ってサービスを受けた場合などに、障害福祉の給付対象となっている。
［第142回社会保障審議会介護給付費分科会資料4（平成29年7月5日）］

G　障害福祉計画および障害児福祉計画の策定

　　障害福祉計画は、「障害者総合支援法」に基づき、厚生労働大臣の定めた基本指針に即して、都道府県や市町村が障害者を対象とした相談やサービス提供の体制整備について3年ごとに計画を策定することとされている。また、「障害者総合支援法等改正法」により、障害児支援の提供体制を確保するため、2018（平成30）年度から新たに障害児福祉計画を定めるものとされた。

　　第6期障害福祉計画および第1期障害児福祉計画（2021（令和3）年度から2023（令和5）年度まで）では、計画作成するうえでの基本指針見直しのおもなポイントとしては、①地域における生活の維持および継続の推進、②福祉施設から一般就労への移行、③「地域共生社会」の実現に向けた取り組み、④精神障害にも対応した地域包括ケアシステムの構築、⑤発達障害者支援のいっそうの充実、⑥障害児通所支援等の地域支援体制の整備、⑦障害者による文化芸術活動の推進、⑧障害福祉サービス等の質の向上、⑨障害福祉人材の確保などがあげられる。

5.4 障害者虐待

　虐待は、家庭、各種福祉施設、学校、医療機関、職場などで頻発しており、多くは家庭内や施設内などの密室で行われるため、外からは発見されにくい。障害者虐待の場合は、虐待を受けたことの認識がないこと、被害を訴えることが困難であるケースが多く、虐待が表面化しにくいという特徴がみられる。

　以上のように虐待に有効に対抗することが困難な障害者の権利と利益を守るため、さらには養護者の支援のため、「障害者虐待の防止、障害者の養護者に対する支援等に関する法律」（「障害者虐待防止法」）が 2011（平成 23）年に制定された。「障害者虐待防止法」の目的は、第 1 条に規定され、「障害者に対する虐待が障害者の尊厳を害するものであり、障害者の自立及び社会参加にとって障害者に対する虐待を防止することが極めて重要であること等に鑑み、障害者に対する虐待の禁止、障害者虐待の予防及び早期発見その他の障害者虐待の防止等に関する国等の責務、障害者虐待を受けた障害者に対する保護及び自立の支援のための措置、養護者の負担の軽減を図ること等の養護者に対する養護者による障害者虐待の防止に資する支援（以下「養護者に対する支援」という。）のための措置等を定めることにより、障害者虐待の防止、養護者に対する支援等に関する施策を促進し、もって障害者の権利利益の擁護に資すること」としている。

　「障害者虐待防止法」では、「養護者」「障害者福祉施設従事者等」「使用者」による虐待を特に障害者虐待と定めている。「養護者」とは、障害者の身辺の世話や身体介助、金銭の管理などを行っている障害者の家族、親族、同居人などのことである。「障害者福祉施設従事者等」とは、「障害者総合支援法」などに規定する「障害者福祉施設（障害者支援施設・のぞみの園）」または「障害福祉サービス事業等（障害福祉サービス事業、一般相談支援事業、特定相談支援事業、移動支援事業、地域活動支援センター、福祉ホーム）」に係る業務に従事する者のことである。「使用者」とは、障害者を雇用する事業主または事業の経営担当者その他その事業の労働者に関する事項について事業主のために行為をする者のことである。厚生労働省が発表した「令和 2 年度都道府県・市町村における障害者虐待事例への対応状況等（調査結果）」によると、「養護者」「障害者福祉施設従事者等」「使用者」による虐待と判断された件数の合計は 2,801 件と、2019（令和元）年度の 2,737 件から増加している。

　障害者虐待の種別は、基本的には高齢者の虐待の 5 類型（「第 6 章 高齢者福祉」を参照）と共通するが、障害者の特性に応じて部分的に変化している（表 5.8）。

　障害者虐待に関する相談窓口としては、市町村障害者虐待防止センターと都道府県障害者権利擁護センターが各地方自治体に設置され、市町村障害者虐待防止センターは、障害者虐待に関する疑問や悩みの相談、障害者虐待を発見した人からの通報、虐待を受けている障害者本人からの届出を電話や窓口などで受け付けている。都道府県障害者権利擁護センターは、市町村と連携し、市町村が行う障害者虐待対応についての連絡調整、情報提供、助言を行っている。また、職場で発生した障害者虐待については、市町村障害者虐待防止センターとともに通報や届出を受け付け、市町村と連携して通報内容の事実確認や障害者の安全確認を行っている。

表 5.8　障害者虐待の種類と具体例

虐待の種類	内容と具体的な例
身体的虐待	暴力や体罰によって身体に傷やあざ、痛みを与える行為。身体を縛りつけたり、過剰な投薬によって身体の動きを抑制する行為 【具体的な例】・平手打ちする・殴る・蹴る・壁に叩きつける・つねる・無理やり食べ物や飲み物を口に入れる・やけど・打撲させる・身体拘束（柱や椅子やベッドに縛り付ける、医療的必要性に基づかない投薬によって動きを抑制する、ミトンやつなぎ服を着せる、部屋に閉じ込める、施設側の管理の都合で睡眠薬を服用させるなど）
性的虐待	性的な行為やその強要（表面上は同意しているように見えても、本心からの同意かどうかを見極める必要がある） 【具体的な例】・性交・性器への接触・性的行為を強要する・裸にする・キスする・本人の前でわいせつな言葉を発する・または会話する・わいせつな映像を見せる・更衣やトイレなどの場面をのぞいたり映像や画像を撮影する
心理的虐待	脅し、侮辱などの言葉や態度、無視、嫌がらせなどによって精神的に苦痛を与えること 【具体的な例】・「バカ」「あほ」など障害者を侮辱する言葉を浴びせる・怒鳴る・ののしる・悪口を言う・仲間に入れない・子ども扱いする・人格をおとしめるような扱いをする・話しかけているのに意図的に無視する
放棄・放置	食事や排泄、入浴、洗濯など身辺の世話や介助をしない、必要な福祉サービスや医療や教育を受けさせない、などによって障害者の生活環境や身体・精神的状態を悪化、または不当に保持しないこと 【具体的な例】・食事や水分を十分に与えない・食事の著しい偏りによって栄養状態が悪化している・あまり入浴させない・汚れた服を着させ続ける・排泄の介助をしない・髪や爪が伸び放題・室内の掃除をしない・ごみを放置したままにしてあるなど劣悪な住環境の中で生活させる・病気やけがをしても受診させない・学校に行かせない・必要な福祉サービスを受けさせない・制限する・同居人による身体的虐待や性的虐待、心理的虐待を放置する
経済的虐待	本人の同意なしに（あるいはだますなどして）財産や年金、賃金を使ったり勝手に運用し、本人が希望する金銭の使用を理由なく制限すること 【具体的な例】・年金や賃金を渡さない・本人の同意なしに財産や預貯金を処分、運用する・日常生活に必要な金銭を渡さない、使わせない・本人の同意なしに年金などを管理して渡さない

［資料：NPO 法人 PandA-J「障害者虐待防止マニュアル」、厚生労働省社会・援護局、障害者福祉施設等における障害者虐待の防止と対応の手引き、p.7（2015）］

第6章 高齢者福祉

「老人福祉法」（1963（昭和38）年）では老人（高齢者）の年齢に関する定義は定めていないが、わが国では一般的には65歳以上を指すことが多い。わが国の高齢化率（65歳以上人口が総人口に占める割合）は上昇を続け、1950（昭和25）年に4.9％だったものが、2005（平成17）年には20％を超え、2021（令和3）年には29.1％となった。実に約3割近くが65歳以上の高齢者となっている。高齢化は今後も進み、要介護高齢者や認知症高齢者の増加に伴い、高齢者の福祉ニーズは増大し、多様化・高度化する傾向にある。

ここでは、以上のような高齢者の現状を理解したうえで、高齢者を支援する制度・政策を概観し、課題を見極め、そのあり方を整理する。

6.1 高齢者を取り巻く状況

高齢者を取り巻く状況として、①平均寿命が延びて高齢者の数が増えること、②高齢者が増えて死亡数が増える一方で、出生数が減少して総人口数が減っていること、③後期高齢者の増加が著しいことなどがある。

A 日本の高齢化と少子化

日本人の平均寿命は、第二次世界大戦前の第6回生命表によると、男46.92年、女49.63年であった。戦直後の1947（昭和22）年の第8回生命表では、男50.06年、女53.96年と、男女ともに50年程度であったが、その後大幅に延び、2021（令和3）年には、男81.47年、女87.57年となっている（表6.1）。人生50年から80年、90年になろうとしており、第二、第三の人生を計画する必要がある。4章にもあるように、少子化により人口が減少傾向にあることがおもな高齢化の要因である。

B 日本の高齢化の現状

わが国の高齢化率は、1970（昭和45）年に、「高齢化社会」といわれる水準の7％を超え、1994（平成6）年には14％（「高齢社会」と称される水準）に達した。さらに、2007（平成19）年には3倍を超えて21.5％となり、2021（令和3）年28.9％と、「超高齢社会」を迎えている。「令和4年版高齢社会白書」によると、2020年に「第一次ベビーブーム世代（団塊の世代）」が高齢期に入り、2025年には後期高齢者となり、今後も高齢化は進行する。高齢化率は、2036年33.3％、2065年38.4％となり、高齢者人口も2021（令和3）年

表 6.1　平均寿命・高齢化率・合計特殊出生率の推移

年	平均寿命(年)		高齢化率(%)	合計特殊出生率
	男	女		
1947（昭和 22）	50.06	53.96	4.8	4.54
1950（昭和 25）	58.00	61.50	4.9	3.65
1960（昭和 35）	65.32	70.19	5.7	2.00
1970（昭和 45）	69.31	74.66	7.1	2.13
1980（昭和 55）	73.35	78.76	9.1	1.75
1990（平成 2）	75.92	81.90	12.0	1.54
2000（平成 12）	77.72	84.60	17.4	1.36
2010（平成 22）	79.55	86.30	23.0	1.39
2017（平成 29）	81.09	87.26	27.7	1.43
2020（令和 2）	81.56	87.71	28.8	1.34
2021（令和 3）	81.47	87.57	28.9	1.30

［資料：人口動態統計、人口統計資料集］

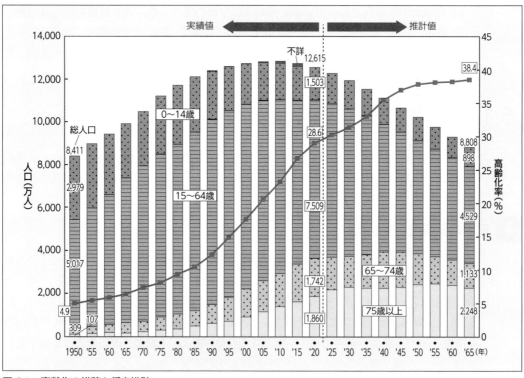

図 6.1　高齢化の推移と将来推計
［令和 4 年版高齢社会白書］

　　　現在の 3,621 万人から 2025 年には 3,347 万人に達すると推計されている（図 6.1）。
　　さらに、総人口に占める 75 歳以上の後期高齢者の割合も急激に上昇しており、
2000（平成 12）年 7.1 ％、2021（令和 3）年 14.9 ％であり、2030 年には 19 ％、2065 年
には 25.5 ％に達すると推計され、未曽有の超高齢社会を迎えることになる。この後期
高齢者の人口は、2021（令和 3）年現在で、老年人口全体の 51.6 ％と 5 割超を占めている。

日本の高齢化はこの40年間に急速に進んだといえる。

C 日本の高齢化の水準

　わが国の高齢化率は、2010（平成22）年に23.0％であったが、2021（令和3）年には28.9％に上昇している。国際的には、ドイツ21.7％、フランス20.8％、英国18.7％である（表6.2）。高齢化の速度についても、「高齢化社会（高齢化率7％）」から「高齢社会（高齢化率14％）」になるのに要した年数をみると、フランス126年、スウェーデン85年、米国72年、英国46年、ドイツ40年と比較すると、日本は24年であり、先進国と比較すると非常に速い（表6.2）。一方、韓国18年、シンガポール17年とアジア諸国の一部の国は日本を上回るスピードで高齢化が進んでいる。また、開発途上地域においても高齢化の進展が予測され、高齢化による労働力人口の減少や医療・介護および経済的保障などの社会保障関連の問題は、世界的な喫緊の課題である。

表6.2　人口高齢化速度と合計特殊出生率の国際比較

国名	高齢化率の到達年		所要年数	男女平均寿命 （2019）	高齢化率 （2020）	合計特殊 出生率（2020）
	7％	14％				
日本	1970年	1994年	24年	84.3年	28.8%	1.33
米国	1942年	2014年	72年	78.5年	16.6%	1.64
英国	1929年	1975年	46年	81.4年	18.7%	1.58
ドイツ	1932年	1972年	40年	81.7年	21.7%	1.53
フランス	1864年	1990年	126年	82.5年	20.8%	1.82
スウェーデン	1887年	1972年	85年	82.4年	20.3%	1.64
中国	2002年	2025年	23年（推計）	77.4年	12.0%	――
韓国	2000年	2018年	18年	83.3年	15.8%	0.84
シンガポール	2004年	2021年	17年	83.2年	13.4%	1.10

［男女平均寿命：WHO、World Health Statistics 2022、合計特殊出生率：令和4年版少子化社会対策白書、それ以外：令和4年版高齢社会白書］

D 高齢者の生活

　「2021年国民生活基礎調査」による65歳以上の者のいる世帯数は、2,580万9千世帯であり、全世帯の49.7％を占め、増加傾向にある。65歳以上の者のいる世帯の世帯構造は、夫婦のみの世帯32.0％、単独世帯28.8％、親と未婚の子のみの世帯20.5％、3世代世帯9.3％、その他の世帯9.5％である（図6.2）。今後、3世代世帯の割合が減る一方で、単独世帯の増加が予想される。

　また、「令和2年国勢調査」によると、65歳以上人口のうち、老人ホームなどに居住する「社会施設の入居者」は179万8千人となり、2010（平成22）年と比較すると、約1.5倍となっている。施設入所者や病院・療養所に入院している高齢者の割合は、男4.0％、女8.0％である。このように、施設よりも自宅で暮らす高齢者が多い中で、高齢者だけで暮らす割合が高いといえる。

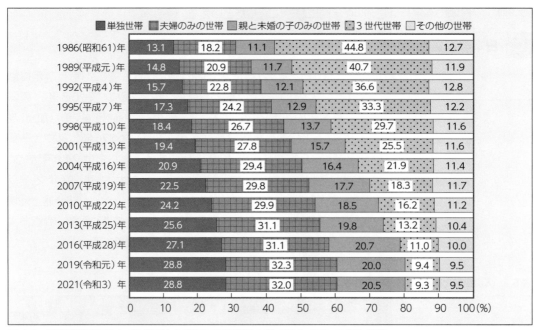

図 6.2　世帯構造別にみた 65 歳以上の者のいる世帯数の構成割合（%）の年次推移

注 1）1995（平成 7）年の数値は、兵庫県を除いたもの、2016（平成 28）年は熊本県を除いたものである。
　　2）「親と未婚の子のみの世帯」とは、「夫婦と未婚の子のみの世帯」「ひとり親と未婚の子のみの世帯」をいう。

[資料：厚生労働省、2021 年国民生活基礎調査]

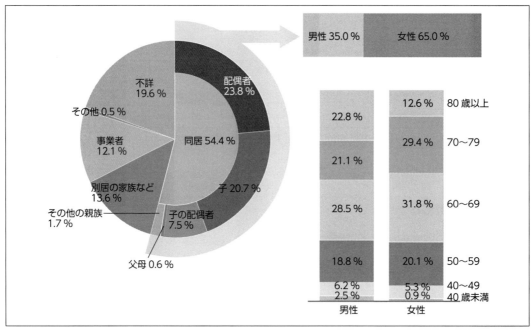

図 6.3　おもな要介護者などとの続柄および同居別の構成割合 [資料：厚生労働省、2019 年国民生活基礎調査]

　　「2019 年国民生活基礎調査」による同居のおもな介護者を年齢別にみた調査（3 年ごと大規模調査年のみの実施項目）では、男性介護者の 72.4 % が 60 歳以上、70 歳以上の者が 43.9 %、女性介護者の 73.8 % が 60 歳以上、70 歳以上の者が 42.0 % となっており、

高齢の配偶者あるいは子による「老老介護」の実態が認められる（図6.3）。このように、高齢化と介護の問題は密接な関係にある。

E 高齢者の所得

　「2019年国民生活基礎調査」による高齢者の所得（熊本県を除く）についてみると、1世帯あたりの平均所得は、高齢者世帯 312.6万円、全世帯の平均 552.3万円であり、世帯員1人あたりの平均所得は、高齢者世帯 200.9万円、全世帯の平均 222.3万円である。高齢者世帯の所得分布をみると、全世帯と比べて 400万円未満の階層に 78％の世帯が分布している。また、高齢者世帯の約 90％が平均所得金額を下回っている。

　老後の生活保障については、子どもの扶養によることを通例としていたが、国民の扶養意識は大幅に変化し、子どもに迷惑をかけたくないとする高齢者も少なくない。高齢者世帯の所得の構成をみると、公的年金・恩給が 201.5万円と最も多く、稼働所得 64.9万円がこれに続く。公的年金・恩給が所得の 63.6％を占め、また、公的年金・恩給が総所得に占める割合が 100％の世帯が 48.4％となっており、高齢者の生活に欠かせないものになっている（図6.4）。

　高齢者世帯の1世帯あたり平均貯蓄額は 1,213万2千円であり、全世帯の平均貯蓄額 1,077万4千円よりも上回り、高齢者世帯の1世帯あたり平均借入金額 72万3千円は、全世帯の平均借入金額 425万1千円よりも大幅に下回っている。総務省の家計調査によると、2017（平成29）年の2人以上世帯で世帯主が 60歳以上の貯蓄の平均値は 2,385万円であり、2人以上世帯平均 1,820万円よりも上回っている。貯蓄現在高階級別における世帯主が 60歳以上の世帯分布は、貯蓄現在高の低い階級に偏りがある一方で、高い階級へも広がっている。また、「住宅・土地統計調査」によれば、2018（平成30）年の高齢者のいる世帯の持ち家率は 82.1％であり、世帯総数に占める持ち家率

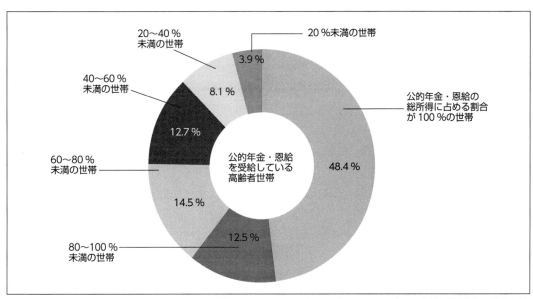

図 6.4　公的年金・恩給を受給している高齢者世帯における公的年金・恩給の総所得に占める割合別世帯数の構成割合
［資料：厚生労働省、2019年国民生活基礎調査］

(61.2%)に比べて高い。

　以上のように、高齢者世帯には低所得層が少なくない一方で、高所得層や一定の資産をもつ者も存在する。すなわち、高齢者の中にも所得格差が存在し、一律に経済的弱者と捉えることもできず、支援のあり方に多様さが求められる。

6.2 高齢者を対象とした法制度

　第二次世界大戦後、高度経済成長期の「老人福祉法」制定以後、わが国の高齢者福祉制度は、急激な高齢化や経済状況などのさまざまな社会的変化に応じて変遷してきた。特に介護ニーズに応じた介護基盤の整備により、高齢者福祉サービスの提供のあり方の構造的変化を遂げた。本節では、これまでの高齢者福祉制度の流れを理解することで、現在の高齢者福祉制度を正しく理解する。そこで、「老人福祉法」、「老人保健法」、「社会福祉士及び介護福祉士法」、「高齢社会対策基本法」、「介護保険法」、「社会福祉法」、「高齢者虐待の防止、高齢者の養護者に対する支援等に関する法律」、「高齢者の医療の確保に関する法律」、「地域における医療及び介護の総合的な確保を推進するための関係法律の整備等に関する法律」に関して、法制定の背景、法の目的、法制度の実際について整理する。

A 「老人福祉法」制定以前の高齢者福祉

　第二次世界大戦直後の混乱期に、生活困窮者を対象とした旧「生活保護法」（1946（昭和21）年）、いわゆる戦災孤児を対象に考えられた「児童福祉法」（1947（昭和22）年）、障害を負った傷痍軍人を対象に考えられた「身体障害者福祉法」（1949（昭和24）年）が公布され、この時期を社会福祉の確立期、福祉三法時代と呼ぶ。当時の社会福祉の内容は、それぞれの法律に基づきつくられた社会福祉施設に、貧困のために生活に困窮する人を収容して保護することであった。高齢者福祉の基盤となる法律がなく、「生活保護法」に基づいた社会福祉施設である「養老施設」に、老衰のために独立して日常生活を営むことができない高齢者を収容し保護するという経済的に援助する救貧施策を行っていた。

B 高度経済成長期の「老人福祉法」の制定

　高度経済成長期に、高齢者の社会的状況は変化していく。高齢期の経済的課題に対しては1959（昭和34）年に新しい「国民年金法」が施行され、無拠出制年金が始まった。拠出制年金は1961（昭和36）年から開始され、これにより国民皆年金制度に移行した。医療に対しては、1958（昭和33）年に新しい「国民健康保険法」が公布され、翌年施行となり、国民皆保険制度が始まっている。

　年金や医療保険の整備とともに、高齢化に対応した救貧施策にとどまらない高齢者福祉を目的として1963（昭和38）年に「老人福祉法」が公布された。「老人の福祉に関する原理を明らかにするとともに、老人に対し、その心身の健康の保持及び生活の安定のために必要な措置を講じ、もって老人の福祉を図ること」を法の目的とし、「老人は、多年にわたり社会の発展に寄与してきた者として、かつ、豊富な知識と経験を有するものとして敬愛されるとともに、生きがいを持てる健全で安らかな生活を保障されるものとする」

と法の理念が規定されている。

「老人福祉法」では、特別養護老人ホームが制度化され、「生活保護法」に基づき運用されていた養老施設は、「老人福祉法」に移管されて養護老人ホームと規定された。また、1961（昭和36）年に「社会福祉事業法」に基づき制度化された軽費老人ホームも、「老人福祉法」に規定された。新たに制度化された特別養護老人ホームの入所要件には、経済的要件は設けられず、救貧施策から防貧施策へと社会福祉の意味が拡大した点に意義が認められる。なお、施設入所は、特別養護老人ホームと養護老人ホームは「措置」により行われたが、軽費老人ホームは、利用者が直接申し込む、いわゆる「契約」により行われた。

C 老人医療費支給制度と福祉元年

1972（昭和47）年の「老人福祉法」改正で、翌1973（昭和48）年より老人医療費支給制度が導入された。これは、1960（昭和35）年に岩手県沢内村（現・西和賀町）で、高齢者の医療費の自己負担分を村で負担したことに端を発した制度である。その後、甲府市や横浜市、秋田県、および東京都が老人医療費公費負担制度を実施した。その背景には、被用者保険の扶養家族の場合、医療費の自己負担が5割だった時代に、高齢者が医療を気兼ねなく受けられるようにすることで、病気の早期発見・早期治療につながり、かえって医療費を抑制できるとして実施され、実際に医療費が減少した事実がある。

しかし、全国的に老人医療費の無料化が実施されると、高齢者の一部は必要のない医療までも求め、医療提供者は無駄な医療を提供し、医療費が急増することになった。この時代に、いわゆる検査づけ、薬づけ、「社会的入院」といった現象も認められるようになる。医療の高度化も背景にあるが、老人医療費支給制度が実施されたことで、医療費は7倍に急増したとされる（図6.5）。

老人医療費支給制度が導入された1973（昭和48）年は、高度経済成長期の終盤であり、「福祉元年」と称されたが、その年の暮れにオイルショックが起こり、日本は低経済成長期に入る。

D 低経済成長期の「老人保健法」の制定

老人医療費支給制度は、国民健康保険の財政を圧迫し、国庫負担の増額でも賄えなくなった。そこで、「老人保健法」を制定し（1982（昭和57）年公布、翌年2月施行）、新たな老人医療制度をつくった。「老人保健法」は、老後における健康の保持と適切な医療の確保のため、疾病の予防、治療、機能訓練などの保健事業を総合的に実施し、国民保健の向上および老人福祉の増進を図ることを目的とした。また、国民は、自助と連帯の精神に基づき、自ら加齢に伴って生ずる心身の変化を自覚して常に健康の保持増進に努めるとともに、高齢者の医療に要する費用を公平に負担するものと、法の理念が規定された。

「老人保健法」に基づく老人医療制度では、当初わずかに定額性の自己負担が取り入れられ、約10年間継続された老人医療費の無料化は廃止されることになった。その後、改正を重ねて原則1割負担となっている。「老人保健法」の意義は、①高齢者の医療制

社会的入院：積極的な入院治療を必要としないが、介護を必要とし、病院以外に療養する場がないために入院を継続している状態。

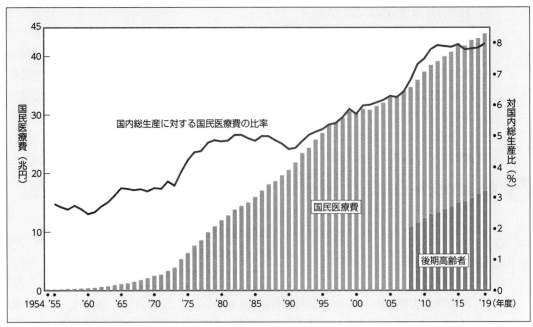

図 6.5　国民医療費の推移と 75 歳以上の医療保険医療費
［資料：国民医療費の概況］

度を各種医療保険制度から「老人保健法」の医療制度に統一したこと、②その費用を各種
医療保険の保険者が共同で拠出・負担する仕組みとし、全国民が共同で高齢者の医療を
支えるという法の理念を実現したこと、③給付を治療だけでなく 40 歳以上を対象とし
た医療等以外の保健事業＊により予防とリハビリテーションを含む包括的なものとした
こと、すなわち、保健・医療・福祉の総合化が目指されたこと、があげられる。

　1986（昭和 61）年の法改正により、老人保健施設が制度化されたが、当時、高齢者の
社会的入院の問題が深刻化する中で、もはや老人福祉対策だけでの対応は難しく、施設
（病院、特別養護老人ホームなど）サービスと在宅サービスの中間的な役割を果たす「中間施
設」について検討された。そのため、老人保健施設は、「疾病、負傷等により、寝たきり
状態にある老人に対し、家庭への復帰をめざし、看護、医学的管理のもとにおける介護、
および機能訓練、その他必要な医療を行うとともに、その日常生活上の世話を行うこと」
を目的としている。なお、「老人保健法」は 2006（平成 18）年に「高齢者の医療の確保に関
する法律」に改正・改称されている。

＊「医療等以外の保健事業」には、市町村を実施主体として、健康手帳の交付、健康教育、健康相談、健康診査、機能
訓練、訪問指導、その他がある。老人保健事業として実施されてきた歯周疾患検診、骨粗鬆症検診、肝炎ウイルス検
診などは、各種がん検診とともに「健康増進法」（2002（平成 14）年公布）に基づき市町村により実施されている。また、
基本健康診査の一環として実施されていた 65 歳以上を対象とした生活機能評価は「介護保険法」に基づく地域支援事
業（介護予防事業）として実施されている。　**老人保健施設**：1997（平成 9）年の「介護保険法」公布に伴い、「老人保健
法」から「介護保険法」に移管され、介護老人保健施設として介護保険施設の一つに位置づけられている。**中間施設**：
高度経済成長期を経た日本で、生活水準が向上した国民の介護ニーズに対応するために、多少経済的負担がかかって
も、社会福祉施設とは異なる施設が検討された。

E 介護を担う専門家「介護福祉士」の誕生：「社会福祉士及び介護福祉士法」

　　高齢化が急速に進む中、社会福祉サービス政策は、施設福祉中心から在宅福祉への転換を遂げた。しかし、家庭における介護に限界をきたし、介護の社会化が求められた。すなわち、サービスの量を増やすことはもちろんであるが、サービスを担う専門家が不足していた。そのため、1987(昭和62)年に「社会福祉士及び介護福祉士法」が公布され、国家資格である「介護福祉士」が誕生した。

　　介護福祉士は、高齢者の領域のみではなく、障害児・者などの領域でもその専門性を発揮しているが、特に「介護保険法」第7条第6項の「訪問介護」において「介護福祉士その他厚生省令で定める者により行われる」と規定されたこともあり、高齢者の介護ニーズに応える専門家として活躍している。

　　2007(平成19)年の法改正により、介護福祉士の行う「介護」は「入浴、排せつ、食事その他の介護」から「心身の状況に応じた介護」に改められた。また、介護福祉士の資質の向上を図るため、2017(平成29)年度実施の国家試験から、すべての者は一定の教育プロセスを経た後に国家試験を受験するという資格取得方法に一元化された。

　　厚生労働省によれば、「介護福祉士は、社会福祉士及び介護福祉士法に基づく名称独占の国家資格であり、介護福祉士の名称を用いて、専門的知識及び技術をもって、身体上又は精神上の障害があることにより日常生活を営むのに支障がある者につき心身の状況に応じた介護(喀痰吸引その他のその者が日常生活を営むのに必要な行為であって、医師の指示の下に行われるもの(厚生労働省令で定めるものに限る。)を含む。)を行い、並びにその者及びその介護者に対して介護に関する指導を行うことを業とする者をいう」と説明されている。

F 介護ニーズに対応する基盤整備

　　1989(平成元)年12月、当時の大蔵・厚生・自治の3大臣合意というかたちで「高齢者保健福祉推進十か年戦略(ゴールドプラン)」が発表された。これは、2000(平成12)年までの10年間の高齢者の保健・福祉サービスの整備目標を定め、介護サービスの基盤整備を図ろうとしたものである。財源としては、新しく導入された消費税が充てられ、総事業費約6兆円をかけて、市町村が主体となって進められた。

　　在宅福祉サービスの緊急整備の目標値としては、ホームヘルパー10万人、ショートステイ5万床、デイサービスセンター1万か所、在宅介護支援センター1万か所(1990(平成2)年度から事業化)が示された。また、ゴールドプランの主要な柱であった「寝たきり老人ゼロ作戦」により、地域のリハビリテーション実施体制の強化や脳卒中情報システムの整備、日常生活用具給付などの事業による住宅環境整備などが進められた。

　　1993(平成5)年度に作成された「地方老人保健福祉計画」により、ゴールドプランを大幅に上回る介護サービスの基盤整備の必要性が認識され、1994(平成6)年に「高齢者保健福祉推進十か年戦略の見直し(新ゴールドプラン)」が策定され、1999(平成11)年には、「今後5か年間の高齢者保健福祉施策の方向～ゴールドプラン21～」が発表された。

　　以上のように、3つのゴールドプランを中心として介護サービスの基盤が整備され、サービスの量を増やすことに成功し、介護保険制度の施行に間に合わせることができたのである。

G 高齢社会対策の基本的枠組みを示す「高齢社会対策基本法」

　　「高齢社会対策基本法」は、高齢社会対策を総合的に推進し、経済社会の健全な発展と国民生活の安定向上を図ることを目的として、1995（平成7）年に公布された。基本理念に、「公正で活力ある社会」、「地域社会が自立と連帯の精神に立脚して形成される社会」、「健やかで充実した生活を営むことができる豊かな社会」の構築をあげている。

　　国が講ずべき高齢社会対策の基本的施策として、①就業および所得、②健康および福祉、③学習および社会参加、④生活環境、⑤調査研究などの推進について規定している。また、政府が基本的かつ総合的な高齢社会対策の大綱を定めること、政府が国会に高齢社会対策に関する年次報告書を提出すること、内閣府に特別の機関として「高齢社会対策会議」を設置することを定めている。

H 新しい介護システムを具体化した「介護保険法」の制定

　　新しい介護システムとは、①利用者がサービスを選択することを可能とし、②社会保険方式を導入して社会福祉サービスの普遍化を図ったシステムである。また、③社会福祉サービスの権利性を高めることをも目指したものである。「介護保険法」は1997（平成9）年に公布され、2000（平成12）年に施行された。詳しくは、第7章で記す。

I 「社会福祉法」

　　「社会福祉法」は、1951（昭和26）年に公布された「社会福祉事業法」を前身として、2000（平成12）年に改正・改称されたものである。

　　「社会福祉法」は、社会福祉を目的とする事業全分野に共通する基本的事項を定めたものであり、特に、社会福祉各法における措置制度の多くが、利用者の「選択による利用（契約）」に変更された。社会福祉サービス利用の仕組みが措置制度から選択による利用（契約）へ最初に具体化されたのが、介護保険制度である＊。2016（平成28）年の法改正では、福祉サービスの供給体制の整備・充実を図るため、社会福祉法人の改革と、介護人材の確保を促進するための措置が講じられている。

J 「高齢者虐待の防止、高齢者の養護者に対する支援等に関する法律」

　　児童虐待や女性に対する配偶者からの暴力（ドメスティック・バイオレンス、DV：domestic violence）と同様、高齢者虐待についても深刻な社会的問題として指摘されるようになった。2000（平成12）年に「児童虐待の防止等に関する法律」（「児童虐待防止法」）、2001（平成13）年に「配偶者からの暴力の防止及び被害者の保護等に関する法律」（「DV防止法」）、2005（平成17）年に「高齢者虐待の防止、高齢者の養護者に対する支援等に関する法律」（「高齢者虐待防止法」）、2011（平成23）年に「障害者虐待の防止、障害者の養護者に対する支援等に関する法律」（「障害者虐待防止法」）が公布された。

　　「高齢者虐待防止法」では、「養護者による高齢者虐待」と「養介護施設従事者等による

＊障害者福祉の領域においては、2003（平成15）年から支援費制度、2006（平成18）年4月から障害者自立支援制度が施行され、社会福祉サービスは選択による利用がなされている。

高齢者虐待」を区別して規定し、家族としての養護者の支援をも視野に入れていることや、施設などの従事者による虐待もその対象にしていることが特徴である。また、高齢者虐待を、養護者または養介護施設従事者等が、①身体的虐待、②介護・世話の放棄、③心理的虐待、④性的虐待、⑤経済的虐待、の5つの行為をすることであると初めて定義した法律である。「令和3年度高齢者虐待の防止、高齢者の養護者に対する支援等に関する法律に基づく対応状況等に関する調査」の結果、市町村などへの相談・通報件数は、養介護施設従事者等によるものが2020（令和2）年度より293件（14.0％）増加し、養護者によるものは604件（1.7％）増加した。高齢者虐待と認められた件数は、養介護施設従事者等によるものが739件で、前年度より144件（24.2％）増加したのに対し、養護者によるものは16,426件で、前年度より855件（−4.9％）減少した。

　養介護施設従事者等による高齢者虐待に関する相談・通報者は、当該施設職員が29.8％と最も多く、虐待があった施設・事業所のうち、過去に虐待が発生していた割合は19.8％、過去に何らかの指導等が行われていた割合は27.2％である。虐待の種類・類型は、身体的虐待51.5％で最も多く、心理的虐待38.1％、介護等放棄23.9％であった。被虐待高齢者は、女性が71.3％と約7割を占め、年齢は80歳代が43.4％、90歳代が30.8％であった。また、被虐待高齢者のうち「身体拘束あり」は24.3％、「身体拘束なし」が75.7％であり、要介護状態区分は、「要介護4」が29.4％と最も多く、「要介護3」以上が72.9％を占めた。虐待者の年齢は50歳代が16.9％と最も多く、介護職が約8割を占め、性別は男性52.2％、女性45.2％であった。

　一方、養護者による高齢者虐待に関する相談・通報者は、警察32.7％と最も多く、次いで介護支援専門員24.9％であり、警察からの相談・通報が増加しつつある。虐待の種類・類型は、身体的虐待67.3％、心理的虐待39.5％、介護等放棄19.2％、経済的虐待14.3％であり（表6.3）、被虐待高齢者は、女性が75.6％、年齢は80歳代が45.7％、70歳代が33.7％であった。被虐待高齢者の要介護状態区分は、「要介護1」が26.5％、「要介護2」が21.7％、日常生活自立度「Ⅱ以上」の者は72.2％であった。虐待者（養護者）の年齢は50歳代が25.9％と最も多く、続柄は、息子38.9％、夫22.8％、「娘」19.0％の順であり、調査開始から大きな変化はない。

　高齢者虐待への対応の課題として、まず、①身体拘束の捉え方、次に、②地域包括支援センターにおける養護者への援助の2点について述べておく。①の身体拘束は、福祉と医療の領域では認識が異なると考えられる。「介護保険法」では、通所・入所・居住系サービスの基準省令に「身体拘束等の禁止」について定められ、たとえば指定介護老人福祉施設の人員、設備及び運営に関する基準第11条第4項に「指定介護老人福祉施設は…略…緊急やむを得ない場合を除き、身体的拘束その他入所者の行動を制限する行為を行ってはならない」と規定され、介護保険制度が施行された2000（平成12）年より、原則として身体拘束は禁止である。

　障害者福祉サービス等事業所においても、運営基準の見直しに伴い2022（令和4）年度より虐待防止および身体拘束等の適正化にかかる取り組みとして、従業者への定期的な虐待防止研修の実施や、身体拘束などの適正化のための対策を検討するための委員会の定期的な開催と委員会での検討結果の従業者への周知徹底などが義務化され、未実施の場合の減算が検討されている。よって、福祉の領域では、身体拘束は、虐待（身体的虐待）

表 6.3　高齢者虐待の状況（件数）

		年	2006 （平成18）	2008 （平成20）	2010 （平成22）	2012 （平成24）	2014 （平成26）	2016 （平成28）	2018 （平成30）	2020 （令和2）	2021 （令和3）
養介護施設従事者等	通報件数		273	451	506	736	1,120	1,723	2,187	2,097	2,390
	虐待の種別	身体的虐待	40	52	68	149	441	570	533	641	703
		介護等放棄	7	4	14	32	59	235	178	295	327
		心理的虐待	20	21	35	115	298	239	251	321	521
		性的虐待	6	3	1	19	18	24	50	149	48
		経済的虐待	3	3	6	15	117	79	54	59	54
養護者	通報件数		18,390	21,692	25,315	23,843	25,791	27,940	32,231	35,774	36,378
	虐待の種別	身体的虐待	8,009	9,467	10,568	10,150	10,805	11,383	11,987	12,128	11,310
		介護等放棄	3,706	4,020	4,273	3,663	3,570	3,281	3,521	3,319	3,225
		心理的虐待	4,509	5,651	6,501	6,319	6,798	6,922	6,992	7,362	6,638
		性的虐待	78	116	94	81	87	101	65	92	76
		経済的虐待	3,401	3,828	4,245	3,672	3,375	3,041	3,109	2,588	2,399

虐待の種別は複数回答

［資料：高齢者虐待の防止、高齢者の養護者に対する支援等に関する法律に基づく対応状況等に関する調査結果］

に該当する行為と考えられ、身体拘束が尊厳の保持を揺るがし、人権を侵害するものであるとした認識は高いと考える。

　日本全国937の急性期病院の認知症入院患者23,539名に対する大規模調査においては、10,480名（44.5％）に身体拘束が施されており、身体拘束をせざるを得ない状況がうかがえる。裁判例には、拘束して訴えられたケースもあれば拘束せずに訴えられたケース、そして、拘束しなかったことによる事故で医療者の過失が認められるケースもあるとされ、拘束の是非の判断は困難な状況である。そのため、医療の分野では、明らかな身体拘束禁止規定がないことも影響しているのか、救命や治療が優先され、安全を保障するためにも、拘束はやむを得ないと判断されることが比較的多いと考えられる。身体拘束に対する専門職の認識の違いは、身体拘束を止める取り組みにも温度差が生じる原因となり、懸念される課題である。

　「高齢者虐待防止法」の特徴として、被虐待者だけでなく、虐待者となる養介護施設従事者や養護者（家族介護者）をも対象とし、養護者に対しては、負担軽減のための相談・指導・助言、その他必要な支援を行うことが規定されている。その重要な業務を市町村から委託されるのが地域包括支援センターである。

　地域包括支援センターは、2006（平成18）年の改正「介護保険法」により制度化され、地域支援事業の中でも包括的支援事業を担っている。包括的支援事業には、①総合相談支援業務、②権利擁護業務、③包括的・継続的ケアマネジメント支援業務、④在宅医療・介護連携推進事業、⑤生活支援体制整備事業、⑥認知症総合支援事業、⑦地域ケア会議推進事業の7つがあり、②の権利擁護業務として高齢者虐待への対応を行っている。業務の1つである高齢者虐待への対応の中で、地域包括支援センターの専門職は、多様化する家族関係に配慮しながら個別事例に迅速かつ適切に対応し、不測の事態での行政と連携しながら事実確認目的の訪問および立ち入り調査から緊急措置、予防策の構築

まで、養護者支援の内容は繁用である。そのため、養護者支援は、虐待件数が増加する中で、他の業務と並行しての対応は難しく、熟練した専門職による専任の体制が必要だと考えられ、喫緊の課題である。

K 「高齢者の医療の確保に関する法律」

前述したとおり、「高齢者の医療の確保に関する法律」（「高齢者医療確保法」）は「老人保健法」が改正・改称されたものである。

「老人保健法」に基づく医療制度は、国民健康保険の財政を救うものであったが、介護保険制度により「医療」から「介護」を切り離してもなお、老人医療費の高騰を抑えられず、老人医療財政を各種医療保険で救済することは困難となり、医療制度の抜本的な改革が必要となった。そこで、「高齢者医療確保法」を制定し、65～74歳の者は各医療保険者の被保険者を継続して各医療保険者間でその費用負担を調整し、75歳以上の者はすべて後期高齢者（長寿）医療制度の対象となった。後期高齢者医療制度の対象者は、保険料を負担し、一部負担金の割合は、原則として1割であったが、2022（令和4）年10月1日から、一定以上の所得がある者は2割となり、「現役並み所得者」は3割とされている。

これまで「老人保健法」に基づき実施されていた基本健康診査は、40～74歳の者には各医療保険者に実施を義務付け（特定健康診査）、75歳以上の者には後期高齢者医療広域連合（市町村とは別の特別な地方公共団体）が運営主体となり、実施の努力義務が課されることとなった。後期高齢者医療制度加入者を対象に「後期高齢者健康診査」が実施されている。

L 「地域における医療及び介護の総合的な確保を推進するための関係法律の整備等に関する法律」

「地域における医療及び介護の総合的な確保を推進するための関係法律の整備等に関する法律」（「医療介護総合確保推進法」）が2014（平成26）年6月25日に公布された。その趣旨は、「持続可能な社会保険制度の確立を図るための改革の推進に関する法律」に基づく措置として、効率的かつ質の高い医療提供体制を構築するとともに、地域包括ケアシステムを構築することを通じ、地域における医療および介護の総合的な確保を推進するためであり、「医療法」、「介護保険法」、「地域における公的介護施設等の計画的な整備等の促進に関する法律」（「地域介護施設整備促進法」）（名称変更「地域における医療及び介護の総合的な確保の促進に関する法律」（「医療介護総合確保法」））などの関係法律を一括して改正した。

その概要は、①新たな基金の創設と医療・介護の連携強化（「地域介護施設整備促進法」等関係）、②地域における効率的かつ効果的な医療提供体制の確保（「医療法」関係）、③地域包括ケアシステムの構築と費用負担の公平化（「介護保険法」関係、「7章 介護保険制度と専門職の役割」参照）、④その他（ⅰ診療の補助のうちの特定行為を明確化し、それを手順書により行う看護師の

特定健康診査：生活習慣病の原因とされるメタボリックシンドローム（内臓脂肪症候群）に着目した健康診査であり、特定健康診査の結果、生活習慣病の発症リスクが高く、生活習慣の改善により生活習慣病の予防効果が期待できるとされた者に対し、生活習慣を見直す「特定保健指導」が行われる。

研修制度を新設、ii 医療事故に係る調査の仕組みを位置づけなど)である。

　具体的な内容の一つに、介護保険サービスの利用者負担割合が、2015(平成27)年8月1日より一定以上の所得がある場合、2割に引き上げられ、現在では生活保護を除いて、1〜3割の範囲での自己負担が設定されている(医療介護総合確保法)。

6.3 高齢者福祉の課題

　人生80年から100年といわれる超高齢社会に入った高齢者福祉の課題を考えてみると、75歳以上の後期高齢者になっても、たとえ一人暮らしであっても、認知症*になっても、豊かに生きることのできる環境を整備することだと考えられる。これまで国は、後述する介護保険制度を基盤として、地域密着型サービスや地域包括支援センターを創設し、また、地域包括ケアシステムの実現に向けて、環境整備を強化してきた。

　急がれる認知症者への対応の一つとして、2015(平成27)年1月に「認知症の人の意思が尊重され、できる限り住み慣れた地域のよい環境で自分らしく暮らし続けることができる社会の実現を目指す」ことを基本方針とした「認知症施策推進総合戦略〜認知症高齢者等にやさしい地域づくりに向けて」(新オレンジプラン)を策定した。また、2019(令和元)年に認知症施策推進大綱をとりまとめ、「普及啓発・本人発信支援」「予防」「医療・ケア・介護サービス・介護者への支援」「認知症バリアフリーの推進・若年性認知症への支援・社会参加支援」「研究開発・産業促進・国際展開」の5つの柱に沿って、施策を推進していくことを示した。その中で、「普及啓発・本人発信支援」の具体的な施策として、認知症の人の視点に立って認知症への社会の理解を深めるために認知症サポーター養成と活動の支援、学校教育などにおける認知症の人を含む高齢者への理解の推進、SNSを活用した認知症予防の取り組みやイベント情報の発信などがあげられている。これらの施策を推進するにあたり、絶えず確認しなければならないことは、認知症の人の意思を実現できているかどうかである。認知症の本人、家族や専門職を含む関係者は、「認知症の人の日常生活・社会生活における意思決定支援ガイドライン」(厚生労働省、2018)に基づき、意思決定支援チームで検討を重ね、援助する必要がある。

　財政の問題はあるものの、健康を保持・増進する若い世代からの特定健康診査や特定保健指導の徹底、地域支援事業としての介護予防事業の充実、健康教育プログラムの充実とともに、これまで以上に介護ニーズに対応して最期まで安心して過ごすことのできる医療機関以外の療養の場の整備などが求められる。今後の高齢者福祉の課題を考えるにあたり、忘れてはならないこととして、20〜40歳代の若い世代の健康への意識を高め、生活習慣病予防を目的とした健康診断や健康教育プログラムの強化があげられる。新型コロナ感染症流行による災いによる状況(コロナ禍)で拡大したデジタルの活用により、若い世代にもなじみやすい健康チェックの機会が期待される。

＊厚生労働省は、2013(平成25)年筑波大学発表の研究報告による2012(平成24)年における認知症の有病者数462万人に久山町研究のデータから、新たに推計した2025年の認知症の有病者数は約700万人とした。2012年の推計値は305万人、2025(令和7)年は470万人であったが、予測を大幅に上回り、認知症施策の推進および強化は急務である。https://www.mhlw.go.jp/content/000524702.pdf

加えて、これからの地域づくりには、高齢者の知識や技術を活用した就労の場や、ボランティアなどの地域活動を組織化して高齢者の助け合いの拠点とするなど、高齢者への社会貢献の場を提供することや、多世代交流の機会を通して若者の力を借り、高齢者の困りごとを助ける取り組みにつなげるなどの戦略が必要である＊。

＊高齢者の活動を考えた場合、移動手段の整備も必要になる。乗り合いの仕組みを整えたり、電動バイクなどのパーソナルモビリティの活用を視野に入れることも必要になろう。

第 7 章 介護福祉と介護保険制度

　　介護サービスの提供・利用の仕組み、および介護サービス利用の意識改革など、さまざまな変革を実現し、保健・医療・福祉の総合化を目指した介護保険制度は、高齢者に限らず 40 歳以上の日本国民にとって不可欠の制度となり、その利用者は増え、サービスの総量も増大しつつある。

　　本章では、介護保険制度創設の経緯とともに概要を理解し、介護サービスの提供・利用の仕組みやサービス提供を担う専門職について学び、チームアプローチの方法を理解したい。

7.1 介護保険制度創設の背景

　　わが国の介護保険制度成立の背景には、①高齢化の進展に伴い要介護高齢者が増大したこと、②少子化や核家族化により家庭の介護機能が低下する中、介護保障の基盤整備が進まず社会的入院が増加したこと、③高齢者介護のための医療と介護が別々の制度で提供されていたこと、④医療費の高騰により医療保険制度での介護サービスの提供が財政的困難に陥ったことなどがあげられる。

A 増える要介護者等高齢者

　　要介護高齢者の数は、1993(平成 5)年の約 200 万人から、2000(平成 12)年に 280 万人、2025 年には 520 万人に増加すると推計された。実際には 2001 年度の 65 歳以上の要介護者などは 287.7 万人であったが、2020(令和 2)年度は 669 万人となっており、増加の伸びが大きい*(図 7.1)。よって、老後の介護不安を解消し、たとえ要介護の状態になったとしても、安心して高齢期を迎えることができる介護保障の仕組みが必要であった。

B 介護機能の社会的対応

　　従前は、介護を家庭の機能として家族が担ってきたが、核家族化が進み、高齢者世帯の中でも、高齢者夫婦のみの世帯や高齢者の一人暮らし世帯が増加し、さらに女性の就

＊介護保険の受給者の数も、149 万人(2000(平成 12)年 4 月サービス分)から約 543 万人(2022(令和 4)年 1 月サービス分)に増え、264 ％増となっている。

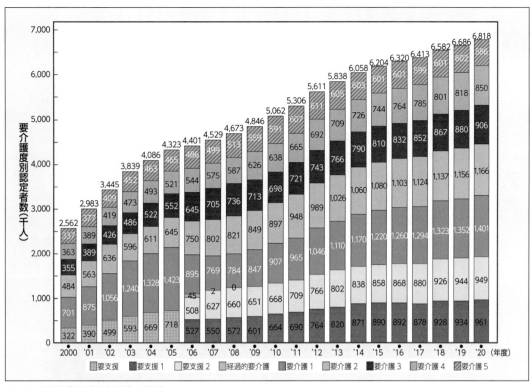

図 7.1　要介護度別認定者数の推移

東日本大震災の影響により、2010（平成 22）年度の数値には福島県内 5 町 1 村の数値は含まれていない。2017（平成 29）年度から全市町村で介護予防・日常生活支援総合事業が実施されている。

［資料：介護保険事業状況報告］

労の増大などの理由も加わり、介護を家族が担うことは困難な状況となった。また、介護の長期化や重度化、介護者の高齢化により、介護負担が過重となり、家族崩壊の危機や高齢者虐待の問題などが懸念された。よって、介護を社会全体で担い（「介護の社会化」）、家族の介護負担を軽減する支援が必要となったのである。

C　老人福祉制度と老人医療制度の統合

　老人福祉制度における福祉施策として、「在宅 3 本柱」と呼ばれた訪問介護（ホームヘルプサービス）、短期入所生活介護（ショートステイ）、通所介護（デイサービス）に加え、老人日常生活用具給付事業や在宅介護支援センターによる支援などの在宅サービスが、また、特別養護老人ホーム、養護老人ホーム、軽費老人ホームなどによる施設サービスが提供された。サービスの提供は、「措置」の仕組みを中心として行われた。

　しかし、老人福祉制度では、介護ニーズに十分対応できず、「老人病院」とされる医療施設が増え、扶養義務者に対する経済的負担が少なかったこともあって、「社会的入院」と呼ばれる現象が起こった。また、医療サービスは、利用者の選択の自由を保障する利点があるが、その結果として医療費の高騰を招き、保険財政を逼迫させることになった。そのため、介護に関しては、利用者負担や利用手続きの公平性を保つためにも、老人福祉分野と老人医療分野を統合させ、利用者の選択に基づく多様な事業主体からの一体的

なサービス提供が求められることとなった。

　３つのゴールドプラン策定により介護サービスの基盤が整備されたが、その財源は「租税」（公費）であった。しかし、これから先も増え続ける介護費用の財源を賄うには、国の財政状況に限界があり、社会保険制度の仕組みとして「保険料」を徴収し、新たに財源を確保する必要が生じた。

7.2 介護保険制度の概要

　「介護保険法」は、加齢に伴い生ずる心身の変化に起因する疾病などにより、介護や療養上の世話が必要である要介護状態となった者が、尊厳を保持し自立した日常生活を営むことができるよう、必要な保健医療福祉サービスにかかわる給付を行うため、国民の共同連帯の理念に基づき介護保険制度を設け、国民の保健医療の向上および福祉の増進を図ることを目的としている（第１条）。

　介護保険制度は、社会保険制度の１つであり、社会福祉サービスの提供のあり方（措置）を根幹から変えたものである。また、ケアマネジメントの導入、民間事業者によるサービス提供など、利用者の選択により保健医療福祉サービスを総合的に利用できる制度とした。

　また、2000（平成12）年に始まった介護保険制度は、３年を１期（2005（平成17）年度までは５年を１期）とする介護保険事業計画を策定し、３年ごとに見直される。保険料についても、３年ごとに事業計画を基に設定される。「介護保険法」の最初の改正は2005（平成17）年であり、その後2008（平成20）年、2011（平成23）年、2014（平成26）年、2017（平成29）年、2020（令和2）年と改正され、2021（令和3）～2023（令和5）年は第8期介護保険事業計画に基づき運用される。

　2014（平成26）年の改正は、前述した「医療介護総合確保推進法」による「介護保険法」の一部改正であり、2015（平成27）年度から順次施行された。改正内容は、①地域包括ケアシステムの構築、②費用負担の公平化に大別される。①では、地域ケア会議の設置の努力義務化、介護予防訪問介護・介護予防通所介護の地域支援事業への移行、特別養護老人ホームの入所要件の見直し（原則要介護3以上）、在宅医療・介護連携推進事業を地域支援事業に創設などがあげられる。②では、保険料の所得段階を6段階から9段階に増やし、低所得者の保険料減額の拡大や高所得者の保険料負担割合の引き上げが行われた。また、一定以上の所得のある第1号被保険者の自己負担が2割に引き上げられ、事実上の応能負担となった。

　2015（平成27）～2017（平成29）年の第6期介護保険事業計画では、①認知症支援策の充実、②医療との連携、③高齢者の居住にかかる施策との連携、④生活支援サービスの充実のすべてを含め、また、団塊の世代が後期高齢者となる2025年度に必要となる介護サービス量、保険料の水準をも推計して策定している。

　2017（平成29）年の改正では、①地域包括ケアシステムの深化・推進と、②介護保険制度の持続可能性の確保の2つを柱とした。①では、日常的な医学管理や看取り・ターミナルなどの機能と、生活施設としての機能を備えた介護保険施設の創設や、地域共生

社会の実現に向けて高齢者と障害者が同一事業所でサービスを受けることができる共生型サービスを位置付けた。②では、世代間・世代内の公平性を確保しつつ、制度の持続可能性を高めるために、介護保険サービスの利用者負担が2割の者のうち、特に所得の高い層の負担割合を3割とし、負担の上限額を定めた。

高齢者の人口の伸びは落ち着くが、現役世代が急減する2040年を見据え、持続可能な地域共生社会の実現を果たす必要がある。そのための2020（令和2）年の改正のポイントは、地域住民の複雑化・複合化した支援ニーズに対応する市町村の包括的な支援体制の構築の支援、地域の特性に応じた認知症対策・介護サービス提供体制の推進、医療・介護データ基盤の整備の推進、介護人材確保・業務効率化の取り組みの強化、社会福祉連携推進法人制度の創設の5つである。特に、2019（令和元）年に発生した新型コロナウイルス感染症への対応から、業務負担の軽減や業務効率化を図るためのICT（information and communication technology）化の推進や介護ロボット導入などへのいっそうの支援が期待される。

A　介護保険制度の仕組み

a.　保険者と被保険者

保険者は、地方分権の流れの中で地域の実情に応じた対応が期待されることを踏まえ、市町村および特別区（東京都の23区）としている。一定の地域の複数の市町村が集まって、「広域連合」として保険者になることもできる。被保険者は市町村（特別区）の区域に住所がある65歳以上の者（第1号被保険者）と、市町村（特別区）の区域に住所がある40歳以上65歳未満の医療保険加入者（第2号被保険者）に区分される。第1号被保険者の保険料は、原則として「年金」からの特別徴収（天引き）とし、特別徴収に該当しない場合は、市町村が普通徴収（個別徴収）を行う。第2号被保険者の保険料は、「医療保険」（「第10章　医療福祉」参照）の一部として徴収される（表7.1）。

b.　費用の負担と保険料

利用者の費用負担は、原則として介護サービス費用の1割であったが、一定以上の所得者は、2015（平成27）年8月以降2割負担、高所得者は、2018（平成30）年8月以降3割負担となった。低所得者に対しては、標準負担額を低く設定し、標準負担額を超えた場合は、高額介護サービス費が支給される。また、第1号被保険者の保険料は各々

表7.1　介護保険における被保険者（加入者）

	第1号被保険者	第2号被保険者
対象者	65歳以上の者	40歳から64歳までの医療保険加入者
人数	3,555万人	4,195万人
受給要件	●要介護状態（寝たきり、認知症などで介護が必要な状態） ●要支援状態（日常生活に支援が必要な状態）	要介護、要支援状態が、末期がん、関節リウマチなどの加齢に起因する疾病（特定疾病）による場合に限定
保険料負担	市町村が徴収（原則、年金から天引き）	医療保険者が医療保険の保険料と一括徴収

注：65歳以上の者（第1号被保険者）の数は、「令和元年度介護保険事業状況報告（年報）」による。第2号被保険者数は、社会保険診療報酬支払基金が介護給付費納付金額を確定するための医療保険者からの報告によるものであり、2017（平成29）年度内の月平均値である。

特別徴収：対象は、年金が18万円／年以上の者であり、全体の約9割と推計される。

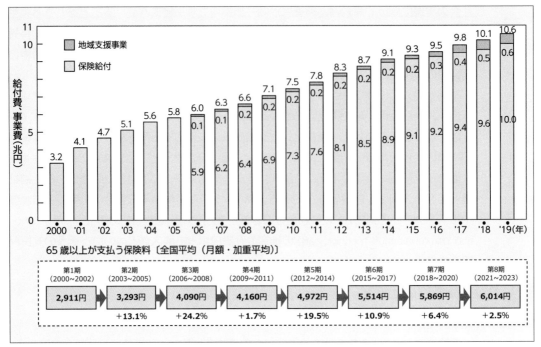

図 7.2　介護保険にかかる給付費、事業費と保険料の維持
介護保険にかかる事務コストや人件費などは含まない（地方交付税により措置されている）。保険給付および地域支援事業の利用者負担は含まない。
[資料：介護保険事業報告]

の市町村が設定し（図7.2）、第 2 号被保険者の場合は各人が加入する医療保険制度の算定基準に基づき設定されている。

c.　給付の手続き

　　介護保険からの給付は、65 歳以上の者は「要介護」状態または「要支援」状態と判断された場合、40 歳以上 65 歳未満の者は加齢に起因する疾病（特定疾病）に罹患し、要介護状態または要支援状態にあると判断された場合に実施される。

　　まず、本人または家族が申請書に被保険者証を添えて、市町村の窓口に相談する。相談を受けた市町村は、明らかに要介護 1 以上、あるいは介護予防サービスの対象であると判断できる場合のほかは、「基本チェックリスト」（図7.3）を実施し、利用すべきサービスを振り分ける（図7.4）。①介護保険制度利用の申請は、成年後見人や民生委員、地域包括支援センターや居宅介護支援事業者、介護保険施設のうち、厚生労働省令で定める者などが代行できる。②申請を受け付けた市町村は、介護認定審査会を開き、訪問調査（全国一律の基本調査74 項目）結果をコンピュータ判定した一次判定結果を原案として、主治医意見書、訪問調査の際の特記事項をもとに最終判定（二次判定）を行う。認定は、非該当、要支援 1 〜 2、要介護 1 〜 5 の 7 段階になっている（表15.1 参照）。

特定疾病：政令で定められた 16 の疾病。がん（医師が一般に認められている医学的知見に基づき回復の見込みがない状態に至ったと判断したものに限る。）、関節リウマチ、筋萎縮性側索硬化症、後縦靱帯骨化症、骨折を伴う骨粗鬆症、初老期における認知症、パーキンソン病関連疾患、脊髄小脳変性症、脊柱管狭窄症、早老症、多系統萎縮症、糖尿病性神経障害・糖尿病性腎症・糖尿病性網膜症、脳血管疾患、閉塞性動脈硬化症、慢性閉塞性肺疾患、両側の膝関節または股関節に著しい変形を伴う変形性関節症、である。

No	質問項目	回答（いずれかに○をお付けください）	
	基本チェックリスト		
1	バスや電車で1人で外出していますか	0. はい	1. いいえ
2	日用品の買い物をしていますか	0. はい	1. いいえ
3	預貯金の出し入れをしていますか	0. はい	1. いいえ
4	友人の家を訪ねていますか	0. はい	1. いいえ
5	家族や友人の相談にのっていますか	0. はい	1. いいえ
6	階段を手すりや壁をつたわらずに昇っていますか	0. はい	1. いいえ
7	椅子に座った状態から何もつかまらずに立ち上がってますか	0. はい	1. いいえ
8	15分間位続けて歩いていますか	0. はい	1. いいえ
9	この1年間に転んだことがありますか	1. はい	0. いいえ
10	転倒に対する不安は大きいですか	1. はい	0. いいえ
11	6ヶ月間で2〜3kg以上の体重減少はありましたか	1. はい	0. いいえ
12	身長（　　　cm）体重（　　　kg）（BMI*=　　　）		
13	半年前に比べて堅いものが食べにくくなりましたか	1. はい	0. いいえ
14	お茶や汁物等でむせることがありますか	1. はい	0. いいえ
15	口の渇きが気になりますか	1. はい	0. いいえ
16	週に1回以上は外出していますか	0. はい	1. いいえ
17	昨年と比べて外出の回数が減っていますか	1. はい	0. いいえ
18	周りの人から「いつも同じ事を聞く」などの物忘れがあると言われますか	1. はい	0. いいえ
19	自分で電話番号を調べて、電話をかけることをしていますか	0. はい	1. いいえ
20	今日が何月何日かわからない時がありますか	1. はい	0. いいえ
21	（ここ2週間）毎日の生活に充実感がない	1. はい	0. いいえ
22	（ここ2週間）これまで楽しんでやれていたことが楽しめなくなった	1. はい	0. いいえ
23	（ここ2週間）以前は楽にできていたことが今ではおっくうに感じられる	1. はい	0. いいえ
24	（ここ2週間）自分が役に立つ人間だと思えない	1. はい	0. いいえ
25	（ここ2週間）わけもなく疲れたような感じがする	1. はい	0. いいえ

右側の分類：
- 6〜10：運動
- 11〜12：栄養
- 13〜15：口腔
- 16〜17：閉じこもり
- 18〜20：認知症
- 21〜25：うつ

* BMI（＝体重（kg）÷身長（m）÷身長（m））が18.5未満の場合に該当とする。

図7.3　介護保険における基本チェックリスト
［厚生労働省］

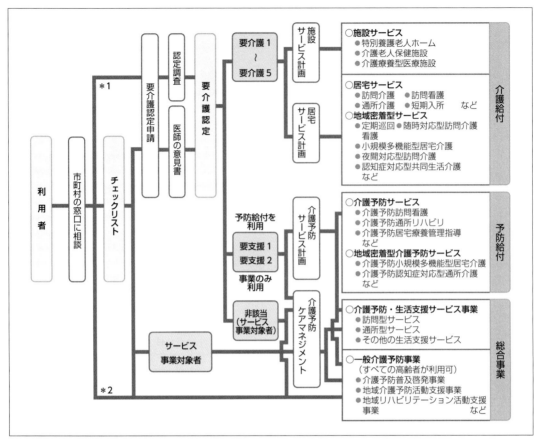

図7.4　介護サービスの利用の手続き
＊1　明らかに要介護認定が必要な場合、予防給付や介護給付によるサービスを希望している場合など
＊2　明らかに介護予防・生活支援サービス事業の対象外と判断できる場合

d.　保険給付の概要

　　　介護保険給付は、すべて現物給付が行われる（金銭給付ではない）。介護保険サービスの
　　種類は次のB項で詳しく説明するが、給付の概要は以下のとおりである。
　①要介護者への介護給付とは、市町村が要介護者と認定した場合の居宅サービス、施設
　　サービス、地域密着型サービスであり、要支援者への予防給付とは、市町村が要支援
　　者と認定した場合の介護予防サービス、地域密着型介護予防サービスである（施設サー
　　ビスを除く）。
　②市町村は、条例を制定し、配食サービスや寝具乾燥サービスなど、独自のサービスを
　　特別給付として提供できる。
　③要介護や要支援に該当しなかった人を対象に、介護予防を目的とした地域支援事業が
　　行われる。市町村が実施し地域包括支援センターが事業の中核を担い、これまでの老
　　人保健事業、介護予防・地域支え合い事業、在宅介護支援センター運営事業が再構築
　　されて介護保険制度に組み込まれたものである。2014（平成26）年の改正により、介
　　護予防訪問介護と介護予防通所介護が2017（平成29）年3月末までに地域支援事業に
　　移行され、新しい介護予防・日常生活支援総合事業となり、多様なサービスを展開す

都道府県・政令市・中核市が指定・監督を行うサービス		市町村が指定・監督を行う サービス
介護給付を行うサービス	◎**居宅介護サービス** 【訪問サービス】 ●訪問介護(ホームヘルプサービス) ●訪問入浴介護 ●訪問看護 ●訪問リハビリテーション ●居宅療養管理指導 ●特定施設入居者生活介護 ●福祉用具貸与 ●特定福祉用具販売 ◎**施設サービス** ●介護老人福祉施設 ●介護老人保健施設 ●介護療養型医療施設 ●介護医療院 【通所サービス】 ●通所介護(デイサービス) ●通所リハビリテーション 【短期入所サービス】 ●短期入所生活介護(ショートステイ) ●短期入所療養介護	◎**地域密着型介護サービス** ●定期巡回・随時対応型訪問介護看護 ●夜間対応型訪問介護 ●地域密着型通所介護 ●認知症対応型通所介護 ●小規模多機能型居宅介護 ●認知症対応型共同生活介護(グループホーム) ●地域密着型特定施設入居者生活介護 ●地域密着型介護老人福祉施設入所者生活介護 ●複合型サービス(看護小規模多機能型居宅介護) ◎**居宅介護支援**
予防給付を行うサービス	◎**介護予防サービス** 【訪問サービス】 ●介護予防訪問入浴介護 ●介護予防訪問看護 ●介護予防訪問リハビリテーション ●介護予防居宅療養管理指導 ●介護予防特定施設入居者生活介護 ●介護予防福祉用具貸与 ●特定介護予防福祉用具販売 【通所サービス】 ●介護予防通所リハビリテーション 【短期入所サービス】 ●介護予防短期入所生活介護 (ショートステイ) ●介護予防短期入所療養介護	◎**地域密着型介護予防サービス** ●介護予防認知症対応型通所介護 ●介護予防小規模多機能型居宅介護 ●介護予防認知症対応型共同生活介護 (グループホーム) ◎**介護予防支援**

図7.5 介護サービスの種類
このほか、居宅介護(介護予防)住宅改修、介護予防・日常生活支援総合事業がある。
[厚生労働省、介護保険制度の概要 令和3年5月、p.13]

ることとなった(図7.5)。

④居宅や施設などにおける介護サービスの提供に対して、事業所に対価として支払われる報酬を「介護報酬」といい、国が定めている。介護報酬は1単位＝10円を原則として、個々のサービスごと、および利用者の要介護・要支援の程度ごとにきめ細かく定められ、3年ごとに見直しが行われている。また、給付の方法は、要支援・要介護の状態に即した金額のサービスが提供される。利用負担額の目安は、訪問介護の場合、身体介護で1時間程度のサービスは3,960円であり、指定介護老人福祉施設(特別養護老人ホーム)の施設サービスでは要介護3の場合、7,120円／日である(2021年4月現在)。また、居宅介護サービスの場合、サービスの種類ごとに定められた基準額の1～3割が自己負担となり、介護度に応じて定められた区分支給限度基準額を超えて利用した場合の超過分は全額自己負担になる。

⑤介護保険制度では、利用者が自らサービスを選択し、決定することを支援し、適切に利用できるように、利用者の心身の状況、生活環境などを考慮して、サービスの種類、内容、介護サービス提供者やスケジュールを定めた「介護サービス計画」(ケアプラン)に基づき介護サービスを利用する。介護サービス計画には、自宅で居宅サービスを利用する場合の「居宅サービス計画」、施設入所の場合の「施設サービス計画」、要支援者

居宅サービス計画：1割の利用者負担が求められるほかの介護保険サービスとは異なり、居宅サービス計画を作成す

が介護予防サービスを利用する場合の「介護予防サービス計画」がある。

e. 苦情や不服の申し立てと審査

(1)苦情処理　　介護サービスに対する苦情がある場合は、国民健康保険団体連合会（国保連）に申し立てることができる。国保連は、学識経験者などの第三者に委嘱して苦情処理を行う。市町村も住民からの質問、相談、苦情に対応できる第一次的な窓口として、必要に応じ国保連や都道府県と連携しながら対応する。また、介護相談員等派遣事業を実施する。都道府県は、サービス事業者に対する指導監督権限をもっており、指定基準違反の場合には指定取消処分や改善命令などの行政権限を行使する。サービス事業者・施設は、苦情受付窓口を設置し、苦情の受付、記録をすることとされている。また、市町村や国保連などの調査に協力し、指導・助言を受けた場合には必要な改善を行うことになる。

(2)不服申し立て　　要支援・要介護認定の決定をはじめ、被保険者証の交付などの保険給付に関する処分や保険料の賦課徴収などに関する処分に不服がある場合は、都道府県に設置された介護保険審査会（審査会）に審査請求ができる。審査請求は、正当な理由がない限り、処分があったことを知った日の翌日から起算して 60 日以内に文書または口頭で行うことが原則となっており、処分を行った市町村がある都道府県の審査会に対して行う。審査会は、審査請求を受理したときは、処分を行った市町村や利害関係者に通知し、必要時、審査請求人や関係者から報告や意見を求めたり、審問や調査を行うことができる。

B　介護保険制度のサービス

a. 居宅サービス

居宅サービス（在宅サービスともいう）は、介護給付によるサービスであり、要介護と認定された場合に受けることができる。訪問介護、訪問入浴介護、訪問看護、訪問リハビリテーション、居宅療養管理指導、通所介護（デイサービス）、通所リハビリテーション（デイケア）、短期入所生活介護（ショートステイ）、短期入所療養介護（ショートステイ）、特定施設入居者生活介護、福祉用具貸与、特定福祉用具販売、居宅介護住宅改修費の 13 種類がある（表7.2）。これらのサービスを支給限度基準額の範囲内で 1 〜 3 割の自己負担で利用できる。支給限度基準額を超えた場合の超過分は、全額自己負担となる。

b. 介護予防サービス

予防給付における介護予防サービスは、居宅サービスの個々のサービスと類似しているが、要支援の認定を受けた者に対して、要介護状態になることをできる限り防ぐことを目的とする点が異なる。たとえば介護予防通所介護には、通常のサービスに加えて選

る居宅介護支援（ケアマネジメント）は 10 割給付であり、利用者の負担はない。居宅サービス計画を作成しなくても居宅サービスを利用できるが、その場合、介護サービス事業者にいったん費用の全額を支払い、その後、保険者である市町村から保険給付分の費用の償還を受ける「償還払い」となる。居宅サービス計画は居宅介護支援事業所が作成する。　**施設サービス計画**：作成が施設に義務付けられており、施設の介護支援専門員が作成する。　**介護予防サービス計画**：おもに地域包括支援センターが作成するが、委託を受けた居宅介護支援事業所が作成する場合もある。　**特定施設**：厚生労働省が定める介護保険法の基準を満たし、指定を受けた介護保険施設以外の有料老人ホームや軽費老人ホームなどの介護施設を居宅として、入居者がケアプランに基づき、食事・入浴・排泄などのサービスを受ける。

表 7.2 居宅サービスの概要

	サービスの種類	サービスのおもな内容
訪問サービス	訪問介護	自宅を訪問して、日常生活に必要な身体介護、家事援助、生活などに関する相談、助言などを行う
	訪問入浴介護	自宅の浴槽での入浴が困難な場合に、看護師を含む専門職が訪問して必要時浴槽を提供し入浴の援助を行う
	訪問看護	医療機関または訪問看護ステーションの看護師などが自宅を訪問して看護サービスを提供する
	訪問リハビリテーション	医療機関または介護老人保健施設の理学療法士または作業療法士が、自宅を訪問してリハビリテーションを行う
	居宅療養管理指導	医療機関または薬局の医師、歯科医師、薬剤師などが、自宅を訪問して心身の状況や環境などを把握し、療養上の管理や指導を行う
通所サービス	通所介護（デイサービス）	老人福祉施設などにおいて、必要な身体介護、生活などに関する相談、助言、健康状態の確認、機能訓練などを行う
	通所リハビリテーション（デイケア）	介護老人保健施設や医療機関などにおいて、心身の機能の回復を図り、日常生活の自立を助けるリハビリテーションを行う
短期入所サービス	短期入所生活介護（ショートステイ）	老人福祉施設などに短期間入所し、必要な日常生活上の援助、機能訓練などを行う
	短期入所療養介護（ショートステイ）	介護老人保健施設や介護療養型医療施設などに短期間入所し、看護、医学的管理下における介護、機能訓練、その他必要な医療や日常生活上の援助を行う
その他	特定施設入居者生活介護	有料老人ホームや軽費老人ホームなどにおいて、必要な身体介護、生活などに関する相談、助言などの日常生活上の援助、機能訓練などを行う
	福祉用具貸与	在宅の要介護者などに福祉用具の貸与を行う
	特定福祉用具販売	福祉用具のうち、入浴や排せつのための福祉用具その他の厚生労働大臣が定める福祉用具の販売を行う
	居宅介護住宅改修費	手すりの取り付けその他の厚生労働大臣が定める種類の住宅改修費の支給

択的なサービスとして、運動器機能の向上、栄養改善、口腔機能向上のサービスが追加されている。介護予防福祉用具貸与・販売については、要支援者および要介護1の者については、特殊寝台、車いすなどは原則として給付対象から除外されている。

c. 施設サービス

「介護老人福祉施設」（特別養護老人ホーム）、「介護老人保健施設」、「介護医療院」、「介護療養型医療施設」の4種類を「介護保険施設」という（表7.3）。介護保険施設は要介護者のみが利用できる。

　介護療養型医療施設は、要介護高齢者の看取りやターミナルを中心とした長期療養、吸引、経管栄養、持続点滴、人工呼吸器による呼吸管理など医療的なケアを担う医療体

表 7.3 介護保険施設の概要

介護保険施設の種類	サービスのおもな内容
介護老人福祉施設（特別養護老人ホーム）	身体上または精神上著しい障害があるために、常時の介護を必要とする要介護者に対し、必要な身体介護、生活などに関する相談、助言などの日常生活上の援助、機能訓練、健康管理などを行う
介護老人保健施設	病院での入院治療を終えて、病状の回復期・安定期にあって、医療ケアが必要な要介護者に対し、医療、看護・介護、リハビリテーションを提供する。自宅復帰を念頭においた自宅と病院との中間施設としての機能をもつ
介護療養型医療施設	病状が慢性化・遷延化し、不安定な状態にあるために、カテーテルを装着しているなど、常時医療ケアが必要な要介護者を対象に医療、看護・介護、リハビリテーションを提供する
介護医療院	医療ニーズのある要介護高齢者の生活を医療と介護で支える長期療養・生活施設として、医療、看護・介護、リハビリテーションを提供する。介護療養型医療施設の受け皿としての医療体制をもつ

制が整った施設である。そのため、医療費や介護費が高騰するなどの財政上の問題があり、2023（令和5）年度までに介護医療院や老人保健施設などへ転換することとされ、徐々に数は減っている*。2011（平成23）年および2017（平成29）年の「介護保険法」改正による介護療養病床の経過措置期間を延長して2023（令和5）年度末までとし、「日常的な医学管理」や「看取りやターミナルケア」などの医療機能と、「生活施設」としての機能とを兼ね備えた新たな介護保険施設「介護医療院」を創設し、2018（平成30）年4月より施行された。

d.　地域密着型サービス

　　地域密着型サービスは、今後増加が予測される認知症高齢者や独居高齢者、中重度の要介護高齢者などが、できる限り住み慣れた自宅や地域で生活を継続できるように、「介護保険法」改正により2006（平成18）年度に制度化された。保険者である市町村が地域の実情に合わせて事業所を指定・監督し、事業所が所在する市町村に居住する者が利用対象となる。小規模多機能型居宅介護、夜間対応型訪問介護、認知症対応型通所介護、認知症対応型共同生活介護（グループホーム）、地域密着型特定施設入居者生活介護、地域密着型介護老人福祉施設入所者生活介護、定期巡回・随時対応型訪問介護看護、看護小規模多機能型居宅介護（複合型サービス）の8種類のサービスがある（表7.4）。

　　グループホームは介護保険制度実施当初は居宅サービスに位置づけられていたが、地域密着型サービスに移行された。小規模多機能型居宅介護は、「宅老所」をモデルに考えられ、通いサービスを中心に、突然のニーズにも応じる宿泊サービスや訪問サービスを組み合わせて提供することで、可能な限り住み慣れた地域で生活できるように在宅生活の継続を支援する。登録定員は25名であり、事業所がある生活圏域からの利用が望ま

表7.4　地域密着型サービスの概要

サービスの種類	サービスのおもな内容
小規模多機能型居宅介護	利用者の心身の状態や環境に応じて、通所や宿泊、訪問サービスなどの複数の居宅サービスを組み合わせて提供する
夜間対応型訪問介護	夜間の定期的な巡回訪問や通報により、利用者の自宅を訪問して排泄の介護や日常生活上の緊急時の対応を行う
認知症対応型通所介護	認知症要介護者などを対象に、老人福祉施設やグループホームなどにおいて、必要な身体介護、生活などに関する相談、助言、健康状態の確認、機能訓練などを行う
認知症対応型共同生活介護（グループホーム）	認知症要介護者などを対象に、家庭的な環境と地域住民との交流のもとで、必要な身体介護、生活などに関する相談、助言などの日常生活上の援助、機能訓練などを行う
地域密着型特定施設入居者生活介護	入所・入居を要する要介護者に対し、小規模型（30人未満）の施設において、必要な身体介護、生活などに関する相談、助言などの日常生活上の援助、機能訓練などを行う
地域密着型介護老人福祉施設入所者生活介護	入所・入居を要する要介護者に対し、小規模型（30人未満）の施設において、可能な限り自宅への復帰を念頭において、必要な身体介護、生活などに関する相談、助言などの日常生活上の援助、機能訓練、健康管理などを行う
定期巡回・随時対応型訪問介護看護	要介護高齢者の医療ニーズを含む在宅生活を支えるため、日中・夜間を通じて、訪問介護と訪問看護が連携しながら、短時間の訪問サービスを提供する
看護小規模多機能型居宅介護（複合型サービス）	多様なニーズに対応するために、小規模多機能型居宅介護と訪問看護を組み合わせて提供する

＊　2006（平成18）年4月に3,038施設120,700床あった介護療養型医療施設は、2020（令和2）年4月現在625施設19,955床に減少している。　**宅老所**：法令に定義のない民間の福祉サービス施設をいう。行政が支援しているものもある。

しいとされている。

e. 地域支援事業から総合事業へ

2005（平成17）年の制度改正により創設された地域支援事業は、被保険者が要支援・要介護状態になることを予防するとともに、要介護状態となった場合も可能な限り地域で自立した日常生活を営むことを支援する。地域支援事業は、地域の実情に応じて市町村が中心となって、地域の支え合いの体制づくりを推進する。

2014（平成26）年改正により、地域包括ケアシステムの構築に向けて地域支援事業は再編された。予防給付のうち訪問介護と通所介護を地域支援事業に移行し、配食サービスなどと合わせて、「介護予防・生活支援サービス事業」として位置づけた。また、従来の介護予防事業を「一般介護予防事業」とし、「介護予防・生活支援サービス事業」とともに、「新しい介護予防・日常生活支援総合事業」とされた。

f. 2025（令和7）年から2040（令和22）年を展望した持続可能な共生社会

団塊の世代が後期高齢者となる2025（令和7）年を見据えた地域包括ケアシステムの構築に加え、さらに2040（令和22）年を見据えると、多様化する介護ニーズへの対応が求められる。生産年齢人口が急激に減少する中で、何よりも介護を担う人材不足が懸念されるところである。どれほどの介護サービスの提供体制を整備するのか、正確に解析されたデータを活用し、地域の特性に応じて、計画的・効率的に進める必要がある。

7.3 介護保険制度を支えるケアマネジメントとケアマネジャー

ケアマネジメントは、個人のニーズと諸サービスを結びつける手法であり、サービスの利用と提供システムを調整し、ニーズが充足されている状態が継続できるようにモニタリングと調整を繰り返す支援の方法である。わが国では、介護保険制度の創設によってケアマネジメントが制度化され、介護支援専門員（ケアマネジャー）がケアマネジメントを実践する専門家として位置づけられた。

A ケアマネジメントの目的

介護保険制度下のケアマネジメントは、利用者の自立支援を目的として、フォーマルおよびインフォーマルな社会資源や、利用者（クライエント）の内的資源を活用し、利用者の状態に合わせた介護サービス計画（ケアプラン）を作成する（図7.6）。利用者の状態が変わったらそれに応じてケアプランを修正し、継続的に支援を提供する。高齢者のニーズは、長期化、慢性化、多様化するため、高齢者の心身の状態やサービスとの適合性を定期的にアセスメントし、必要に応じてサービスの調整を行うことが重要となる。

また、民間営利企業を含む多元的なサービス供給主体の情報を収集し、高齢者のニーズに過不足なくサービスを利用できるように調整していく必要がある。

B ケアマネジャー（介護支援専門員）

ケアマネジャーは、要支援・要介護者からの相談に応じるとともに、要介護者などがその心身の状況に応じて適切な居宅サービス、地域密着型サービス、施設サービス、各種介護予防サービスを利用できるように、市町村やサービス事業者、施設との連絡調整

居宅サービス計画書(1)

作成 ○年○月○日

初回・紹介 (継続)　　認定済・(申請中)

利用者名　○○○○様　　生年月日(明・大・昭)○年○月○日　住所　○○県○○市○○　高齢者住宅○○○○○○

居宅サービス計画作成者氏名　△△△△

居宅介護支援事業者・事業所名及び所在地　△△△△△△△

居宅サービス計画作成(変更)日　令和○年 02 月○日　　初回居宅サービス計画作成日　令和○年○月○日

認定日　令和○年 12 月　○日　　認定の有効期間　令和○年 01 月　○日　～令和○年 12 月　○日

要介護状態区分	要介護1 ・ 要介護2 ・ 要介護3 ・ (要介護4) ・ 要介護5
利用者及び家族の生活に対する意向	本人：体調管理に注意して自宅での生活を続けたい。 奥様：介護サービスを利用しながら、主人を支えて現在の生活を続けていきたい。
介護認定審査会の意見及びサービスの種類の指定	
総合的な援助の方針	日中は、通所介護サービスを活用して頂き、ご主人の身体面のケアと奥様の介護軽減を図り、訪問介護で居宅の生活面をサポートしていきます。夜間帯及び、その他の部分では、高齢者住宅職員に支援協力をお願いしていきます。また、主治医・訪問看護師との連携を図り、早めの受診・入院を行って頂き、二人での在宅生活を支援していきます。
生活援助中心型の算定理由	1. 一人暮らし　　2. 家族等が障害、疾病等　　3. その他(　　　　　　　　　)

==================【同意欄】====================

居宅サービス計画について説明を受け、内容に同意し交付を受けました。

説明・同意日　　令和○年○月○日
署名・捺印　　○　○　○　○　○　印

居宅サービス計画書(2)

利用者名　○○○○様　　　　　　　　　　作成○年○月○日

生活全般の解決すべき課題(ニーズ)	援助目標				援助内容					
	長期目標	(期間)	短期目標	(期間)	サービス内容	*1	サービス種別	*2	頻度	(期間)
パーキンソン病の悪化を予防し、安心・安定した生活を送りたい	病状を安定させ、安心して生活できる	R○.01.○～R○.12.○	健康状態を把握し、病状の改善をはかっていく	R○.01.○～R○.06.○	(介護保険以外のサービス) ・病状把握／服薬コントロールと経過観察／定期受診以外の早期受診・入院／医療との連携 ・経過観察 ・病状把握／服薬コントロールと経過観察／定期受診以外の早期受診・入院／医療との連携		受診 住宅職員 訪問看護	○○病院 有料老人ホーム 訪問看護ステーション	1回／隔週 随時 2回／週	R○.01.○～R○.12.○ R○.01.○～R○.12.○ R○.01.○～R○.12.○
日常生活動作の支援をしてもらいながら、在宅生活を続けられる	体調による自助努力が不可能な部分を支援してもらう	R○.01.○～R○.12.○	安心安全な起床・移動・移乗・排泄ができる	R○.01.○～R○.06.○	(介護保険のサービス) ・モーニングケア／移動・移乗／排泄介助 (介護保険以外のサービス) ・移動／移乗	○ ○	訪問介護 訪問介護 住宅職員	ヘルパーステーション 〃 有料老人ホーム	4回／週 3回／週 随時	R○.01.○～R○.12.○ R○.01.○～R○.12.○ R○.01.○～R○.12.○
他者との交流やいろいろな行事に参加したい	生活のリズムを保ち身体機能を保つことができる	R○.01.○～R○.12.○	生活にメリハリがつき、身体の機能維持ができる	R○.01.○～R○.06.○	(介護保険のサービス) ・機能訓練／アクティビティ参加／他者との交流／生きがい作りやいろいろな面での支援／相談・助言など	○ ○ ○	通所介護 〃 〃	介護センター	2回／週 2回／週 2回／週	R○.01.○～R○.12.○ R○.01.○～R○.12.○ R○.01.○～R○.12.○
大好きな入浴を心配なく続けることができる	身体状況に応じた入浴を支援し、清潔が保持できる	R○.01.○～R○.12.○	安心安全に入浴ができる	R○.01.○～R○.06.○	(介護保険のサービス) ・入浴介助／体調不良時は清拭など	○ ○ ○	通所介護 〃 〃	介護センター	2回／週 2回／週 1回／週	R○.01.○～R○.12.○ R○.01.○～R○.12.○ R○.01.○～R○.12.○

図 7.6　居宅サービス計画書の例

＊1　「保険給付対象かどうかの区分」について、保険給付対象内サービスについては○印を付す
＊2　「当該サービス提供を行う事業所」について記入する

[資料：熊本市居宅介護支援事業者協議会、介護サービス計画に関する部会報告書、p.32-33（2007）より改変]

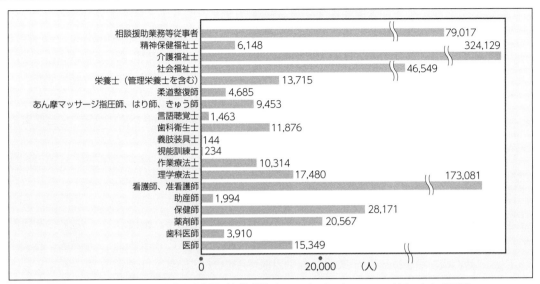

図7.7　介護支援専門員実務研修受講試験職種別合格者数（1998（平成10）～ 2021（令和3）年度累計）
一部の都道府県では、「看護師、准看護師」、「あん摩マッサージ指圧師、はり師、きゅう師」について区分を行っていないため、これらについては一括計上した。「相談援助業務等従事者」の数値は、第20回試験までは受験要件であった「介護等業務従事者」の人数も含まれている。
［資料：介護支援専門員実務研修受講試験の実施状況について］

などを行う者であって、要介護者などが自立した日常生活を営むのに必要な援助に関する専門的知識および技術を有する者である。

　ケアマネジャーは、次に掲げる保健医療福祉分野での実務経験者であって、都道府県知事が行う介護支援専門員実務研修受講試験に合格し（図7.7）、介護支援専門員実務研修の課程を修了し、介護支援専門員証の交付を受けた者でなければならない。2018（平成30）年から受験資格が変更され、介護等業務で実務経験を満たして受験する制度は廃止となった。

　以下の実務経験が5年以上の者
・医師、歯科医師、薬剤師、保健師、助産師、(准)看護師、理学療法士、作業療法士、(管理)栄養士、社会福祉士、介護福祉士、精神保健福祉士など21の資格者
・相談援助業務経験5年以上の生活相談員、支援相談員、相談支援専門員、主任相談支援員

C　ケアマネジメントの過程

　ケアマネジメントによるケアプラン作成の過程（プロセス）は、①インテーク：契約し、介護の意向や介護が必要な生活状態を聞く、②アセスメント：その人の生活の目標、および介護ニーズを明らかにする、③ケアプラン作成：サービスの調整をし、サービス提供事業者の担当者による会議で検討する、④ケアプラン実施：ケアプランに基づきサービスが提供される、⑤モニタリング：提供されたサービスの効果、利用者による評価、利用者の新たなニーズを把握する、⑥再アセスメント：状況の変化や目標の達成に伴い、再度介護ニーズの評価を行う、⑦終結：入所や入院、死亡や転居、ケアマネジャーの変更により終結する。

要介護者などが希望するサービスを調整することのみがケアプランの目的ではない。利用者の意向は尊重しつつ、総合的な援助の方針を立て、自立支援が具体化されなければならず、短期目標、および長期目標が、介護サービスの提供により達成されることが求められる。そのため、モニタリングなどを通じた見直しや修正は必要不可欠である。

ケアプランは利用者・家族の参加のもとで作成され、ケアマネジャーは、ケアプランの内容を利用者・家族にわかりやすく説明し、納得を得て、すべての介護サービス事業者と共通認識をもてるように調整することが必要である。

7.4 チームアプローチ

ケアマネジメントとは、チームアプローチの実践である。複数のニーズをもつ利用者は、さまざまな社会資源から援助を受けるために、複数の介護サービス事業者、および専門職がかかわることになる。援助目標が共有されていなければ、たとえば自宅では排泄動作が自立しているのに通所サービス利用時には介助がされているなどの一貫性のない援助が行われ、自立が阻害されかねない。そのため、ケアマネジャーは各種の保健医療福祉従事者とも十分に連携を図ることが重要になる。

A 連携の対象

a. 利用者・家族

ケアマネジメントの目的は、利用者のニーズが充足されている状態が継続できるように、利用者・家族の意向に添って、利用者・家族にとって望ましい暮らしを実現することである。そのため、常に利用者・家族と良好な関係を構築し、連携してより適切なケアプランを作成する必要がある。

b. 主治医

すべての利用者は医学的ニーズをもつことを認識し、病状を正確に把握して適切なサービスを提供しなければならない。そのため主治医とは、アセスメントの段階から連携を図り、情報交換を密に行う必要がある。

c. 介護サービス事業者および専門職

居宅における介護サービス事業者には、ケアマネジメントを行う「居宅介護支援事業所」や「地域包括支援センター」、訪問介護を行う「訪問介護ステーション」、訪問看護や訪問リハビリテーションを行う「訪問看護ステーション」、「通所介護事業所」や短期入所生活介護を行う「介護老人福祉施設」など、通所リハビリテーションや短期入所療養介護を行う「介護老人保健施設」や「介護医療院」、居宅療養管理指導を行う医療機関や調剤薬局などがある。これらのサービスを提供する専門職は、看護師、介護福祉士、理学療法士、作業療法士、社会福祉士、医師、歯科医師、歯科衛生士、薬剤師、栄養士などである。

介護サービス事業者および専門職との連携により、援助目標の共有や役割分担、情報交換などが行われることで、それぞれのサービス提供事業者から円滑にサービスが提供できる。そして、利用者の状態の変化や新たな情報などが共有されることで、利用者の理解が深まり、再アセスメントやケアプランの修正がなされ、より適したケアプランが作成される。

d. 介護サービス以外の関係機関

自治体が実施している高齢者福祉施策や地域包括支援センターが運営する事業、障害者自立支援制度、生活保護、権利擁護事業など、さまざまな社会資源に関する知識をもち、活用することが求められる。特に、共生型サービス(介護保険制度)では、障害者支援の知識も求められ、より連携・調整が重要である。

e. インフォーマルな支援者

利用者のニーズに応じ、家族を含めて親族、近隣の住民(自治会、老人会、民生委員ほか)、友人、ボランティアなど、インフォーマルな支援者と連携を図る必要がある。インフォーマルな支援者から継続して援助を受けるには、利用者を援助する際に有効な情報の提供や、援助方法を助言するなどの専門家の支援が求められる。

B　連携の方法

介護保険制度下における連携の方法の一つに、「サービス担当者会議」があげられる。これは、ケアカンファレンスの一種であり、ケアプラン上の介護サービスの担当者が集まり、利用者の情報を共有するとともに、プランの内容について吟味し、プランを修正する。サービス担当者会議は、利用者の要介護度更新認定や区分変更認定の際には原則開催することが求められている。これ以外であっても、利用者の状況の変化、ケアプランの内容変更の必要性、サービス提供をする際の不都合などがあった場合には、開催することが必要である。また、サービス担当者会議は、利用者・家族の参加を得て行うことが原則である。しかし、虐待事例や支援が困難な事例の場合には、関係者だけで協議することもある。このように、サービス担当者会議は、関係者が情報を共有し、アセスメントを深め、より適切なケアプランをつくり、役割分担を確認するうえで、重要な機能を果たしている。また、利用者・家族は、多くの関係者が支援していることを理解し、心強く、安心できると考えられる。

また、2014(平成26)年改正により、在宅医療・介護連携推進事業が地域支援事業の包括的支援事業に位置づけられた。市区町村が主体となり、地域の医師会などの関係団体と連携して8つの事業項目に取り組んできた。その後、認知症や災害への取り組みなど、地域の実情を踏まえた事業も実施され、事業の構造や進め方について、地域のめざす理想像として切れ目のない在宅医療と在宅介護の提供体制の構築とし、PDCA サイクルに沿うよう見直しが行われた(図7.8)。

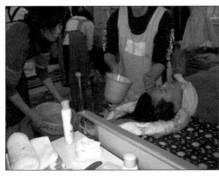 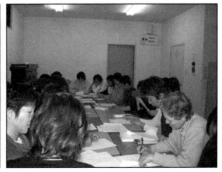

訪問介護員養成研修の様子(NPO法人地域たすけあいの会)[写真提供：本郷秀和]　ヘルパーらによるケア会議の様子(NPO法人地域たすけあいの会)[写真提供：本郷秀和]

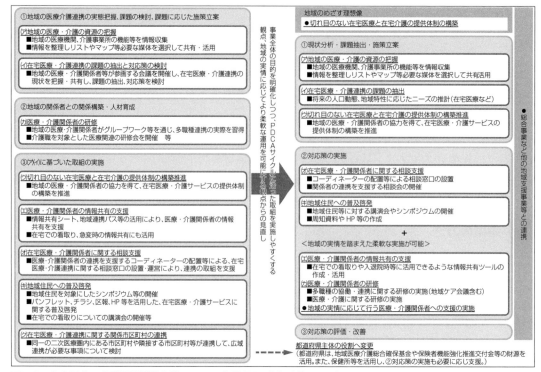

図 7.8　在宅医療・介護連携推進事業の 8 つの事業項目（⑦～⑨）の見直し
［資料：厚生労働省、在宅医療・介護連携推進事業の手引き Ver.3、p.5（2020）］

C　連携上の留意点

　　介護サービスの担当者は、所属機関が異なる場合、それぞれに異なる指揮命令下でサービスを提供している。よって、常に顔を合わせて情報交換や意見交換を実施することは難しい。情報交換ノートや電話・メール・ファックス・スマートフォンなどの通信機器を活用して密に報告・連絡・相談しあうことが求められる。

　　さまざまな専門職がかかわるため、互いの専門性を尊重し、他機関が果たす役割・機能を認識して自らの専門性を発揮することが求められる。また、利用者・家族が担う役割を認識しておくことも重要である。

　　利用者を支援するうえでの予測されるリスクや変化を検討し、関係者それぞれが押さえるべき内容を認識し、たとえ些細な変化であってもケアマネジャーを中心に連絡しあう体制が重要である。そして、可能な限り顔を合わせて検討する機会を設けることも、チームケアの成功の鍵となる。

D　チームアプローチでの専門職としての意識と役割

　　介護保険制度は、異なる領域に位置づけられていた保健・医療・福祉を総合化させた施策である。制度上、保健・医療・福祉の総合化が実現されても、サービス提供を担うそれぞれの専門職が意識しなければ、真の意味での総合化は果たせない。保健・医療・福祉の専門職は、協働の場で、高度な知識、技術とともに高い倫理性をもって、その専門性を適切に発揮することが求められる。

第8章 低所得者福祉

　本章では、おもに低所得者福祉における制度を説明していく。また、「日本国憲法」第25条によって保障されている「健康で文化的な最低限度の生活」を営むために必要な制度施策についても考える。特に、生活保護制度や社会手当などの公的扶助制度について理解したい。また、昨今、大きな社会問題とされている「貧困」と「福祉」との関連も学習したい。

8.1 貧困とは

A 現代社会における貧困

　21世紀に入り、経済的不況を背景とした失業者や非正規雇用者の増加が大きな社会問題となってきた。また、それに伴い、格差社会、ホームレス、ワーキングプア、貧困など多様化した状況も生み出されてきた。

　私たちは貧困を考えるとき、一般に生命の継続を阻むような水準の生活を連想するが、今日ではその時代や社会の標準的な生活との関連において捉えられてきている。つまり、その時代の「人並みの生活」ができない状態であり、文化、社会などにおいて貧困のかたちは異なる。「人並みの生活」とは、人たるに値する生活であり、社会の中で人とかかわりながら当たり前に生活をするのに必要な経済力、生活力をもっている状態である。基準として、OECD（経済協力開発機構）の相対的貧困率（2018年）が発表されており＊、米国約18％、日本約16％、ニュージーランド約14％、デンマーク約6％である。

　現代社会の生活様式は、ものがあふれ、欲しいものはすぐに手に入る環境が整い、何不自由なく生活できる状況である。このことは、人々の生活様式を大きく変化させたが、生活そのものの向上を必ずしも示すものではない。インフラの整備が進み、世界中の国々と比較してみても経済発展国として評価されているわが国では、貧困の意識さえ高くはない。しかし、実際は豊かで安定した生活基盤がある者はごく一部であり、さまざまな生活不安を抱いている。なぜなら、景気の変動は、直接企業の経営状況に影響を与え、約束された安定などは存在しないからである。もちろん、ストレスフルな環境から体調

相対的貧困率：所得の分布における中央値の50％に満たない人々の割合（％）。　＊資料：OECD. Stat. Income Distribution Database（課税後）より

を崩せば収入の機会を奪われるだけではなく、その扶養されている家族へも直接影響が及んでしまう。

　以上のような点から、今日の貧困問題は、一部の生活困窮者だけの問題ではなく、一般の人々の生活不安をも含めて考えていかなければならない。

B　社会問題としての貧困

　21世紀を迎え、わが国における社会経済は低迷を続けており、新規雇用はおろか、賃金カット、派遣社員の切り捨て、既存社員をも退職させてしまうリストラなど、雇用問題はますます深刻化している。また、日本における子どもの相対的貧困率も上昇傾向にある。特に大人ひとりで子どもを養育している家庭が、経済的に困窮している。さらには、教育費や住宅費の高額な支出、負担率が上がる一方の消費税や医療費、介護などの保険料負担の支出の増加は避けることができないものであり、大きな重圧となっている。これらは、食費や娯楽費のように支出を減らそうとしてもそうはいかないものである。そして、経済状況が不安定なこの時代ではいつ収入源を失うかわからないという漠然とした不安がある。このように、雇用問題、消費生活などが貧困や生活不安の原因となり、それらが複雑に絡み合ってさまざまな問題に発展している。今日の貧困問題は、個人の努力だけでは解決できない「社会問題」であり、貧困の連鎖も課題である（図8.1）と捉えられている。

　国は、社会問題である貧困から直接的に国民を守るために、国民一人ひとりに、「日本国憲法」第25条に規定する理念に基づき、「健康で文化的な最低限度の生活を営む権利」を保障している。このことから、「国は、すべての生活部面について、社会福祉、社会保障及び公衆衛生の向上と増進」を保障していく必要がある。

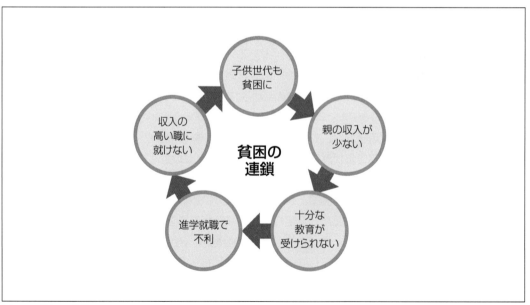

図8.1　貧困の連鎖
［資料：内閣府　子供の貧困対策推進室、子供の貧困対策、平成31（2019）年］

　　　　　　　　　　　　　　　　　　　　　　　　　　　　　　　　　8.　低所得者福祉

8.2 生活保護制度

A 生活保護制度について

　　生活保護制度は、「日本国憲法」第 25 条に規定される基本的人権の一つとして、生存権を保障するための理念を具体的制度としたものであり、「生活保護法」に基づき、全額公費負担によって生活の保障が行われるものである。

　　「生活保護法」第 1 条では、「この法律は、日本国憲法第 25 条に規定する理念に基き、国が生活に困窮するすべての国民に対し、その困窮の程度に応じ、必要な保護を行い、その最低限度の生活を保障するとともに、その自立を助長することを目的とする」としており、社会のセーフティネットとして、また国民生活の最後の拠り所として、重要な役割をもっているものである。生活保護を受けている被保護人員と保護費の推移を図8.2 に示す。

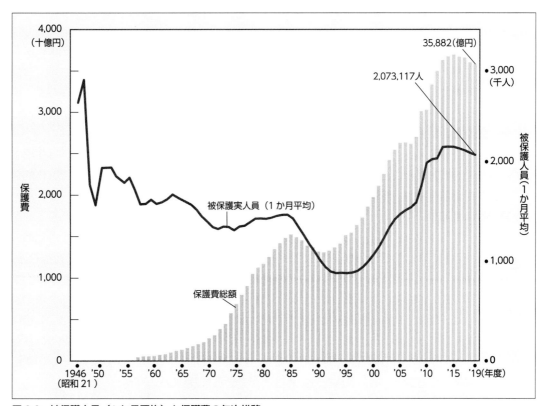

図 8.2　被保護人員（1 か月平均）と保護費の年次推移
1950（昭和 25）年以前は当該年の 10 月の人員。保護費総額とは生活扶助費、住宅扶助費、教育扶助費、介護扶助費、医療扶助費、出産扶助費、生業扶助費、葬祭扶助費の合計とし、施設事務費および委託事務費を含まない。1963（昭和 38）年 8 月 1 日より、老人福祉施設に入所している者についての生活扶助費、葬祭扶助費、および施設事務費は、老人保護措置費として支出されることになったが、本表には、老人保護措置の金額を含まない。1963（昭和 38）年度より教科書無償配布実施に伴い、教科書代が一部教育扶助から除かれた。
［資料：2011（平成 23）年まで厚生労働省社会・援護局調べ「社会福祉行政業務報告」（福祉行政報告例）、2012（平成 24）年以降「被保護者調査」および「生活保護費負担金事業実績報告」］

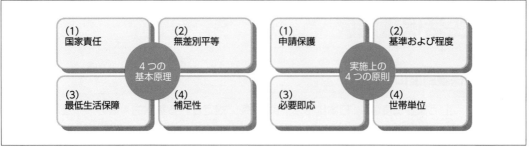

図8.3　生活保護の4つの基本原理と、実施上の4つの原則

B　生活保護の基本原理

　　「生活保護法」では、次に示す4つの基本原理を定めている（図8.3）。

a.　国家責任の原理

　　この原理は「生活保護法」の目的でもあり、生活に困窮するすべての国民の生活を国が責任をもって保障するものである。また、その自立助長も目的としている。

b.　無差別平等の原理

　　この原理は、「すべて国民は、この法律の定める要件を満たす限り、この法律による保護を、無差別平等に受けることができる」（第2条）として、人種、信条、性別、社会的身分、門地、生活困窮に陥った原因などで差別的な取り扱いをするものではなく、現在の困窮した生活状態で考えなければならないとしている。

c.　最低生活保障の原理

　　この原理は、「この法律により保障される最低限度の生活は、健康で文化的な生活水準を維持することができるものでなければならない」（第3条）として、健康で文化的な最低限度の生活保障をするものとしている。

d.　補足性の原理

　　この原理は、「保護は、生活に困窮する者が、その利用し得る資産、能力その他あらゆるものを、その最低限度の生活の維持のために活用することを要件として行われる」（第4条）とし、さらに「民法に定める扶養義務者の扶養及び他の法律に定める扶助は、すべてこの法律による保護に優先して行われるものとする」（第4条第2項）、「前2項の規定は、急迫した事由がある場合に、必要な保護を行うことを妨げるものではない」（第4条第3項）としている。つまり、所有の資産や能力などの活用、および扶養義務者の扶養や他の法律による措置や給付などが優先され、それでも最低限度の生活ができない場合に最後の方法として、保護を受けることができるものとしている。

C　生活保護実施上の原則

　　「生活保護法」では、次に示す実施上の4つの原則を定めている（図8.2）。

a.　申請保護の原則

　　「保護は、要保護者、その扶養義務者又はその他の同居の親族の申請に基づいて開始するものとする。但し、要保護者が急迫した状況にあるときは、保護の申請がなくても、

必要な保護を行うことができる」(第7条)とし、申請により開始することを明確に定めている。申請は、居住地を所轄する福祉事務所において行う。なお、急迫の場合はその限りではなく、職権保護も可能となっている。

b. 基準および程度の原則

　「保護は、厚生労働大臣の定める基準により測定した要保護者の需要を基とし、そのうち、その者の金銭又は物品で満たすことのできない不足分を補う程度において行うものとする」(第8条)とし、「前項の基準は、要保護者の年齢別、性別、世帯構成別、所在地域別その他保護の種類に応じて必要な事情を考慮した最低限度の生活の需要を満たすのに十分なものであって、且つ、これをこえないものでなければならない」(第8条第2項)と定められている。

c. 必要即応の原則

　「保護は、要保護者の年齢別、性別、健康状態等その個人又は世帯の実際の必要の相違を考慮して、有効且つ適切に行うものとする」(第9条)としており、個々の要保護者の状況に応じて、有効適切に行うとしている。

d. 世帯単位の原則

　「保護は、世帯を単位としてその要否及び程度を定めるものとする。但し、これによりがたいときは、個人を単位として定めることができる」(第10条)としている。保護の請求は個々に権利を保障しているが、その単位はその者が属する世帯を単位としている。

D　生活保護の要件と最低生活費

　生活保護は世帯単位で行い、世帯員全員がその利用し得る資産、能力その他あらゆるものをその最低限度の生活の維持のために活用することが前提である。資産の活用としては、預貯金、生活に利用されていない土地・家屋などは売却する。能力の活用としては、働くことが可能な者はその能力に応じて働く。あらゆるものの活用としては、年金や手当など他の制度で給付を受けることができる場合は、まずそれらを活用する。扶養義務者の扶養として、親族などから援助を受けることができる場合は受ける。そのうえで、世帯の収入と厚生労働大臣の定める基準で計算される「最低生活費」(基準生活費、図8.3)を比較し、収入が最低生活費に満たない場合に保護が適用される。

　支給される保護費は、最低生活費から収入を差し引いた差額が保護費として支給される。最低生活費とは、①生活扶助基準(第1類費：個人単位)＋②生活扶助基準(第2類費：世帯単位)＋③加算額＋④その他必要に応じた扶助であり、①②には地域による級地区分がある。生活保護基準については、一般低所得世帯の消費実態との均衡を図るため、2018(平成30)年10月より3か年の激変緩和措置期間を設け、段階的に見直しが行われた。

E　生活保護の種類

　生活保護は、生活扶助、教育扶助、住宅扶助、医療扶助、介護扶助、出産扶助、生業扶助、葬祭扶助の8種類の扶助から成り立ち、要保護者の生活状況に応じて単独支給または併用支給される。実施方法は金銭給付を原則とし、できない場合は現物給付となっている。原則的に医療扶助と介護扶助が現物給付となっている。

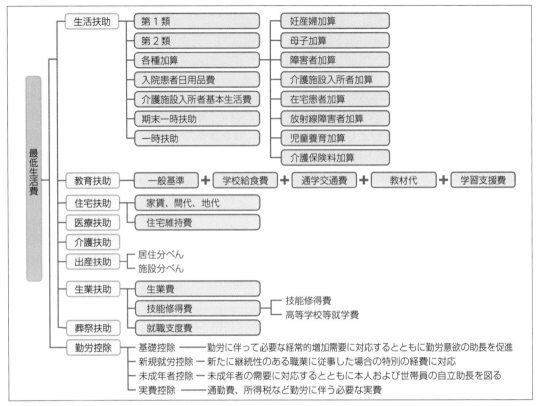

図 8.4　最低生活費と 8 つの扶助の体系

　8 種類の扶助の内容は以下のとおりであり、「生活保護法による保護の基準」に規定されている（図 8.4 参照）。

a. 生活扶助（第 12 条）

　生活扶助は、困窮のために最低限度の生活を維持することのできない者に対して行われる扶助である。この扶助には、食費、被服費など個人単位の生活で必要とされる諸経費（第 1 類）と、家具や光熱水費などの世帯共通での諸経費（第 2 類）に分けて扶助が行われる。臨時的な生活需要に対応する一時扶助もこれらの扶助に含まれ、また、特定の条件を満たした者には、第 1 類、第 2 類に加え、加算として一定額の上積みが行われる。この加算には、妊産婦加算、母子加算、障害者加算、介護施設入所者加算、在宅患者加算、放射線障害者加算、児童養育加算、介護保険料加算の 8 種類がある。

　生活扶助は、金銭給付によって行われるのが原則であるが、これによることが適当でないときは、現物給付によって行うことができる。生活扶助のための保護金品は 1 か月分以内を限度として前渡しするものとするが、これによらないときは、1 か月分を超えて前渡しすることができる。

b. 教育扶助（第 13 条）

　教育扶助は、教科書、学用品、通学用品、学校給食など義務教育に伴う諸経費などに充てられる扶助を金銭給付で行うことが原則となる。義務教育就学前の幼稚園、義務教育修了後の高校、大学などの就学費用は対象とはならず、その保護金品は被保護者、そ

の親権者もしくは未成年後見人または被保護者の通学する学校の長に対して交付するものとされている。

c. **住宅扶助**（第 14 条）

　　　住宅扶助は、家賃や間代、地代、補修費などに充てられる扶助のことである。原則は金銭給付によって行われるが、金銭給付が適当でないとされたとき、また、その他の保護の目的を達するために必要があると判断された場合には、現物給付によって行うことができる。住宅の現物給付は、宿所提供施設に委託して行われる。また、住宅扶助のための保護金品は、世帯主またはこれに準ずる者に対して給付される。

d. **医療扶助**（第 15 条）

　　　医療扶助は、医学的処置、手術およびその他の治療ならびに施術、薬剤または治療材費、居宅における療養上の管理およびその療養に伴う世話その他の看護、病院または診療所への入院およびその療養に伴う世話その他の看護、移送などの扶助が支給されるものである。医療扶助は原則として現物給付にて行われるものであるが、これによるものが適当でないとされたとき、金銭給付によって行うこともできる場合がある。

e. **介護扶助**（第 15 条の 2）

　　　介護扶助は、「介護保険法」に基づく居宅介護、福祉用具、住宅改修、施設介護、介護予防、介護予防福祉用具、介護予防住宅改修、介護予防・日常生活支援、移送に対して行われる。介護扶助は原則として現物給付によって行われるが、これによることができないときは、金銭給付にて行われる。現物給付のうち、居宅介護および施設介護などは、指定介護機関に委託して行う。指定介護機関とは、その事業として居宅介護を行う者、およびその事業として居宅介護支援計画を作成する者などで、厚生労働大臣や都道府県知事、指定都市や中核都市の市長により指定を受けたものをいう。施設介護としては、介護老人福祉施設、介護老人保健施設、介護医療院および介護療養型医療施設（2024 年 3 月末に廃止予定）がある。

f. **出産扶助**（第 16 条）

　　　出産扶助は、分べんの介助、分べん前および分べん後の処置、衛生材料の出産にかかわる事項が対象となり、支給される。原則は金銭給付であるが、これによることが適当でない場合、現物給付によって行うことができる。

g. **生業扶助**（第 17 条）

　　　生業扶助は、生業に必要な資金、器具または資料、生業に必要な技能の修得、就労のために必要なものを、これによってその者の収入を増加させ、またはその自立を助長することのできる見込みのある場合に限って支給される。

h. **葬祭扶助**（第 18 条）

　　　葬祭扶助は、検案、死体の運搬、火葬または埋葬、納骨その他葬祭のために必要なものを金銭給付によって行うものとされている。ただし、被保護者が死亡した場合において、その者の葬祭を行う扶養義務者がいない場合、その遺留した金品で、葬祭を行うに必要な費用を満たすことができない場合は、その葬祭を行う者に対して葬祭扶助が給付される。

生活保護は居宅保護を原則としている。しかし、対応困難なケースについては施設での入所保護を行うこととしている。現在では、「生活保護法」に基づく保護施設として、①救護施設、②更生施設、③医療保護施設、④授産施設、⑤宿所提供施設の5種類が設置されている（表8.1）。全国的に減少傾向であるが、2019（令和元）年10月1日現在の施設総数は288施設、在所者数は18,591人である。なお、救護施設は、他の施設で受け入れ困難な重複障害者や精神障害者などの生活施設として、重要視されている。

表8.1 「生活保護法」に基づく保護施設

救護施設	身体上または精神上著しい障害があるために日常生活を営むことが困難な要保護者を入所させて、生活扶助を行うことを目的とする施設
更生施設	身体上または精神上の理由により養護および生活指導を必要とする要保護者を入所させて、生活扶助を行うことを目的とする施設
医療保護施設	医療を必要とする要保護者に対して、医療の給付を行うことを目的とする施設
授産施設	身体上もしくは精神上の理由または世帯の事情により就業能力の限られている要保護者に対して、就労または技能の修得のために必要な機会および便宜を与えて、その自立を助長することを目的とする施設
宿所提供施設	住居のない要保護者の世帯に対して、住宅扶助を行うことを目的とする施設

G 生活保護の実施機関

生活保護の実施機関は、都道府県、市および福祉事務所を設置する町村である。福祉事務所には、所の長、指導監督を行う所員、現業を行う所員（ケースワーカー）、事務を行う所員を置くことが、「社会福祉法」に定められている。

ケースワーカーの仕事として、「所の長の指揮監督を受けて、援護、育成又は更生の措置を要する者等の家庭を訪問し、又は訪問しないで、これらの者に面接し、本人の資産、環境等を調査し、保護その他の措置の必要の有無及びその種類を判断し、本人に対し生活指導を行う等の事務をつかさどる」ことが「生活保護法」に規定されており、社会福祉主事が来所した人への面接や在宅への訪問などを行っている。また、民生委員の協力を得て生活困窮者の発見や援助にあたるなど、関連機関などとの密接な連携がとられている。

8.3 生活保護と関連事業

A 自立支援プログラム

自立支援プログラムとは、これまでの被保護者に対する経済的給付などに加え、おもに就労支援を中心として、被保護者の自立をより促進することを目的として、2005（平成17）年度より導入されたプログラムである。導入の背景には、傷病や障害、精神疾患などによる社会的入院、日常生活の中で抱えるさまざまな問題を相談することができないといったような社会的つながりの希薄化、生活保護の長期受給など、被保護者側が抱

える問題がある。加えて、これまで自立を支援してきた担当職員が、被保護者の抱える問題の複雑化と世帯の増加により、十分な支援を行えない状況となっているという支援者側の問題も考えられる。

　以上のような問題が取り巻く状況においては、被保護者の自立支援に取り組むためには、被保護者の状況を把握したうえで解決すべき課題を類型化する必要がある。そして、個々の類型化された課題に対して取り組むべき自立支援の具体的な内容や実施の手順を定め、必要とされる支援を組織的に実行することが、本来の自立支援プログラムの目的である。

　前述したように、被保護者を取り巻く問題は実に多種多様であり、なおかつ幅広いのが現状である。そうした状況の中で、就労による経済的自立のためのプログラムのみならず、自分自身の健康管理や生活管理を行えるような日常生活上の支援、希薄化してしまった社会との絆を回復し、維持することによって、地域社会の一員として充実した社会生活を送れるような支援も取り込んでいくことが重要である。なお、これまで支援にあたってきた担当職員の経験や事例などの支援内容を、具体的に実施組織内で共有化することで、支援の組織的対応と、よりいっそうの効率化を図ることが期待される。

B　生活保護受給者等就労自立促進事業

　生活保護受給者をはじめとする生活困窮者が増加するなか、生活保護受給者等を含めた生活困窮者の就労による自立を促進するため、2013(平成25)年度に創設された事業である。福祉事務所にハローワークの常設窓口を設置するなど、ワンストップ型の支援体制を整備し、関係機関が一体となって就労支援を推進している。

C　子どもの健全育成支援事業

　2009(平成21)年7月より、子どもやその親に日常的な生活習慣を身につけさせるための支援、子どもの進学支援、引きこもりや不登校への支援など、子どもが抱えるさまざまな問題の相談に応じ、子どもの貧困、またその連鎖を未然に防止する目的で創設された事業である。これらの多種多様の問題を解決するべく、社会資源との連携、そしてそれを活用していく体制の構築も重要な役割とされている。

8.4　低所得者対策

　低所得者対策には、おもに社会手当制度、公営住宅制度、生活福祉資金貸付制度がある。

A　社会手当制度

　社会手当は無拠出型であり、年金のように保険料を納めなくても受け取ることができる金銭給付である。ただし、所得制限があるものと、そうでないものに分かれている。わが国の社会手当としては、児童手当、児童扶養手当、特別児童扶養手当、特別障害者手当、障害児福祉手当などがある。

a. 児童手当

「児童手当法」に基づき、子ども・子育て支援の適切な実施を図るため、父母やその他の保護者が子育てについての第一義的責任を有するという基本的認識のもとに、家庭などにおける生活の安定に寄与するとともに、次代の社会を担う児童の健やかな成長に資することを目的とし、0歳から中学校卒業までの児童を養育している父母等に支給される手当である。

①3歳未満は一律1万5,000円

②3～12歳の第1子と第2子は1万円、第3子以降は1万5,000円

③中学生は一律1万円

④所得制限限度額以上の場合は一律5,000円（特別給付）

b. 児童扶養手当

「児童扶養手当法」に基づく、離婚・死亡・遺棄などの理由で、父親または母親と生計が同一ではない児童が育成される「ひとり親世帯」の所得保障のための手当（所得制限あり）である。手当額は、基本的に、消費者物価指数に応じて改定される。2010（平成22）年5月の「児童扶養手当法」改正において、父子家庭の父にも支給されるようになった。

c. 特別児童扶養手当

精神または身体に障害を有する20歳未満の児童をもつ父母、保護者に対する手当（所得制限あり）である。障害の程度によって1級と2級とがあり、給付額は1級が月額52,400円、2級は月額34,900円であり（2022（令和4）年度）、給付水準は消費者物価指数に基づいて改定される。

d. 特別障害者手当

20歳以上で在宅であって、著しく重度の障害を有するため、日常生活に常時特別の介護を要する者に支給される。給付額は月額27,300円である（2022（令和4）年度）。ただし、受給者や配偶者、扶養義務者の所得が限度額を超える場合は支給されない。

e. 障害児福祉手当

20歳未満で在宅であって、著しく重度の障害を有するため、日常生活において常時の介護を要する者に支給される。給付額は月額14,850円である（2022（令和4）年度）。ただし、本人、配偶者および扶養義務者の所得によって、支給の制限がある。

B 公営住宅制度

国土交通省が管轄する公営住宅制度は、低所得者を対象に住宅を供給することを目的としている。対象はひとり親家庭、高齢者、障害者などであり、低廉な家賃で住宅が供給される。1996（平成8）年「公営住宅法」が改正され、所得制限別の第1種、第2種の区分の廃止、事業主体の民間住宅の買い取り・借り上げが可能になり、社会福祉法人が公営住宅を使用できるようになった。

C 生活福祉資金貸付制度

生活福祉を利用するための資金を捻出することが困難な者に対し、その資金としての貸付を低利子もしくは無利子で行うことに加え、制度利用に必要な相談支援を行う制度である。本制度は、経済的側面での支援を行うことにより、その支援を受ける者の自立、

社会参画を促進し、世帯の生活を安定させることを目的とし、貸付を受けようとする際は、世帯を担当する民生委員や市町村社会福祉協議会へ貸付申請を行い、その申請が都道府県社会福祉協議会に提出され決定が行われることで、制度の利用が開始される。

また、本制度は、利用者への直接的、かつ、より有効的な支援へ結びつけることを目指し、2009（平成21）年に改定が行われた。この改定により、これまでの資金種別の整理と資金をひとまとめにするための「総合支援資金」が新たに設けられ、生活費や一時的な資金貸付を行うことが可能となった。加えて、これまで設定されてきた貸付金に発生する利子の引き下げ、利用者が貸付を受ける際に必要であった連帯保証人が指定できない、または存在しない場合においても貸付を行うことができるようになり、制度利用に際しての障壁解消に向けた改定がなされた。さらに、2015（平成27）年度には、「生活困窮者自立支援法」との連携を図り、より効果的、効率的に機能することを目的として改正が行われている。

制度改定後の資金の種別、貸付の条件などについて、表8.2に詳細を示す。

D 「生活困窮者自立支援法」

a. 制度の背景

2015（平成27）年4月から、生活に困窮している人に包括的な支援を行う「生活困窮者自立支援制度」が始まった。生活困窮者自立支援制度は、「現在は生活保護を受給していないが、生活保護に至るおそれがある人で、自立が見込まれる人」を対象に、困りごとにかかわる相談に応じ、安定した生活に向けて仕事や住まい、子どもの学習など、さまざまな面で支援するものである。生活保護から脱却した人も、再び最低限の生活を維持できなくなることがないように、支援の対象となる。

これまでの福祉制度は、高齢者、障害者、児童といった特定の対象者・分野ごとに展開されてきた。しかし、近年の暮らしに困っている人々が抱える課題は、経済的な問題に加えて社会的な孤立などがあり、それらが複雑に絡み合った場合もある。複雑な課題を抱えており現行の制度だけでは自立支援が難しい人に対して、生活全般にわたる包括的な支援を提供する仕組みを整備するため、「生活困窮者自立支援法」が2013（平成25）年に成立し、その後「生活困窮者自立支援制度」がスタートした。この制度は、仕事や住まい、家計などにかかわる課題が複雑化・深刻化して、破たんしそうな暮らしを受け止め、自立を助ける役割を担っている。また、2018（平成30）年からは、ひきこもり支援の充実や強化を図り、隙間のない支援を実現するため、ひきこもり対策推進事業との連携を強化し、訪問支援などの取り組みを含めた手厚い支援を充実させるとともに、ひきこもり地域支援センターのバックアップ機能などの強化を行っている。

b. 相談窓口

窓口は、都道府県および市の福祉担当部署や社会福祉協議会、社会福祉法人、NPO法人などに設置されている。支援の具体的な詳細は、都道府県や市によって異なるが、基本的には「相談窓口」に配置された専門の支援員が、支援を必要とする人の意思を尊重しながら、一人ひとりの状況に応じて適切な支援プランを作成し、寄り添いながら支援を行っていくことになる。

表 8.2　生活福祉資金一覧

資金の種類			貸付条件				
			貸付限度額	据置期間	償還期間	貸付利子	連帯保証人
総合支援資金	生活支援費	●生活再建までのあいだに必要な生活費用	(2人以上)月20万円以内 (単身)月15万円以内 ●貸付期間：原則3月(最長12月)	最終貸付日から6月以内	据置期間経過後10年以内	保証人あり 無利子 保証人なし 年1.5％	原則必要 ただし、保証人なしでも貸付可
	住宅入居費	●敷金、礼金など住宅の賃貸契約を結ぶために必要な費用	40万円以内	貸付けの日(生活支援費とあわせて貸し付けている場合は、生活支援費の最終貸付日)から6月以内			
	一時生活再建費	●生活を再建するために一時的に必要かつ日常生活費で賄うことが困難である費用 ●就職・転職を前提とした技能習得に要する経費 ●滞納している公共料金などの立て替え費用 ●債務整理をするために必要な経費など	60万円以内				
福祉資金	福祉費	●生業を営むために必要な経費 ●技能習得に必要な経費およびその期間中の生計を維持するために必要な経費 ●住宅の増改築、補修などおよび公営住宅の譲り受けに必要な経費 ●福祉用具などの購入に必要な経費 ●障害者用の自動車の購入に必要な経費 ●中国残留邦人などにかかる国民年金保険料の追納に必要な経費 ●負傷または疾病の療養に必要な経費およびその療養期間中の生計を維持するために必要な経費 ●介護サービス、障害者サービスなどを受けるのに必要な経費およびその期間中の生計を維持するために必要な経費 ●災害を受けたことにより臨時に必要となる経費 ●冠婚葬祭に必要な経費 ●住居の移転など、給排水設備などの設置に必要な経費 ●就職、技能習得などの支度に必要な経費 ●その他日常生活上一時的に必要な経費	580万円以内 資金の用途に応じて上限目安額を設定	貸付けの日(分割による交付の場合には最終貸付日)から6月以内	据置期間経過後20年以内	保証人あり 無利子 保証人なし 年1.5％	原則必要 ただし、保証人なしでも貸付可
	緊急小口資金	●緊急かつ一時的に生計の維持が困難となった場合に貸し付ける少額の費用	10万円以内	貸付けの日から2月以内	据置期間経過後12月以内	無利子	不要
教育支援資金	教育支援費	●低所得世帯に属する者が高等学校、大学または高等専門学校に修学するために必要な経費	(高校)月3.5万円以内 (高専)月6万円以内 (短大)月6万円以内 (大学)月6.5万円以内 ※特に必要と認める場合は、上記各上限額の1.5倍まで貸付可能	卒業後6月以内	据置期間経過後20年以内	無利子	不要 世帯内で連帯借受人が必要
	就学支度費	●低所得世帯に属する者が高等学校、大学または高等専門学校への入学に際し必要な経費	50万円以内				
不動産担保型生活資金	不動産担保型生活資金	●低所得の高齢者世帯に対し、一定の居住用不動産を担保として生活資金を貸し付ける資金	●土地の評価額の70％程度 ●月30万円以内 ●貸付期間 借受人の死亡時までの期間または貸付元利金が貸付限度額に達するまでの期間	契約の終了後3月以内	据置期間終了時	年3％、または長期プライムレートのいずれか低い利率	必要 推定相続人の中から選任
	要保護世帯向け不動産担保型生活資金	●要保護の高齢者世帯に対し、一定の居住用不動産を担保として生活資金を貸し付ける資金	●土地および建物の評価額の70％程度(集合住宅の場合は50％) ●生活扶助額の1.5倍以内 ●貸付期間 借受人の死亡時までの期間または貸付元利金が貸付限度額に達するまでの期間				不要

[資料：厚生労働省]

c. 生活困窮者自立支援制度の7つの事業

(1)自立相談支援事業　支援員が相談を受けて、どのような支援が必要かを相談者と一緒に考え、具体的な支援プランを作成し、寄り添いながら自立に向けた支援を行う。

(2)住居確保給付金の支給　離職などにより住居を失った人、または失う恐れの高い人には、就職に向けた活動をするなどを条件に、一定期間、家賃相当額を支給する。生活の土台となる住居を整えたうえで、就職に向けた支援を行う。一定の資産収入に関する要件を満たしている人が対象となる。

(3)就労準備支援事業　「社会との関わりに不安がある」「他の人とコミュニケーションがうまくとれない」など、直ちに就労することが困難な人に6か月から1年の間、プログラムに沿って、一般就労に向けた基礎能力を養いながら就労に向けた支援や就労機会の提供を行う。一定の資産収入に関する要件を満たしている人が対象となる。

(4)家計相談支援事業　家計状況の「見える化」と根本的な課題を把握し、相談者が自ら家計を管理できるように、状況に応じた支援計画の作成、相談支援、関係機関へのつなぎ、必要に応じて貸付のあっせんなどを行い、早期の生活再生を支援する。

(5)就労訓練事業　直ちに一般就労することが難しい人のために、その人に合った作業機会を提供しながら、個別の就労支援プログラムに基づき、一般就労に向けた支援を中・長期的に実施する。いわゆる「中間的就労」である。

(6)生活困窮世帯の子どもの学習支援　子どもの学習支援をはじめ、日常的な生活習慣、仲間と出会い活動ができる居場所づくり、進学に関する支援、高校進学者の中退防止に関する支援など、子どもと保護者の双方に必要な支援を行う。

(7)一時生活支援事業　住居をもたない人、またはネットカフェなどの不安定な住居形態にある人に、一定期間、宿泊場所や衣食を提供する。退所後の生活に向けて、就労支援などの自立支援も行う。資産収入に関する要件を満たしている人が対象となる。

8.5 現状と今後の課題

A 生活保護の現状

　被保護者数の推移(図8.1参照)をみてみると、1985(昭和60)年に140万人強であった被保護者は減少の一途をたどっていたが、1994(平成6)年の90万人を底に増加傾向へと転じ、2019(令和元)年では207万3,117人と、およそ25年のあいだに約2.3倍になっている。また、保護開始理由においては、傷病を理由とするものが1985(昭和60)年では72.2％であったのに対し、2019(令和元)年では22.8％と減少傾向にある中、貯金などの減少・喪失を理由とするものは1985(昭和60)年では4.6％であったのに対し、2019(令和元)年では40.2％と、およそ9倍の推移で増加している(表8.3)。保護廃止理由については、表8.4のとおりである。

表8.3　保護開始世帯の理由の推移（%、2010（平成22）年までは各年9月、2015（平成27）年以降は年度累計）

	1975 (昭50)年	1985 (昭60)年	1995 (平7)年	2000 (平12)年	2005 (平17)年	2010 (平22)年	2015 (平27)年	2019 (令和元)年
傷病によるもの	75.1	72.2	78.1	43.2	42.8	28.0	25.2	22.8
急迫保護で医療扶助単給	―	―	―	15.8	11.3	5.2	3.4	2.0
要介護状態	―	―	―	0.3	0.4	0.5	0.7	0.9
働きによる収入の減少・喪失	6.6	6.9	6.8	19.6	19.5	29.6	21.5	18.8
社会保障給付金・仕送りの減少・喪失	3.4	2.4	2.7	4.1	4.6	5.1	4.5	4.7
貯金などの減少・喪失	―	4.6	4.9	10.2	14.8	24.0	34.1	40.2
その他	6.3*	3.3*	1.7*	6.8	6.5	7.8	10.6	10.6

＊要介護状態、急迫保護を含む。
［資料：生活保護動態調査（1995（平成7）年以前）、社会福祉行政業務報告（福祉行政報告例）（2000（平成12）〜2010（平成22）年）、被保護者調査（2015（平成27）年以降）］

表8.4　保護廃止世帯の理由の推移（%、2010（平成22）年までは各年9月、2015（平成27）年以降は年度累計）

	1975 (昭50)年	1985 (昭60)年	1995 (平7)年	2000 (平12)年	2005 (平17)年	2010 (平22)年	2015 (平27)年	2019 (令和元)年
傷病の治癒	23.8	26.9	29.2	11.2	17.4	5.8	0.8	0.5
死亡・失そう	19.0	18.2	33.9	30.0	39.0	44.0	43.2	49.0
働きによる収入の増加・取得・働き手の転入	21.5	18.4	11.0	11.0	14.6	16.0	19.2	16.9
社会保障給付金・仕送りの増加	9.4	11.3	6.7	5.5	5.6	6.5	4.5	4.3
親類・縁者などの引取り・施設入所	―	―	―	4.8	5.0	4.9	5.3	5.5
医療費の他法負担	―	―	―	0.5	0.6	0.5	0.5	0.7
その他	26.2*	25.2*	19.3*	36.9	17.7	22.2	26.4	23.1

＊引取り、施設入所、医療費の他法負担などを含む。
［資料：生活保護動態調査（1995（平成7）年以前）、社会福祉行政業務報告（福祉行政報告例）（2000（平成12）年〜2010（平成22）年）、被保護者調査（2015（平成27）年以降）］

B　今後の課題

　　前述した現状をみると、被保護者のみならず、貧困という社会問題が現在でも拡大しており、それに伴い貧困問題を解決しようと公的扶助のサービス受給もまた拡大している。このようなニーズを踏まえたうえで、社会全体で現代社会が抱える貧困問題の実情を把握し、貧困状況にある対象者の潜在能力を助長するといったようなエンパワメントアプローチの姿勢が重要視される。

　　今後も、経済的問題や多種多様な社会問題によって貧困問題は拡大し続けることが予想される。この現代社会の中で、貧困問題に焦点を当て、対象者にアプローチを行い続けることが、今後の課題であるといえる。

第9章 地域福祉

　　地域福祉は、児童福祉や高齢者福祉といった対象者別の福祉分野ではなく、地域そのものを基盤とした新しい福祉の形態である。また、地域の課題解決に向けて多様な主体が協働していく点にも地域福祉の特徴がある。本章では、9.1 節で、地域福祉とは何かについて述べ、9.2 節で近年の「地域共生社会の実現」と呼ばれる政策動向の中で地域福祉がどのように展開しているか説明する。次に、9.3 節で地域福祉を担う組織・担い手とその活動についてまとめる。そして、最後に、これからの地域福祉推進の鍵となることが期待されている「地域福祉計画」と「コミュニティソーシャルワーク」について取り上げる。

9.1 地域福祉とは

　　「地域福祉」という言葉は、「社会福祉事業法」(1951(昭和26)年)に規定された社会福祉協議会(9.3A を参照)の活動が各地で展開されるようになる中で日本社会に定着していった用語である。岡村重夫や永田幹夫らによって 1970 年代から本格的に理論化され、その後、時代状況を反映しながらさまざまな定義が提出されたが、総じて、児童、高齢者、障害者といった分野別の福祉概念ではなく、地域住民の自発的な支え合い活動を重視ながら、地域を基盤に社会福祉を展開していこうとする考え方を意味している。

　　法的には、2000(平成12)年に成立した「社会福祉法」の第 1 条において「地域における社会福祉」と定義されている。また、第 4 条第 2 項では「地域住民、社会福祉を目的とする事業を経営する者及び社会福祉に関する活動を行う者は、相互に協力し、福祉サービスを必要とする地域住民が地域社会を構成する一員として日常生活を営み、社会、経済、文化その他あらゆる分野の活動に参加する機会が確保されるように地域福祉の推進に努めなければならない」とされ、地域福祉の主体や目的が規定されている。「社会福祉法」の定義をわかりやすく言い換えると、地域福祉とは、「地域住民と地域の多様な福祉関係者が協働して、高齢、障害などさまざまな事情から援助を必要としている人たちが、住み慣れた地域社会で大切な家族や友人・知人と交流したり、自分の能力を活かしてさまざまな社会活動に参加したりしながら、まちの一員として、自分らしく暮らしていくことができるようにすること」といえるだろう。しかし、この定義は、地域福祉が目指

地域福祉論の先駆け：岡村重夫は、①コミュニティ・ケア、②一般地域組織化、③福祉組織化、④予防的社会福祉を地域福祉の構成要素とし、永田幹夫は、①在宅福祉サービス、②環境改善サービス、③組織活動に体系化した。

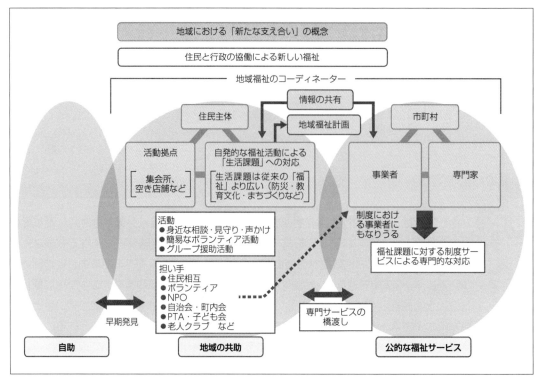

図 9.1　住民と行政の協働による新しい福祉
［資料：これからの地域福祉のあり方に関する研究会報告書］

すべき状態を説明したものであり、目標概念としての地域福祉の定義である。

　図 9.1 のとおり、社会福祉には「法律に基づく制度的な福祉サービスによる専門的な対応」と「住民が主体となる自発的な福祉活動による生活課題への対応」という 2 つの課題解決の方法がある。ここでは前者を「公助」、後者を「共助」と呼ぶことにしたい。第 4 条第 2 項において地域福祉の推進主体として地域住民が最初に記されていることからわかるように、地域福祉は課題解決の方法として共助を重視する。共助の領域を推進・強化していくことで、公助では対応できない生活課題についても解決を図っていくことが地域福祉の基本的な考え方である。

　しかし、図 9.1 に公助と共助が重なる部分があるように、現代の社会福祉では、公助と共助が重なる部分、つまり、公助と共助の連携・協働が重要になっている。たとえば、介護保険制度では医療や介護などの専門的なサービスと、生活支援・介護予防に関する住民主体の取り組みが一つのシステムとしてつながる「地域包括ケアシステム」の構築が目指されてきた。そして、「精神障害にも対応した地域包括ケアシステムの構築に係る検討会報告書」（2021（令和 3）年 3 月）が公表されるなど、こうした考え方は他の分野にも広がっており、社会福祉の各分野で、地域において公助と共助が協働する新しい支援体

共助と互助：図 9.1 のように、地域福祉では自助・共助・公助の 3 区分が用いられることが多いが、介護保険制度の地域包括ケアシステムをめぐる議論では、自助・互助・共助・公助の 4 区分がよく用いられている（平成 20 年度「地域包括ケア研究会報告書」）。後者では、「共助」は社会保険のような制度化された相互扶助を意味し、地域福祉では「共助」と呼ばれることが多い、近隣の助け合いやボランティア等のインフォーマルな相互扶助は「互助」に位置づけられている。

制づくりが進められている。つまり、「社会福祉法」でいう地域福祉（地域における社会福祉）とは、共助による生活課題の解決に加え、公助と共助が連携・協働して課題解決に向かう、地域を基盤とした新しい福祉の方法を意味している。

9.2 地域共生社会の実現と地域福祉

このように展開してきた地域福祉であるが、2010年代半ばからの「地域共生社会の実現」と呼ばれる国の政策動向の中で、新たなステージに入ったといえる。「地域共生社会」とは、2016（平成28）年6月に閣議決定された「ニッポン一億総活躍プラン」において提案された理念で、「制度・分野の枠や、『支える側』『支えられる側』という従来の関係を超えて、人と人、人と社会とがつながり、一人ひとりが生きがいや役割を持ち、助け合いながら暮らしていくことのできる、包摂的なコミュニティ、地域や社会を創るという考え方」（地域共生社会推進検討会『最終とりまとめ』2019（令和元）年12月）とされている。

この政策理念は、個人や世帯が抱える生きづらさの多様化・複雑化や社会的孤立の広がりに対応すべく、新たな地域共生の基盤をつくろうとするもので、福祉の領域だけでなく、保健、医療など対人支援領域全体、さらには地方創生、まちづくり、住宅、地域自治、環境保全、教育など、他の政策領域にも広がる射程をもっている（図9.2）。このような大きな流れの中で、厚生労働省は「地域共生社会の実現」を基本コンセプトに、これまで高齢者分野で推進されてきた地域包括ケアシステムの考え方を他分野にも普遍化していく福祉改革の方針を打ち出し（図9.3）、2017（平成29）年と2020（令和2）年の2度にわたって「社会福祉法」が改正された。

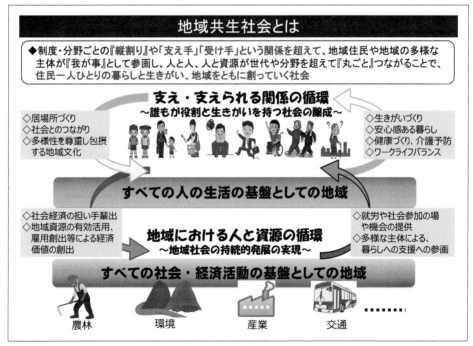

図 9.2　地域共生社会とは
［第1回地域共生社会推進検討会（令和元年5月16日）資料、p.2］

2度の法改正でのおもな変化として(表9.1)、まず、第4条では、第1項で「地域福祉の推進は、地域住民が相互に人格と個性を尊重し合いながら、参加し、共生する地域社会の実現を目指して行われなければならない」とされ、「地域共生社会の実現」が地域福祉の目標であることが明記された。また、第3項では、個人やその世帯が抱える多様な生活課題や地域社会からの孤立といった制度だけでは対応が難しい課題を総称する概念として「地域生活課題」が新たに規定され、これを地域住民等と専門機関が連携して把握し解決を図っていくことが地域福祉推進であるとされた。
　上記に関して特に注目すべきは、2017(平成29)年に新設された第106条の3である。

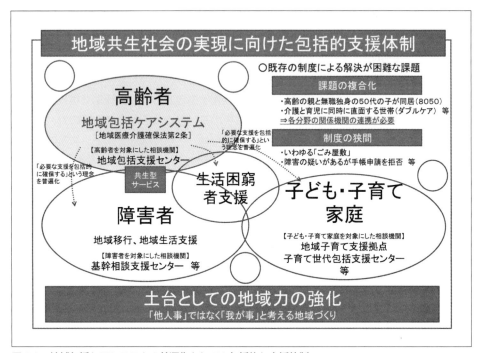

図9.3　地域包括ケアシステムの普遍化としての包括的な支援体制
[厚生労働省社会・援護局地域福祉課、地域共生社会の実現に向けた市町村における包括的な支援体制の整備に関する全国担当者会議（平成29年9月25日）資料、p.26]

表9.1　「社会福祉法」第4条　地域福祉の推進

第1項 (2020(令和2)年の改正により追加)	地域福祉の推進は、地域住民が相互に人格と個性を尊重し合いながら、参加し、共生する地域社会の実現を目指して行われなければならない。
第2項 (2000(平成12)年からある条文)	地域住民、社会福祉を目的とする事業を経営する者及び社会福祉に関する活動を行う者(以下「地域住民等」という。)は、相互に協力し、福祉サービスを必要とする地域住民が地域社会を構成する一員として日常生活を営み、社会、経済、文化その他あらゆる分野の活動に参加する機会が確保されるように、地域福祉の推進に努めなければならない。
第3項 (2017(平成29)年の改正により追加)	地域住民等は、地域福祉の推進に当たつては、福祉サービスを必要とする地域住民及びその世帯が抱える福祉、介護、介護予防(要介護状態若しくは要支援状態となることの予防又は要介護状態若しくは要支援状態の軽減若しくは悪化の防止をいう。)、保健医療、住まい、就労及び教育に関する課題、福祉サービスを必要とする地域住民の地域社会からの孤立その他の福祉サービスを必要とする地域住民が日常生活を営み、あらゆる分野の活動に参加する機会が確保される上での各般の課題(以下「地域生活課題」という。)を把握し、地域生活課題の解決に資する支援を行う関係機関(以下「支援関係機関」という。)との連携等によりその解決を図るよう特に留意するものとする。

同条は、市町村に、第4条第3項を具体化するための体制づくり、すなわち、「地域生活課題の解決に資する支援が包括的に提供される体制（＝包括的な支援体制）」を整備する努力義務を課している。「包括的な支援体制」は、2016（平成28）年の地域力強化検討会「中間とりまとめ」（図9.4）の構想に基づいて法定化されたもので、住民の身近な圏域に、①地域住民等が主体的に地域生活課題を把握し解決を試みることができる環境と、②地域生活課題に関する相談を包括的に受け止める体制を整備するとともに、市町村圏域に、③多機関の協働による包括的な相談支援体制を構築するものである。言い換えれば、共助によって地域生活課題を把握し解決できる環境をつくるとともに、共助の力だけでは解決できない地域生活課題を包括的に受け止め、多機関の分野横断的な協働により解決を図っていく体制づくりを市町村に求めるものである。

　しかし、「社会福祉法」は、上記の①②③をどのような組織・機関が担うのか明示していない。たとえば、②の地域生活課題に関する相談を包括的に受け止める体制は、ある市町村では地域包括支援センターが中心になる可能性もあり、他の市町村では社会福祉協議会が担うことも考えられるため、地域の実情に応じて市町村が決めていくことになる（図9.5）。「包括的な支援体制は、ジグソーパズルのように、既存の制度を組み合わせたり、重ね合わせたりしてデザインしていく体制」「自治体にとっては単一制度の運営とは異なる応用問題」（永田祐『包括的な支援体制のガバナンス』、有斐閣、p.23（2021））といわれる所以である。

　そこで、こうした分野横断的な体制づくりを市町村が地域の関係者と協議しながら進

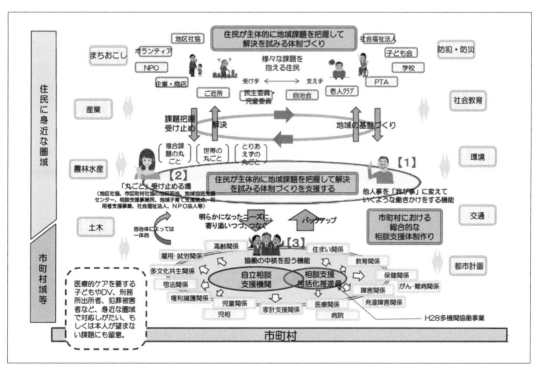

図9.4　地域における住民主体の課題解決力強化・包括的な相談支援体制のイメージ
［地域における住民主体の課題解決力強化・相談支援体制の在り方に関する検討会（地域力強化検討会）、地域力強化検討会中間とりまとめ 〜従来の福祉の地平を超えた、次のステージへ〜（2016年12月26日）］

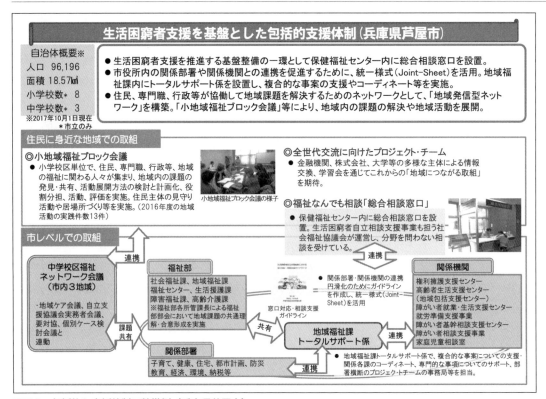

図 9.5　包括的な支援体制の整備例（兵庫県芦屋市）
［第 1 回地域共生社会推進検討会（令和元年 5 月 16 日）参考資料 1］

めていくことができるよう、「地域福祉計画」（9.4 節参照）を包括的な支援体制の整備計画とし、分野別福祉計画の上位に位置づける法改正（「社会福祉法」第 107 条）がなされた。また、2020（令和 2）年には、高齢、障害、子ども、生活困窮など分野別に分かれた相談支援と地域づくりに関連する事業を属性・世代を問わず一体的に執行できるようにする「重層的支援体制整備事業」も制度化された（「社会福祉法」第 106 条の 4）（図 9.6）。

　このように、近年では、各地域でこれまで積み上げてきた地域福祉の取り組みの上に、地域福祉計画や重層的支援体制整備事業を活用しながら地域独自の包括的な支援体制をどう構築していくかが、地域福祉にとって大きなテーマとなっている。

重層的支援体制整備事業：「社会福祉法」第 106 条の 4 に基づき、市町村が包括的な支援体制を整備するため、柱となる①包括的相談支援事業（属性を問わない相談支援）、②参加支援事業、③地域づくり事業の 3 事業に加え、これらを支える④アウトリーチ等を通じた継続的支援事業、⑤多機関協働事業、⑥支援プランの策定を一体的に実施する事業。

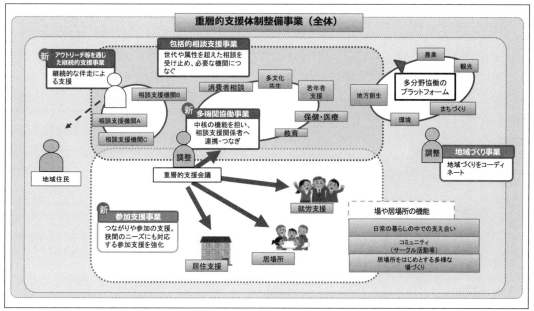

図9.6 重層的支援体制整備事業のイメージ
[厚生労働省社会・援護局地域福祉課、令和2年度 地域共生社会の実現に向けた市町村における包括的な支援体制の整備に関する全国担当者会議資料]

9.3 地域福祉の推進組織と担い手

　地域福祉は、本人・家族の自助努力である「自助」、住民相互の助け合いによる援助である「共助」、行政や専門的なサービスによる援助である「公助」が地域の課題に応じてさまざまに組み合わされて推進されている。前節ではそうした多様な取り組みを「包括的な支援体制」として組み上げ整備していく市町村行政の役割について述べた。ここでは、「共助」の担い手として、小地域福祉活動と福祉協力員（福祉委員）、民生委員・児童委員、ボランティア活動とNPOを取り上げる。また、地域福祉の推進を目的とする組織・事業として、社会福祉協議会、日常生活自立支援事業、共同募金を取り上げる。

A 社会福祉協議会

　社会福祉協議会（以下、社協と略す）は、住民、ボランティア団体、民生委員・児童委員、社会福祉施設や関係団体などの社会福祉関係者、保健・医療・教育などの関係機関の参加・協力のもと、福祉のまちづくりを目指したさまざまな活動を行っている民間団体である。「社会福祉法」では、第109条および第110条で、「地域福祉の推進を図ることを目的とする団体」と規定されている。

　社協の体系と構成についてみると、まず、47の都道府県に社協が組織され（第110条）、その連合会として全国社会福祉協議会（以下、全社協と略す）が1か所設置されている（第111条）。また、全国の各市区町村には市区町村社協が組織され、指定都市の社協には行政区社協がある（第109条）。さらに、小学校区などには、地区・校区社協などが組織されている場合もある（ただし、この段階の社協には法的な規定はない、図9.7）。

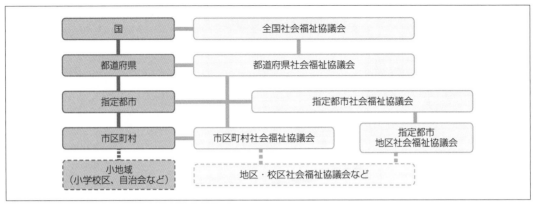

図9.7　社会福祉協議会の体系
［資料：これからの地域福祉のあり方に関する研究会、第2回研究会資料より改変］

　　地域福祉推進の中核となる市区町村社協は、地域福祉の推進に参加・協働する地域の
あらゆる団体・組織を構成員としている。具体的には、①住民組織、②公私の社会福祉
事業者および社会福祉関係団体等、③社会福祉に関する活動を行う団体、④地域福祉推
進に必要な地域の主要な団体などが、地域の実情に応じて構成員となっている。その事
業については、「社会福祉法」第109条で、①社会福祉を目的とする事業の企画および
実施、②社会福祉に関する活動への住民の参加のための援助、③社会福祉を目的とする
事業に関する調査、普及、宣伝、連絡、調整および助成、④社会福祉を目的とする事業
の健全な発達を図るために必要な事業と規定されている。また、全社協がまとめた「市
区町村社協経営指針(令和2年第2次改定)」によれば、市区町村社協の事業は概ね次の4
部門に分類することができる。
(1)法人経営部門　　適切な法人運営や事業経営を行うとともに、総合的な企画や各部
門間の調整等を行う社協事業全体のマネジメント業務にあたる。
(2)地域福祉活動推進部門　　地域住民や多様な組織・関係者の連携・協働による地域
生活課題の解決や地域づくりに向けた取り組みの支援、福祉教育・ボランティア活動を
通じた地域住民の主体形成、地域の組織・関係者の協働を促進する、地域福祉推進の中
核的な役割を果たす。
(3)相談支援・権利擁護部門　　地域住民のあらゆる地域生活課題を受け止め、地域で
の生活支援に向けた相談・支援活動、権利擁護支援、情報提供・連絡調整を行う。
(4)介護・生活支援サービス部門　　介護保険サービスや障害福祉サービス、行政から
の委託・補助で行うその他のサービスを提供する。

B　小地域福祉活動と福祉協力員（福祉委員）

　　市区町村社協が上記の「地域福祉活動推進部門」を通じて推進を図っている地域福祉活
動の一つが「小地域福祉活動」である。小地域福祉活動とは小地域を単位に行われる住民
の福祉活動であり、代表的な活動として、「小地域ネットワーク活動」と「ふれあい・い
きいきサロン」がある。
　　小地域ネットワーク活動は、要支援(要援護)者一人ひとりに近隣の住民が見守りや日

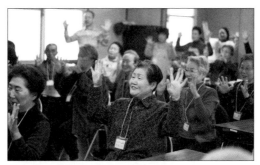

図9.8　ふれあい・いきいきサロン
［北九州市社会福祉協議会］

常的な生活支援を行うものである。地域の実情に応じてさまざまな仕組み（活動の担い手、推進組織、方法・手段など）が開発されているが、典型的には、市区町村社協から委嘱されて「福祉協力員」（あるいは福祉委員など）となった住民が、一人暮らしの高齢者などの見守り対象世帯を定期的に訪問するなどの活動を行っている。全国的には、校区社協が主体となり、町内会や民生委員・児童委員と連携して進める形態が普及している。

　また、ふれあい・いきいきサロンは、閉じこもりがちな高齢者や虚弱高齢者などが気軽に出かけられる場所を身近なところにつくり、生活の活性化や交流を図ろうとする住民活動である（図9.8）。参加者どうしが相談し合ったり、住民が地域の生活課題に気づいたりする場として期待されているほか、いつも参加している人の姿が見えないと連絡を取るなどといった、安否確認の機能も期待できる。

地域福祉の専門的援助の事例①〜コミュニティワーク〜

　高齢化率が30％を超えているX市Y地区で民生委員をしているAさんは、1年前に訪問した団地の一室で孤立死を発見した。それ以来、地域の気になる世帯を民生委員だけで見守っていくことは難しいと感じ、X市社会福祉協議会のコミュニティワーカーBさんに、地域の見守り体制の構築について相談した。X市社会福祉協議会でY地区を担当するBさんも、日頃の地域分析から、Y地区では一人暮らしの高齢者が多く、地域のつながりが希薄化しており、孤立死のリスクが高くなっていると感じていたところであった。

　そこで、Bさんは、町内会を通じてY地区の地域住民に呼びかけ、高齢者の孤立の状況や地域における見守り活動の意義について考える「住民懇談会」を企画・実施した。こうした取り組みによって、Y地区では住民が主体となって見守り活動に取り組もうという機運が徐々に高まっていった。さらに、Bさんは、高まってきた住民の思いを具体化するために、地域住民が連携・協働して活動に取り組むための組織づくりが必要と考え、民生委員、町内会、老人会など各種の地域団体によって構成される「Y地区社会福祉協議会」の立ち上げを提案した。

　1年後、さまざまな地域団体が参加してY地区社会福祉協議会が結成された。Y地区社会福祉協議会は、地域住民の中から福祉協力員を決め、民生委員と連携しながら見守り活動を行っていくことや、月に2回、公民館でふれあい・いきいきサロンを開催することなどを活動計画にまとめ、地域の見守り体制の構築に向けて取り組みを進めていった。その過程で、Bさんは、必要に応じてアドバイスをするなど、住民が主体となったY地区社会福祉協議会の活動を側面から支援していった。

C **日常生活自立支援事業**

　日常生活自立支援事業とは、認知症高齢者、知的障害者、精神障害者などのうち、判断能力が不十分な者に対して、契約に基づいて福祉サービスの利用に関する援助と、これに伴う日常的金銭管理などをあわせて行うことにより、地域において自立した生活が送れるよう支援するものである。「社会福祉法」上の「福祉サービス利用援助事業」として、1999（平成11）年度から国庫補助事業として開始され、当初、「地域福祉権利擁護事業」という名称であったが、2007（平成19）年度から現在の名称となっている。

　事業の実施主体は、都道府県・指定都市社協であるが、事業の一部を市区町村社協などに委託でき、窓口業務などは市区町村社協などで実施されている。市区町村社協にとっては、前述の「相談支援・権利擁護部門」を構成する重要な事業の一つとなっている。

　この事業では、「専門員」が相談の受付、申請者の実態把握や事業の対象者であることの確認、支援計画作成、契約締結業務などを行い、「生活支援員」が専門員の指示を受け具体的な援助を提供する（図9.9）。具体的な援助内容としては、①福祉サービスの利用援助、②苦情解決制度の利用援助、③住宅改造、居住家屋の賃借、日常生活上の消費契約および住民票の届出などの行政手続に関する援助などのほか、④上記①〜③に伴う援助として「預金の払い戻し、預金の解約、預金の預け入れの手続等利用者の日常生活費の管理（日常的金銭管理）」「定期的な訪問による生活変化の察知」などがある。

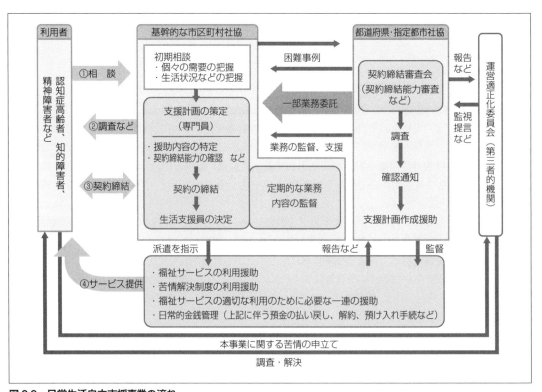

図9.9　日常生活自立支援事業の流れ
［第4回これからの地域福祉のあり方に関する研究会（2007年11月19日）に厚生労働省社会・援護局地域福祉課が提出した資料「福祉サービス利用援助事業について」、p.12］

全国社会福祉協議会『権利擁護・虐待防止 2020』によれば、この事業の実利用者数（契約件数）は 2019（令和元）年度末時点で 55,717 人であり、年々増加している。現在では、成年後見制度と並んで、認知症や障害などにより判断能力に不安のある人たちの地域生活を支える重要な制度となっており、副次的効果として、親族による金銭搾取や消費者被害などの虐待・権利侵害に対する発見・見守り機能も期待できる。

D 民生委員・児童委員

民生委員とは、援助が必要な住民に対して、住民の立場に立って相談・援助を行い、社会福祉の増進に努める任務をもつ無給の民間奉仕者である。「民生委員法」に基づき、都道府県知事の推薦を受けて厚生労働大臣から委嘱され、「児童福祉法」に基づく児童委員も兼務している。現行の民生委員制度の源は、1917（大正 6）年岡山県の「済世顧問制度」、1918（大正 7）年大阪府の「方面委員制度」といわれている。

民生委員としての職務は、「民生委員法」第 14 条により、①住民の生活状態を必要に応じ適切に把握しておくこと、②生活に関する相談に応じ、助言その他の援助を行うこと、③福祉サービスを適切に利用するために必要な情報の提供その他の援助を行うこと、④社会福祉事業者と密接に連携し、その事業または活動を支援すること、⑤福祉事務所その他の関係行政機関の業務に協力すること、⑥その他、住民の福祉の増進を図るための活動を行うこと、が規定されている（図 9.10）。

児童委員としての職務は、「児童福祉法」第 17 条により、①児童および妊産婦の生活や環境を適切に把握しておくこと、②サービスを適切に利用するために必要な情報の提供や指導を行うこと、③児童および妊産婦にかかわる社会福祉を目的とする事業を経営する者または児童の健やかな育成に関する活動を行う者と密接に連携し、その事業または活動を支援すること、④児童福祉司または福祉事務所の社会福祉主事の行う職務に協力すること、⑤児童の健やかな育成に関する機運の醸成に努めること、⑥その他、児童および妊産婦の福祉の増進を図るための活動を行うこと、が規定されている。

このように、民生委員・児童委員は、無給のボランティアとして援助が必要な住民へ

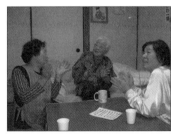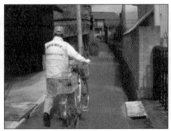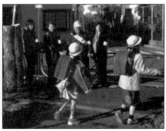

図 9.10 民生委員の訪問活動など
左：地域の見守り活動（堺市社会福祉協議会北区事務所）、中央：地域をパトロール中（岡山県民生委員児童委員協議会）、右：子どもたちの登下校を見守る様子（葛飾区民生委員児童委員協議会）[厚生労働省 HP]

成年後見制度：家庭裁判所によって選ばれた成年後見人等（成年後見人・保佐人・補助人）が、本人の利益を考えながら、本人を代理して契約などの法律行為をしたり、本人が自分で法律行為をするときに同意を与えたり、本人が同意を得ないでした不利益な法律行為を後から取り消したりすることによって、本人を保護・支援する制度。大きく分けると法定後見制度と任意後見制度の 2 つがある。

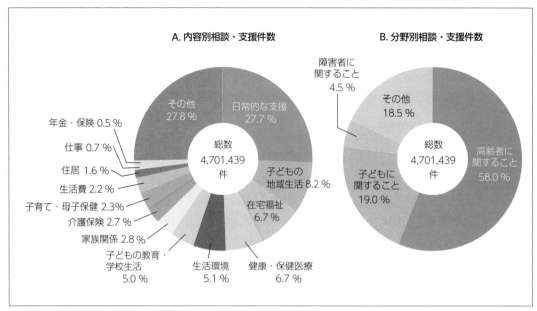

図 9.11　民生委員・児童委員の活動
［資料：令和 2 年度福祉行政報告例より算出］

表 9.1　民生委員・児童委員配置基準

区分	配置基準
1. 東京都区部および指定都市	220 から 440 までのあいだのいずれかの数の世帯ごとに民生委員・児童委員 1 人
2. 中核市および人口 10 万人以上の市	170 から 360 までのあいだのいずれかの数の世帯ごとに民生委員・児童委員 1 人
3. 人口 10 万人未満の市	120 から 280 までのあいだのいずれかの数の世帯ごとに民生委員・児童委員 1 人
4. 町村	70 から 200 までのあいだのいずれかの数の世帯ごとに民生委員・児童委員 1 人

［資料：民生委員・児童委員の定数基準について 2001］

の相談支援活動を行うとともに、福祉行政の協力機関としての役割も果たしており、日本独特の「制度的ボランティア」といえる。民生委員・児童委員の 2020（令和 2）年度における活動実績については、図 9.11 のとおりである。なお、民生委員・児童委員の任期は 3 年で、その定数は、厚生労働大臣の定める基準を参酌して、市町村（特別区を含む）の区域ごとに都道府県の条例で定めることとなっている（表 9.1）。2021（令和 3）年 3 月 31 日現在、民生委員・児童委員の定数は全国で 23 万 9,497 人、委嘱数は 23 万 690 人となっている。

E　ボランティア活動と NPO

　　自発的意思に基づき他人や社会に貢献するボランティア活動も、地域福祉の重要な担い手の一つである。ボランティア活動は、1995（平成 7）年の阪神・淡路大震災をきっかけとして、改めてその重要性が再認識され、ボランティア活動をする人の数は、特に 1990 年代後半以降、大きく伸びている。2011（平成 23）年 4 月時点で全国の社協が把握しているボランティアの人数は、867 万 8,796 人であり、1980（昭和 55）年 4 月時点の人数（160 万 3,452 人）の約 5.4 倍となった。しかし、その後 2011（平成 23）年をピークに、

ボランティア総人数は伸び悩み、2021（令和3）年4月時点では634万2,193人となっている。

　ボランティア活動を支援する仕組みとしては、都道府県社協や市区町村社協が設置するボランティアセンターがある。ボランティアセンターは、地域福祉に関する活動への住民などの参加を促進する機関であり、ボランティア活動の広報・啓発、活動についての情報提供や相談、活動者とボランティアの参加や支援を求める組織や個人とのあいだのコーディネート、ボランティアによる活動や事業のプログラム開発、ボランティアに対する研修などの事業を行っている。

　個々のボランティアが集まり、組織として活動するようになった団体は「NPO（non-profit organization：非営利組織）」と呼ばれる。NPOは、広義にはボランティア活動を行う団体のほか、社会福祉法人など各種の公益団体を含む場合があるが、日本では、特に、「特定非営利活動促進法」に基づいて設立された「特定非営利活動法人」を「NPO法人」と呼ぶことが定着している。「特定非営利活動促進法」は、1998（平成10）年に公布され、保健、医療または福祉の増進を図る活動や、社会教育の推進を図る活動など20の分野の特定非営利活動を行う団体に法人格を与えることで、民間によるボランティア活動の推進を図ることを目的とした法律である。ボランティア活動を行う団体は法人格を取得することで、組織的基盤が強固になり、安定的・継続的に活動を展開できるようになる。内閣府によれば、2022（令和4）年3月末までに「認証」を受けたNPO法人は、全国で5万786法人あり、そのうち58.5％は、保健、医療または福祉の増進を図る活動を行っている。

　一般にNPOは、法律に基づく行政サービスや利益を追求する営利法人の事業では満たすことのできない社会的ニーズに、柔軟に対応できる存在として期待されている。社会福祉分野においても、NPOはさまざまな生活課題に対応するインフォーマルなサービスを開発し、公的な福祉サービスでは対応できない新たなニーズや、多様な制度の狭間にあるニーズに対応している。また、2000（平成12）年の「介護保険法」施行後は、NPO法人を取得したボランティア団体が指定事業者として介護保険制度に参入し、制度的な福祉サービスの担い手としても期待されている。

　なお、営利組織との対比で捉えた概念がNPOであるのに対し、政府組織との対比で捉えた概念がNGO（non-governmental organization：非政府組織）である。

F　共同募金

　共同募金は、都道府県共同募金会を実施主体として、毎年1回、厚生労働大臣の定める期間内に限って行われる寄附金募集である。2000（平成12）年に成立した「社会福祉法」の第112条では、地域福祉の推進を図る募金活動と規定されている。

認証：所轄庁がNPO法人の設立を認めることを「認証」という。「認証」は、公益法人を設立する際の「許可」や社会福祉法人を設立する際の「認可」と比較すると、所轄庁の裁量の余地は極めて限定されており、設立要件に適合すると認めるときには、認証しなければならないとされている。　**インフォーマルなサービス：**民間組織やボランティア、地域住民、家族などの自主的な活動によって提供される、法律や制度に基づかない非公式的なサービスや支援を意味する。逆に、社会福祉事業など、法律や制度に基づいて行政や専門の事業者が提供するサービスを「フォーマルなサービス」という。

現在、募金の募集期間は、10月から翌年の3月までの6か月間と定められており、募金の種類としては、10〜12月の3か月間に行われる「一般募金」(赤い羽根共同募金)、12月の1か月間に行われる「歳末たすけあい募金」、1〜3月までの3か月間で展開される「地域課題解決型募金」がある。全国47都道府県共同募金会の連合体である中央共同募金会によると、現在、年間の募金総額(一般募金＋歳末たすけあい募金)は、1995(平成7)年度の約266億円をピークに年々減少しており、2020(令和2)年度は約169億円となっている。募金方法には、「戸別募金」(自治会・町内会などの協力による世帯ごとの募金)、「法人募金」(企業が行う募金)、「職域募金」(職場ごとに従業員が行う募金)、「街頭募金」(駅前などで呼びかける募金)などがあるが、2020(令和2)年度では「戸別募金」が募金額全体(一般募金＋地域歳末たすけあい募金)の70.8％を占め、中心となっている。

募金により集められた寄附金は、市区町村レベルに置かれた支会を通じて都道府県共同募金会に集められ、配分委員会の決定を経て、各都道府県内の「社会福祉を目的とする事業を経営する者」に配分されるが、2020(令和2)年度の配分額を事業種別にみると、配分額全体の63.9％が「地域福祉活動」に、22.4％が「団体・グループ」に、そして10.3％が「福祉施設」に助成されている。

赤い羽根共同募金は、民間の運動として1947(昭和22)年に創設されたが、当時は財政窮乏に瀕していた民間社会福祉事業、特に福祉施設への財政援助をおもな目的としていた。しかし、現在では、上述のとおり、地域福祉活動に関する配分が多くを占めており、民間の地域福祉財源としての側面が大きくなっている。

9.4 | 地域福祉の推進方法

本章の最後として、これからの地域福祉の推進方法として重視されている「地域福祉計画」および「コミュニティソーシャルワーク」などの専門的援助について取り上げる。

A 地域福祉の計画的推進：地域福祉計画と地域福祉活動計画

これまでみたとおり、地域福祉は、住民による地域福祉活動、ボランティア活動やNPO、社会福祉協議会、サービス事業者、行政など、公私にまたがる多様な主体の取り組みがつながり合って全体として推進されていくものである。また、地域福祉は、高齢者、障害者、児童といった対象者別の福祉分野を総合化するとともに、教育やまちづくり、雇用政策など、福祉以外の分野とも連携する分野横断的な特徴を有している。そのため、地域福祉を推進するためには、多様な主体の取り組みを体系化・整合化し、主体間の合意形成や連携を支える「地域福祉の計画」が必要となる。

地域福祉に関する計画づくりには、2つの系譜がある。一つは、1970〜80年代から社協実践として発展したもので、「地域福祉活動計画」という名称で、社協による民間主導の計画づくりが進められている。もう一つは、2000(平成12)年に成立した「社会福祉法」により法制化された「市町村地域福祉計画」と「都道府県地域福祉支援計画」である。ここでは、特に、市町村が策定する「地域福祉計画」について詳しく取り上げたい。なお、市町村によっては、「地域福祉計画」と「地域福祉活動計画」を一体的に策定している場合もある。

「市町村地域福祉計画」は2000（平成12）年に制度化された当初、策定が任意とされたため、全国的にみると、策定が進まなかった面があるが、9.2節でみたとおり、「地域共生社会の実現」に向けた取り組みを具体化するうえで、地域福祉計画が改めて重視されており、2017（平成29）年および2020（令和2）年の「社会福祉法」改正により、地域福祉計画の充実強化が図られている（なお、都道府県地域福祉支援計画についても同様の措置がとられているが、ここでは省略する）。具体的には、まず、任意とされていた地域福祉計画の策定が努力義務に改定された。次に、計画に盛り込むべき事項として、これまで定められていた、①地域における福祉サービスの適切な利用の推進に関する事項、②地域における社会福祉を目的とした事業の健全な発達に関する事項、③地域福祉に関する活動への住民の参加に関する事項、に加えて、「地域における高齢者の福祉、障害者の福祉、児童の福祉その他の福祉の各分野における共通的な事項」が追加され、各福祉分野の「上位計画」としての位置づけが明確化された。また、「地域生活課題の解決に資する支援が包括的に提供される体制の整備に関する事項」が記載事項として追加され、市町村による包括的支援体制の整備を促進する機能が強化された。さらに、策定後の地域福祉計画については、定期的に調査、分析および評価の手続きを行い、必要に応じて見直しを行うよう努めることが規定された。

　以上のように、地域福祉計画は「地域共生社会の実現」に向けて地域福祉を推進するための不可欠の政策手段とみなされており、各市町村には、地域福祉計画を活用して地域の実情に応じた包括的な支援体制を構築していくことが期待されている。また、市町村社協には、地域福祉計画への参画や、地域福祉活動計画の策定を通じて、新たな包括的支援体制における市町村社協の役割を再構築していくことが求められている。

B 　地域福祉の専門的援助：コミュニティワークとコミュニティソーシャルワーク

　地域福祉に関する専門的な援助技術は、コミュニティワーク（地域援助技術）と呼ばれる。コミュニティワークは、要援助者個人への直接的な働きかけではなく、その個人を取り巻く環境の改善を間接的に促進する援助実践（「間接援助技術」）であり、地域住民に共通する生活課題や地域の福祉活動・事業に共通する運営課題の解決を目指して、住民諸組織や関連機関・団体・施設などを支援し、地域福祉の基盤整備や社会資源の開発などを行う専門技術である。そして、こうしたコミュニティワークを駆使する専門職、すなわちコミュニティワーカーの典型的な職種としては、市町村社協の福祉活動専門員などがあるが、福祉NPO法人の社会福祉士などにもその役割が期待されはじめている。

　こうしたコミュニティワークに加え、近年では、要援助者一人ひとりの生活を地域で支える必要性が高まっていることを背景に、コミュニティソーシャルワークと呼ばれる専門的な援助実践が注目されている。コミュニティソーシャルワークは、近隣住民による見守り活動などのインフォーマルな支援を含む地域のさまざまな社会資源を活用・調整しながら、地域で生活する要援助者一人ひとりを支援するためのソーシャルサポートネットワークを構築するとともに、新たな社会資源の開発や福祉コミュニティづくりなどの地域支援も一体的に展開する、地域を基盤とした新しいソーシャルワーク実践である。コミュニティソーシャルワークは、9.2節で述べた「包括的支援体制」において必要とされる援助活動であると目されており、その具体的な技術・技法を構築し、実践の場

を確立していくことが、地域福祉推進にとっての重要な課題の一つとなっている。

地域福祉の専門的援助の事例②〜コミュニティソーシャルワーク〜

　Z市に住む今年78歳になる一人暮らしの男性Aさんは、1か月ほど前から体の衰えがひどく、寝つくようになり起きられなくなってしまった。心配した近所の福祉協力員の手配で入院したが、1週間ほどで回復し、退院することになった。Aさんの体の衰えは、在宅での食事が不規則で調理もほとんどしておらず、満足に食事をしていなかったことが原因であった。また、右足痛があり歩行がやや困難になっていることや、軽度の認知症があることもわかった。そこで、入院先の病院の医療ソーシャルワーカーから地域包括支援センターの社会福祉士Bさんに、Aさんの在宅生活支援の依頼が入った。

　Bさんは、早速、本人を訪問しアセスメントを行った。そして、本人の同意を得たうえで、福祉協力員等の地域住民を含めた地域ケア会議（Bさん、地域包括支援センターの保健師、医療ソーシャルワーカー、福祉協力員、民生委員）を開催し、Aさんの支援方針を話し合った。その結果、介護保険制度や日常生活自立支援事業の利用を検討していくことや、Aさんの食事の状態に注意しながら、専門職と地域住民が連携して見守りを続けていくことなどが確認された。

　他方、こうした地域ケア会議を行っていく中で、Bさんたちは、地域にはAさんのような食生活に問題のある一人暮らしの男性高齢者が少なくないことに気づいた。また、この地域には栄養のバランスのとれた食事を高齢者に提供できるような社会資源が不足していることもわかった。そこで、Bさんは、今後、地区社会福祉協議会の役員（地域住民）、Z市社会福祉協議会のコミュニティワーカー、地域にある介護老人福祉施設の生活相談員と栄養士、行政の保健師などと連携しながら、住民主体で運営する配食サービスの開発や男性高齢者向けの料理教室の開催に取り組んでいくことにした。

第10章 医療福祉

医療福祉は、患者を生活者として捉え、医療的ニーズを抱える人々（生活者）が安心して治療を受けられるように社会的に支援することを目的としている。そのためには、保健・医療・福祉（図10.1）の連携が必要であり、社会保障制度や医療保険制度、医療保険の種類、給付内容、診療報酬の仕組みについて把握する必要がある。さらに「地域における医療及び介護の総合的な確保を推進するための関係法律の整備等に関する法律」（「医療介護総合確保推進法」）（2014（平成26）年6月25日公布）において示されている、医療と介護の連携強化、地域における効率的な医療提供体制の確保、地域包括ケアシステムの構築など、医療・介護・福祉にかかわる幅広い理解も今後求められる。本章ではこれらをふまえ医療福祉を学ぶこととしたい。

まず、日本の社会保障制度の一つとして位置づけられている医療保険制度からみていこう。福祉分野における介護保険については「第7章 介護保険制度と専門職の役割」を参照されたい。

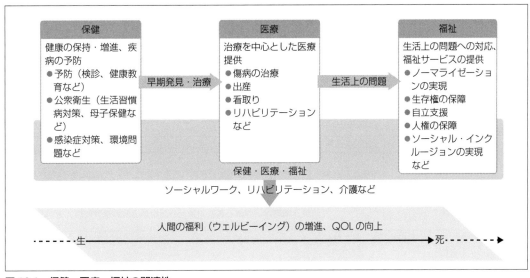

図10.1 保健・医療・福祉の関連性

10.1 医療保険制度の概要

A わが国の医療保険制度の歴史と特徴

わが国の社会保障の根幹となる制度として、公的医療保険制度が存在する。この公的な医療保険制度は、ドイツのビスマルクによって創設された疾病保険をモデルに、1922（大正11）年に工場労働者などを被保険者とする「健康保険法」が公布されたことに始まる。その後、適用事業所の拡大、被保険者の拡大、家族給付などの実施を経て、被用者を対象とする健康保険制度から、健兵健民政策を意図して、農民や漁民へと対象を拡大した国民健康保険制度が1938（昭和13）年に実施された。そして、1961（昭和36）年に、全国民が何らかの医療保険に加入する国民皆保険制度による体制が成立した。

現在のわが国の医療保険制度の特徴としては、①国民皆保険制度により、原則として国民全員が何らかの公的健康保険制度に加入していること、②いつでも誰もが自由に医療機関を選択し受診できる、フリーアクセスであること、③検査・投薬・処置・手術などの診療行為ごとに点数が加算される出来高払い方式となっていることがあげられる。

B 医療保険の種類

わが国の医療保険制度は、生活保護を受給している者を除き、国民全員が何らかの医療保険に加入する国民皆保険体制となっているが、その公的な医療保険の種類は、居住地、職業、年齢などによって異なる（表10.1、図10.2）。

表10.1　医療保険の種類と特徴

制度と種類			保険者	特徴
地域保険	国民健康保険	農業者 自営業者など	市町村（区）と都道府県	市町村を保険者とする。何らかの職域保険、後期高齢者医療制度に加入している者、生活保護受給者を除いた当該市町村に住所を有する者が対象となる
			国民健康保険組合	同業種で組織・運営する162の国保組合がある。代表的なものに、医師国保、歯科医師国保などがある
		被用者保険の退職者	市町村（区）	会社などを退職し、老齢年金を給付されている65歳未満などの人が対象となる
被用者保険（職域保険）	健康保険	一般被用者	全国健康保険協会管掌健康保険（協会けんぽ）	全国健康保険協会	健康保険組合に加入する者以外の被保険者の健康保険。以前は政府管掌であったが、2008（平成20）年10月より、全国健康保険協会を保険者とし、都道府県単位で保険料が設定される
			組合管掌健康保険（組合けんぽ）	健康保険組合	原則700人以上の従業員を使用する事業者が単独または共同で設立する
		健康保険法第3条第2項の被保険者		全国健康保険協会	健康保険の適用事業所に臨時で雇用されている人や、期間を定めて使用される人などが対象となる
	船員保険			全国健康保険協会	船舶所有者に船員として使用されている人が加入する制度
	共済組合	国家公務員 地方公務員 私学教職員など		各種共済組合	国家公務員、地方公務員、私立学校職員などが加入する制度
後期高齢者医療制度			後期高齢者医療広域連合	各都道府県に在住する75歳以上の者および65歳以上75歳未満の障害などがある者を対象とした単独の医療保険制度。後期高齢者医療広域連合が保険者となる

40歳以上65歳未満は、介護保険制度（第7章参照）により、医療保険の一部として介護保険料が追加徴収される。

［資料：厚生労働省］

出来高払い方式：診療報酬の算定の方法には、出来高払い方式と包括払い方式の2種類がある。出来高払い方式とは、細分化された一つ一つの医療行為ごとに点数が設定されており、それらを合算する方法である。包括払い方式とは、投薬や検査などの治療行為をまとめて点数化し1日あたりの点数が設定されている算定方法である。

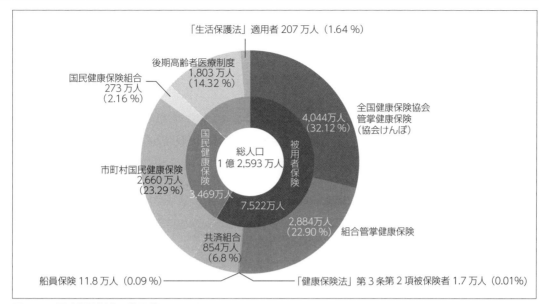

図 10.2　医療保険制度の適用者（2020（令和 2）年 3 月現在）
四捨五入により総数と各数の和が一致しないことがある。総人口は総務省「人口推計月報」2020（令和 2）年 4 月 1 日現在。
［医療保険に関する基礎資料］

　　　職域を基盤とする被用者保険として、健康保険（中小企業の被用者を対象とする全国健康保険協会管掌健康保険と大企業の被用者を対象とする組合管掌健康保険）、船員保険、各種共済組合（短期給付）などがある。保険料は事業主と被保険者で折半が原則となっている。一方、地域を基盤とした国民健康保険として市町村の国民健康保険、開業医、薬剤師、建設関係など同業種で設立された国民健康保険組合、また、原則として 75 歳以上を対象とした後期高齢者医療制度（65 歳以上 75 歳未満の一定の障害者を含む）がある。

C　被保険者の医療費の自己負担割合

　　　被保険者の医療費の自己負担割合は、年齢によってその割合が異なる（表 10.2）。

D　医療保険の保険給付の種類

a.　療養の給付

　　　医療サービス（現物給付）として、①診察、②薬剤または治療材料の支給、③処置・手術、その他の治療、④居宅における療養上の管理およびそれに伴う世話、その他の看護、⑤入院およびその療養に伴う世話、その他の看護、が提供される。ただし、美容整形、正

表 10.2　被保険者の医療費の自己負担割合

被保険者年齢	被保険者の医療費の自己負担割合
義務教育就学前（6 歳未満）	2 割負担
義務教育就学後（6 歳以上）から満 69 歳まで	3 割負担
満 70 歳から満 74 歳	2 割負担（ただし、現役並みの所得がある人は 3 割負担）
満 75 歳以上（後期高齢者医療制度）	1 割負担（低所得者）、2 割（一定以上の所得者）＊、3 割（現役並みの所得者）

＊ 2022（令和 4）年 10 月 1 日より、一定以上の所得者の自己負担割合 2 割が新設された。

常分娩、人間ドックなどの健康診断などは健康保険の対象とならないため、この場合は全額自己負担となる。

b. **入院時食事療養費・入院時生活療養費**

医療機関に入院した際に、入院時の食事について、食材料費（標準負担額）を除いた額が、入院時食事療養費として支給される（食材料費は自己負担となり、一般の人で1食360円となる。ただし、住民税非課税世帯、過去1年間の入院日数が90日を超えている場合などは1食210円から100円の範囲で減額される）。また、療養病床に入院する65歳以上の者は、入院時生活療養費として現物給付される。

c. **訪問看護療養費**

居宅において継続して療養を受ける者で、訪問看護ステーションの看護師などによる療養上の世話などのサービスを受けた者に対して支給される。

d. **高額療養費**

同一月内で、医療費の自己負担限度額を超えた場合、申請により超えた額が払い戻される制度である。年齢や所得、自己負担限度額を超えた月数などにより自己負担限度額

表10.3　69歳以下の人の1か月あたりの医療費の自己負担限度額

適用区分	1か月あたりの自己負担限度額	多数回該当*
住民税非課税者	35,400円	24,600円
〜年収約370万円 健保：標準報酬月額26万円以下 国保：年間所得210万円以下	57,600円	44,400円
年収約370万円〜約770万円 健保：標準報酬月額28万円〜50万円 国保：年間所得210万円〜600万円	80,100円＋（医療費−267,000円）×1%	44,400円
年収約770万円〜約1,160万円 健保：標準報酬月額53万円〜83万円 国保：年間所得600万円〜901万円	167,400円＋（医療費−558,000円）×1%	93,000円
年収約1,160万円〜 健保：標準報酬月額83万円以上 国保：年間所得901万円超	252,600円＋（医療費−842,000円）×1%	140,100円

＊過去1年の間に該当月が3回以上あった人の4回目以降

表10.4　70歳以上の人の自己負担限度額（2018（平成30）年8月診療分から）

適用区分		外来(個人ごと)	ひと月の上限額(世帯ごと)
現役並み	年収約1,160万円〜 標準報酬月額83万円以上／課税所得690万円以上	252,600円＋（医療費−842,000）×1%	
	年収約770万円〜約1,160万円 標準報酬月額53万円以上／課税所得380万円以上	167,400円＋（医療費−558,000）×1%	
	年収約370万円〜約770万円 標準報酬月額28万円以上／課税所得145万円以上	80.100円＋（医療費−267,000）×1%	
一般	年収156万円〜約370万円 標準報酬月額26万円以下 課税所得145万円未満等	18,000円 （年間上限 14万4千円）	57,600円
住民税 非課税等	Ⅱ 住民税非課税世帯	8,000円	24,600円
	Ⅰ 住民税非課税世帯 （年金収入80万円以下など）		15,000円

1つの医療機関等での自己負担（院外処方代を含む）では上限額を超えないときでも、同じ月の別の医療機関等での自己負担を合算することができる。この合算額が上限額を超えれば、高額療養費の支給対象となる。

表10.5 評価療養と選定療養

評価療養	先進医療、医薬品の治験にかかわる診療、医療機器の治験にかかわる診療、薬価基準収載前の承認医療薬品の投与、保険適用前の承認医療機器の使用、薬価基準に収載されている医薬品の適応外使用
選定療養	特別の療養環境の提供、予約診療、時間外診療、200床以上の病院の未紹介患者の初診、200床以上の病院の再診、制限回数を超える医療行為、180日を超える入院、前歯部の材料差額、金属床総義歯、小児う触の治療後の継続管理

表10.6 現金給付の種類

給付の種類	内容
傷病手当金	療養中の所得を保障するため、被保険者が療養のため4日以上仕事を休み、給与が支払われないとき、4日目から標準報酬日額の3分の2相当の金額が支給される。ただし、市町村国民健康保険で支給しているところはない
出産手当金	被保険者が出産のため仕事を休み、給与が支払われないとき、標準報酬日額の3分の2相当の金額が、出産日前42日から出産後56日までの期間支払われる。ただし、市町村国民健康保険で支給しているところはない
出産育児一時金	正常分娩は医療保険給付の対象とならないため、被保険者が出産したとき、一児ごとに42万円が支給される(産科医療補償制度に加入している医療施設などで出産した場合の金額。それ以外は40.8万円)
埋葬料	被保険者が死亡したとき、被扶養者である家族が死亡したとき、埋葬および家族埋葬料が5万円支給される。市町村国民健康保険の場合は葬祭費が平均で5万円程度支給される
付加給付	健康保険組合や共済組合などの場合、法定給付に加えて組合独自の付加給付が行われており、通常の保険給付に対して上乗せで給付を行う

が異なる(表10.3、表10.4)。差額ベッド代、食費、居住費、先進医療にかかる費用などは対象とならない。

e. 保険外併用療養費

保険が適用されない保険外診療があると、保険が適用される診療も含め、医療費すべてが原則自己負担となっている(混合診療の禁止)。しかし、保険外診療を受ける場合において、「評価療養」と「選定療養」についてのみ、保険診療との併用が認められるようになった(表10.5)。すなわち、保険外診療分は全額自己負担となるが、保険診療分は一部自己負担となる。

f. 現金給付

医療保険は医療サービスなどの現物給付が中心であるが、表10.6に示す現金給付もある。

10.2 保険診療の仕組み

A 保険医療機関、保険医とは

「保険医療機関」とは、厚生労働大臣の承認を受けた、医療保険証を使える病院、診療所、薬局のことである。また、「保険医」とは、厚生労働大臣の登録を受け、健康保険加入者の診療に携わることができる医師または歯科医師のことである。

わが国の公的な医療保険による診療は、保険医療機関において、保険医による診療が行われ、さらにその治療は「保険医療機関及び保険医療養担当規則」に従って実施されることが必要である。

診療報酬制度について

　　　　保険医療機関が保険診療を実施した場合、その治療や処置など、それぞれに設定された点数を加算した総点数をもとに、医療保険者から診療報酬が支払われる仕組みとなっている（表10.7）。

表10.7　診療報酬の例

初診料		保険医療機関において初診を行った場合に算定する	288点
		6歳未満の乳幼児に対して初診を行った場合は、所定点数に75点加算する	288点＋75点
再診療		200床未満の場合	73点
		200床以上の場合	54点
入院料	入院基本料	急性期一般入院料1（1日につき）	1,650点
	入院基本料	地域一般入院料1（1日につき）	1,159点
在宅医療	往診料	患者または家族等の求めに応じて患家に赴き診療している場合	720点
検査	血液	赤血球沈降速度	9点
	尿検査	尿中一般物質定性半定量検査	26点
	画像	エックス線診断料――透視診断	110点
投薬	調剤料	調剤料――内服薬、浸煎薬および屯服薬（入院中の患者以外の患者）	11点

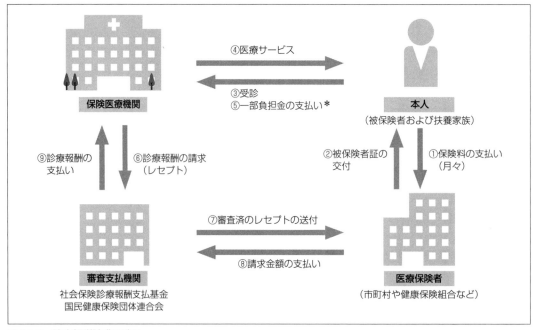

図10.3　診療報酬請求の流れ
＊支払った医療費の一部負担金や入院時食事療養費、治療のための材料代（入れ歯、コルセットなど）、薬代（治療薬のみ）などを確定申告すれば医療費控除を受けることができる。
①医療保険者に保険料を支払っている被保険者および扶養家族が、②医療保険者から被保険者証の交付を受け、③保険医療機関に受診し、④治療などを受けた場合（医療サービス）、被保険者および扶養家族は、⑤窓口で医療費の一部負担金を支払う。その後、保険医療機関は、⑥1月ごとに、診療行為を記述した診療報酬明細書（レセプト）を審査支払機関に提出する。⑦審査支払機関は、各診療報酬明細書を審査したあと、医療保険者に送付する。⑧医療保険者は診療報酬明細書に従って、請求金額を審査支払機関に支払い、⑨審査支払機関は、保険医療機関に一部負担金を除いた金額を支払う。
③から⑨までの過程に、約3か月を要する。

支給	本給	役職手当	住宅手当	家族手当		
	320,000		30,000	20,000		
	時間外手当	休日手当				
	50,000					
	通勤手当					
	17,400					
控除	健康保険料	介護保険料*	厚生年金保険料	雇用保険料	所得税	住民税
	21,582	3,608	40,260	1,312	6,470	27,000
	財形貯蓄	生命保険料				
	20,000	8,400				
	総支給額	控除合計額	差引支給額			
	437,400	128,632	308,768			

図10.4　給与所得者の給与明細書にみる保険料
＊40歳以上の者が対象
実際の金額は保険料率によって変わる。健康保険料は前月分に対する額が控除される。

　　医療行為ごとに点数が決められており、1点10円で計算される。各点数は、各医療行為の難易度などにより異なり、医科、歯科、調剤に分かれた診療報酬点数表において示されている。この診療報酬点数は、健康保険、船員保険および国民健康保険の保険者ならびに被保険者、事業主および船舶所有者を代表する委員7人、医師、歯科医師および薬剤師を代表する委員7人、公益を代表する委員6人によって構成された中央社会保険医療協議会（厚生労働大臣の諮問機関）での審議を経て、通常2年に1度改定される。
　　月々の保険料の支払と医療サービス、診療報酬の支払については、図10.3の流れとなっている。また、給与所得者の場合の支払例を図10.4に示す。

10.3　医療機関の機能

A　医療機関の機能分化

　　わが国の医療提供体制については、1948（昭和23）年に公布および施行された「医療法」において、医療施設の整備や構造設備、人的配置、管理体制、医療法人などについて規定されている。

> **「医療法」　第1条**
> この法律は、医療を受ける者による医療に関する適切な選択を支援するために必要な事項、医療の安全を確保するために必要な事項、病院、診療所及び助産所の開設及び管理に関し必要な事項並びにこれらの施設の整備並びに医療提供施設相互間の機能の分担及び業務の連携を推進するために必要な事項を定めること等により、医療を受ける者の利益の保護及び良質かつ適切な医療を効率的に提供する体制の確保を図り、もつて国民の健康の保持に寄与することを目的とする。

　　「医療法」は、第1次（1985（昭和60）年）から第7次（2015（平成27）年）、さらに2017（平成29）年、2021（令和3）年と9回改正されている。特に第2次「医療法」の改正（1992（平成4）

表 10.8　医療機関の種別・病棟区分の変遷

1990（平成 2）年	緩和ケア病棟の制定（診療報酬項目に「緩和ケア病棟入院料」が設けられる）
1992（平成 4）年	特定機能病院の制度化
1993（平成 5）年	療養型病床群の制度化
1997（平成 9）年	地域医療支援病院・19 床以下の有床診療所における療養型病床群の新設
2000（平成 12）年	急性期特定病院（診療報酬項目に「急性期特定病院加算」が設けられる）、回復期リハビリテーション病棟の新設
2001（平成 13）年	療養型病床群が以下の 2 つに分かれる。①医療保険適用の療養病床、②介護保険適用の療養病床
2004（平成 16）年	亜急性期病棟の制定（診療報酬項目に「亜急性期入院医療管理料」が設けられる）
2014（平成 26）年	地域包括ケア病棟の新設
2018（平成 30）年	介護医療院の創設
2021（令和 3）年	臨床研究中核病院の創設

年）では、「患者の症状に応じた適切な医療を効率的に提供するための医療施設機能の体系化」が提示され、特定機能病院および療養型病床群の制度化などが行われた（表 10.8）。

B　緩和ケア病棟

　主として悪性腫瘍または後天性免疫不全症候群に罹患している患者を入院させ、緩和ケアを行う病棟のことで、施設基準などについては厚生労働省が提示している。緩和ケア病棟の入院基本料は、30 日以内の期間の場合、5,107 点／日（2022（令和 4）年現在）となっている。

C　特定機能病院

　急性期医療を専門とする大学病院や国立病院であり、特に高度医療を提供することを目的としている。医療研究、開発、評価、さらに研修を行う能力が必要である。厚生労働省の承認により特定機能病院と称することができる。

D　地域医療支援病院

　かかりつけ医やかかりつけ歯科医の支援を通じて地域医療の充実を図ることを目的に位置づけられた医療機関である。原則として 200 床以上の病床数と必要な要件を満たした構造設備をもち、他の医療機関からの紹介率および逆紹介率の基準を満たしていることが必要である。さらに、地域の医療機関に施設などを共同利用させること、24 時間の救急体制がとられ、地域の医療従事者に対する研修を行う能力を備えていることも必要である。

E　回復期リハビリテーション病棟

　脳血管疾患、大腿骨頸部骨折、急性期心筋梗塞などの患者に対して、ADL（日常生活動作）能力の向上による寝たきり防止と、家庭復帰を目的としたリハビリテーションを集中的に行うための病棟である。理学療法士、作業療法士、言語聴覚士、看護師、薬剤師、管理栄養士、医療ソーシャルワーカー（社会福祉士）などのチーム医療により、訓練室にとどまらず、病棟生活でもリハビリテーションを実施していく病棟である。

F 地域包括ケア病棟

2013（平成25）年9月に廃止となった亜急性期病棟に代わって、2014（平成26）年の診療報酬改定で新設された病棟である。急性期病床からの患者の受け入れ、在宅などで療養している患者の緊急時の受け入れ、在宅への復帰支援などの3つの機能をもっている。看護師の配置13対1以上、専従の理学療法士、作業療法士または言語聴覚士1人以上、専任の在宅復帰支援担当者（看護師または社会福祉）1人以上の配置が必要である。また、地域包括ケア病棟入院料1を算定する場合には、在宅復帰率（自宅、特別養護老人ホーム、介護老人保健施設、有料老人ホーム、グループホーム、介護医療院などへ退院した者の割合）72.5％以上などの規定がある。

G 療養型病床群

主として長期にわたり療養が必要な患者が入院する病床であり、介護保険の適用型と医療保険の適用型の2つに分かれている。介護保険の適用型の療養型病床群は、2017（平成29）年度末を目途に廃止が予定されていたが、新施設に転換するための準備期間として2024（令和6）年度末まで延長された。現在、「介護医療院」への転換が進められている。

医療保険の適用型療養病床群の診療報酬は、医療区分（1〜3）とADL区分（1〜3）により決められている。

H 診療所

「医療法」で、患者が入院する施設を伴わない無床診療所または19人以下の患者が入院できる有床診療所を診療所と定義されている。2006（平成18）年の診療報酬改定時に、在宅診療患者に対し24時間対応が可能な在宅療養支援診療所が制度化された。さらに、2012（平成24）年の診療報酬改定時には、機能強化型の在宅療養支援診療所が創設された。機能強化型は、常勤医師3名の配置、24時間往診・訪問看護可能な体制、緊急時の入院体制（他院との連携が可）、緊急往診の実績が10件／年、看取りが4件／年などの要件が規定されている。

I かかりつけ医

日本医師会は、「なんでも相談できる上、最新の医療情報を熟知して、必要な時には専門医、専門医療機関を紹介でき、身近で頼りになる地域医療、保健、福祉を担う総合的な能力を有する医師」と定義している。

2014（平成26）年の「医療介護総合確保推進法」の制定による「地域医療構想」と「地域包括ケアシステム」の構築を背景に、かかりつけ医の推進が図られている。

J 介護医療院

2017（平成29）年の「地域包括ケアシステムの強化のための介護保険法等の一部を改正する法律」の公布、「介護保険法」の改正の改正に伴い、新たな介護保険施設として創設された。主として長期にわたり療養が必要である要介護者に対し、施設サービス計画に基づいて、療養上の管理、看護、医学的管理の下における介護および機能訓練、その他

表 10.9　おもな医療福祉関連の専門職

専門職名	業務内容	根拠法
医師*1	厚生労働大臣の免許交付を受け、医療および保健指導に携わる	医師法
保健師*2	厚生労働大臣より免許を受けて、保健指導に従事する者	保健師助産師看護師法
助産師*1	厚生労働大臣の免許を受けて、助産または妊婦、じょく婦もしくは新生児の保健指導を行う女子	保健師助産師看護師法
看護師*1	厚生労働大臣の免許を受けて、傷病者もしくはじょく婦に対する療養上の世話または診療の補助を行う者	保健師助産師看護師法
理学療法士（PT）	厚生労働大臣の免許を受けて、医師の指示のもとに理学療法を行う者	理学療法士及び作業療法士法
作業療法士（OT）	厚生労働大臣の免許を受けて、医師の指示のもとに作業療法を行う者	理学療法士及び作業療法士法
薬剤師*1	厚生労働大臣の免許を受けて、調剤、医薬品の供給、その他薬事衛生に従事する者	薬剤師法
管理栄養士	厚生労働大臣の免許を受けて、傷病者への栄養指導、健康の保持増進のための栄養の指導、給食管理などを行う者	栄養士法
栄養士	都道府県知事の免許を受けて、栄養の指導に従事する者	栄養士法
社会福祉士*2	心身の障害により日常生活上に支障がある者への福祉に関する相談、助言、指導、福祉サービスを提供する者または医師その他の保健医療サービス提供する者との連絡および調整を行う	社会福祉士及び介護福祉士法
精神保健福祉士*2	精神障害者の社会復帰に関する相談、助言、日常生活への適応のための訓練などを行う者	精神保健福祉士法
介護福祉士*2	心身の障害により日常生活上に支障がある者への介護および介護に関する指導を行う者	社会福祉士及び介護福祉士法
介護支援専門員（ケアマネジャー）	厚生労働省で定める実務経験を有する者で、介護支援専門員実務研修受講試験に合格し、かつ、都道府県知事が行う介護支援専門員実務研修の課程を修了し、都道府県知事の登録を受けた者で、要介護認定、居宅サービス計画の作成、サービス事業者との連絡、調整などを実施する者	介護保険法

＊1　業務独占の専門職、＊2　名称独占の専門職

必要な医療ならびに日常生活上の世話を行うことを目的とする施設である。医師の配置が義務付けられており、医療ニーズの高い要介護者も対象となる。

10.4　医療福祉と専門職

　医療機関には多くの医療専門職が存在する。また、医療機関は、地域医療連携、地域医療ケア、保健・医療・福祉ネットワーク形成において、医療専門職に限らず、多様な専門職とかかわり、患者および家族のためにチームを形成し、支援していくことが重要となる。
　表 10.9 に、おもな医療福祉関連の専門職を示す。

10.5　地域医療連携から地域連携へ

　地域の個別の医療機関同士の線のネットワークである医療連携から、地域の複数の医療提供施設の機能分化に応じた連携による面のネットワークである地域医療連携への転換、さらに医療提供施設と地域の介護・福祉施設および在宅サービスとの連携を含む、地域連携への転換が求められている（図 10.5）。
　地域連携が有効なものとなるためには、院内連携および院外連携が有機的になされることと、保健・医療・福祉などとのネットワーク構築が日々なされることが必要である。
　医療資源の効率的活用、医療機関の機能分化、地域包括ケアシステムの構築という政

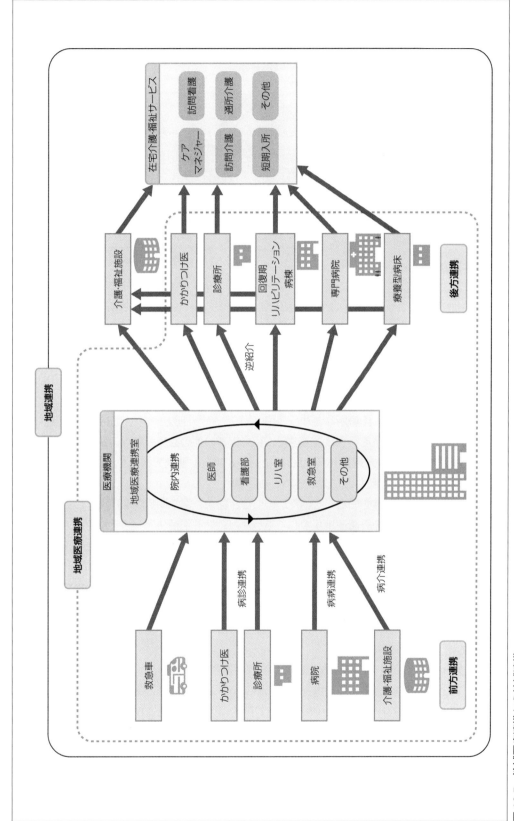

図 10.5　地域医療連携から地域連携へ

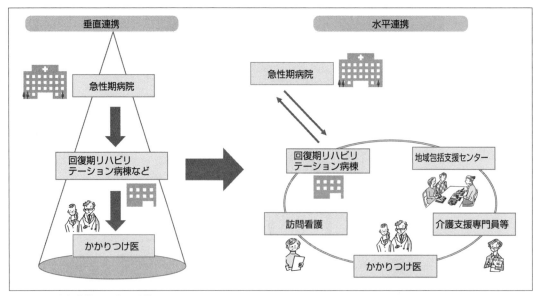

図 10.6　垂直連携から水平連携へ
［厚生労働省企画経営部認知症・在宅医療推進課・在宅医療推進会議（2016 年 2 月 4 日資料）日本医師会常任理事鈴木邦彦『日本医師会の在宅医療への取り組みについて』をもとに、筆者が作成］

策上の流れの中で、地域医療連携および地域連携が診療報酬上にも位置づけられ、各医療機関においても、「地域医療連携室」「地域連携室」「医療連携室」などの名称で窓口が設置されている。

　地域医療連携は、診療所などから病院へ紹介を行う「前方連携」、院内での情報共有や治療計画などの立案を行う「院内連携」、紹介患者の他の医療機関への逆紹介や自宅への退院支援を行う「後方連携」に分けられている。また、連携先により、「病病連携」、「病診連携」、「病介連携」などに分けられてもいる。

　地域連携を有効なものとしていくためには、従来、急性期病院を頂点として、かかりつけ医を底辺とする垂直連携が中心であったが、地域包括ケアシステムでは、かかりつけ医が中心となって訪問看護師や介護支援専門員、介護分野、さらに福祉施設などとの水平連携が中心となることが求められている。そのため、水平連携においては、急性期病院は地域包括ケアシステムを医療的にサポートする最後の砦となることが求められる（図 10.6）。さらに、チームアプローチおよびネットワークも重要であり、その構成メンバーおよび構成機関は、保健・医療・福祉分野における多種多様な専門職との連携・協働が必要となってくる。

　チームアプローチのあり方として、多職種連携教育（interprofessional education：IPE）のプログラム開発、多職種連携（inter professional work：IPW）が求められている。多職種連携に役立つコンピテンシー（能力）として日本保健医療福祉連携教育学会（JAIPE）や日本医学教育学会などが開発した「医療保健福祉分野の多職種連携コンピテンシー」が提示されている（図 10.7）。チームアプローチを効果的なものとするためには、チームの共通目標としての「患者・利用者・家族・コミュニティ中心」のドメインと外側の 4 つのすべてのドメインがかかわる「職種間コミュニケーション能力」の 2 つコア・ドメイン（中核領域）の獲得、さらにコア・ドメインを支える外側の「職種役割を全うする」「他職種を理解する」

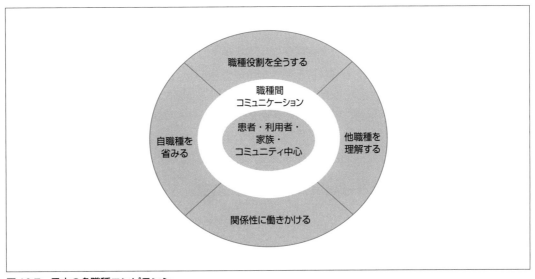

図 10.7　日本の多職種コンピテンシー
［春田淳志、保健医療福祉連携、9(2)、106-115（2016）］

「関係性に働きかける」「自職種を省みる」4 つのドメイン（領域）の能力を磨く必要がある。

10.6 医療ソーシャルワーカー

A 欧米における医療ソーシャルワークの史的変遷

　　保健医療分野のソーシャルワーカーとして、医療ソーシャルワーカー(medical social worker：MSW)が存在する。現在の多くの医療ソーシャルワーカーは、社会福祉士の資格をもち、医療機関で医療スタッフの一員として働いている。医療ソーシャルワーカーの活動は、医療スタッフとの協働で、傷病によりさまざまな困難を抱える患者を対象に、社会福祉の立場から支援する専門職である。具体的には、療養中の心理的・社会的問題の解決、調整援助、退院援助、社会復帰援助、受診・受療援助、経済的援助を行っている。

　　医療ソーシャルワーカーの萌芽は、1895 年、英国の慈善組織協会(COS)の一員であったメアリー・スチュアートが、「アルモナー(almoner)」として王立施療病院(Royal Free Hospital、貧困者へ無料で治療を行う病院)の外来診療部門に派遣されたことによる。王立施療病院では、患者の増加に伴い、入院できない者が増え、本当に施療を必要としている患者を選定するために、メアリー・スチュアートは、外来患者の徹底した調査を行い、患者の多くが実際に施療を必要とする貧困にあえぐ患者であることを提示した。彼女の活動が、病院スタッフに理解を促し、入院患者への対応改善、さらに他の病院へのアル

医療ソーシャルワーカー：わが国では今のところは法律上の資格制度はないが、厚生省（当時）健康政策局長通知として「医療ソーシャルワーカー業務指針」（1989(平成元)年）が出されている。
メアリー・スチュアート(Mary Stewart)、リチャード・キャボット(Richard C. Cabot)、ガーネット・イザベル・ペルトン(Garnet Isabel Pelton)、アイーダ・キャノン(Ida M.Cannon)

モナー配置へとつながっていった。

　一方、米国では、診断治療における社会的診断の必要性から、医師であるリチャード・キャボットが、1905年に、ガーネット・イザベル・ペルトンを診断治療の協力者としてマサチューセッツ総合病院に配置した。その翌年に、アイーダ・キャノンによって引き継がれた。キャボット医師は、疾病・障害などの原因を、個人を取り巻く社会的事情を含めて追究し、治療に結びつけるために、医療ソーシャルワーカーを診断と治療の一手段として位置づけた。具体的には、患者の生活歴、経済的状況、労働状況、精神的状況などを把握し、疾病の原因追究と治療に活用した。

B　わが国における医療ソーシャルワークの史的変遷

　わが国の医療ソーシャルワーカーは、1919(大正8)年、泉橋慈善病院(現在の三井記念病院)に2人の婦人相談員を配置したことに始まる。その後、1925(大正14)年に、東京市療養所内に社会部と結核相談所がつくられ、1926(昭和元)年に、生江孝之らの努力により、清水利子が済生会芝病院社会部(現在の東京都済生会中央病院)に配属された。いずれも慈善団体により施療病院に設置され、貧困患者を対象に、就職の斡旋、慰安、医療費、物資の援助などを主として活動した。

　本格的な医療ソーシャルワーカーの登場は、1929(昭和4)年、浅賀ふさが、聖ルカ(現在の聖路加国際病院)に着任したことから始まる。さらに、医療ソーシャルワーカーが普及したのは、第二次世界大戦後の連合国軍総司令部(GHQ)の強い示唆により、公的機関であった保健所に医療社会事業部が配置されたことがきっかけである。1947(昭和22)年の「保健所法」にその根拠がみられる。その後、結核療養所、病院を中心に医療ソーシャルワーカーの配置が広がっていった。1953(昭和28)年に、日本医療社会事業家協会(現在の日本医療ソーシャルワーカー協会)が職能団体として設立されている。

第11章 精神保健福祉

　本章では、はじめに精神障害の定義およびおもな精神疾患と精神障害者を取り巻く状況について学ぶ。さらに、精神障害者に関連する法制度として、「精神保健及び精神障害者福祉に関する法律」（以下、「精神保健福祉法」）、「心神喪失等の状態で重大な他害行為を行った者の医療及び観察等に関する法律」（以下、「医療観察法」）、「障害者雇用促進法」の概要について理解する。加えて、関連施策として、自殺対策や認知症対策について学ぶこととする。なお、精神障害者が利用する障害福祉サービスや自立支援医療については第5章を参考にしてほしい。

11.1 精神障害の定義とおもな精神疾患

　精神障害とは、一般的に、精神病、神経症、人格障害、知的障害などを包括して捉えた概念として理解されている。たとえば、「精神保健福祉法」の第5条では、精神障害者とは、「統合失調症、精神作用物質による急性中毒又はその依存症、知的障害、精神病質その他の精神疾患を有する者」とされている。そのため、個々の精神疾患の特徴を理解しておく必要がある。ここでは、おもな精神疾患について紹介する。

　統合失調症とは、発症の原因は明らかになっていないが、100人に1人弱かかる脳の病気といわれている。症状としては、幻聴などの「幻覚」や「妄想」が特徴的である。意欲や集中力の低下、疲れやすさなどの陰性症状もある。

　気分（感情）障害とは、気分の波がおもな症状として表れる病気である。うつ状態のみを認める時はうつ病と呼び、うつ状態と躁状態を繰り返す場合には、双極性障害（躁うつ病）と呼ぶ。うつ状態では、気持ちが強く落ち込み、やる気が出ない、考えが働かない、死ぬことばかり考えてしまい実行に移そうとするなどの症状が出る。躁状態では感情が高まり、普段ならあり得ないような行動を行うこともある。また、些細なことにも敏感になりやすい。

　依存症は、アルコール、薬物およびギャンブルなど、その行為を繰り返さないと満足できない状態をさす。自分では止めることができず、家庭生活や社会生活に影響をきたすこともある。

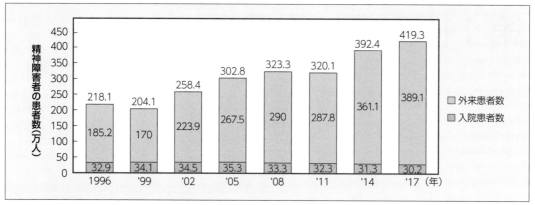

図 11.1　精神障害者の患者数（医療機関にかかっている患者）
「患者調査」から ICD–10 の「Ⅴ精神及び行動の障害」から知的障害（精神遅滞）を除いた数に、てんかんとアルツハイマーの
数を加えたもの。2011（平成 23）年は宮城県の一部と福島県を除く。
［令和 4 年版障害者白書、p.215］

11.2 精神障害者を取り巻く状況

A 精神障害者の入院・外来の構成割合

　精神疾患により入院または外来により治療を受けている患者数は、2017（平成 29）年
の「患者調査」（3 年ごと実施）をもとに厚生労働省がまとめたものによると、約 419.3 万
人と推計され、400 万人を超える水準となり、増加傾向が続いている。このうち、入
院患者数が 30 万 2,000 人、外来患者数が 389 万 1,000 人となっている。入院患者数
は、2005（平成 17）年から減少傾向にあるのに対し、外来患者数は増加し、前回の 2014
（平成 26）年の調査結果と比較して、28 万人増加した（図 11.1）。

　疾患別の内訳（2017（平成 29）年）では、まず入院患者では、統合失調症、統合失調症型
障害および妄想性障害が 15.4 万人と全体の約 5 割を占めており、次いでアルツハイ
マー病が 4.9 万人となっている。統合失調症、統合失調症型障害および妄想性障害は減
少傾向にあるが、アルツハイマー病は、年々増加傾向にある。さらに、年齢別にみると
65 歳未満の入院患者数は減少しているが、65 歳以上は増加しており、特に 75 歳以上
の後期高齢者に増加傾向がみられる。このことから、高齢化に伴い、アルツハイマー病
等の認知症高齢者の入院が増加していることがわかる。

　これに対し、外来患者では、気分（感情）障害（躁うつ病を含む）が 124.6 万人と最も多く
全体の約 3 割を占めている。次いで神経症性障害、ストレス関連障害および身体表現
性障害 82.8 万人、統合失調症、統合失調症型障害および妄想性障害 63.9 万人ととも
に全体の 2 割程度を占めている。このように、入院患者と外来患者における疾患の占
める構成割合は、やや異なっている。

B 精神病床における入院期間

　在院期間別にみた精神病床における入院患者数（図 11.2）を見ると、1 年未満が最も多
く、2017（平成 29）年では 10.6 万人と全体の 38 ％を占めている。これに対し、5 年以

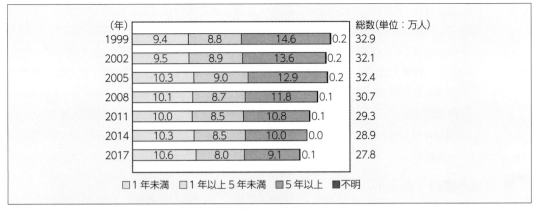

図11.2　精神病床における入院患者数の推移（在院期間別内訳）
2011（平成23）年の調査では宮城県の一部と福島県を除いている。
［資料：患者調査、中央社会保険医療協議会総会（第494回）資料、総-2, p.7（令和3年11月5日）］

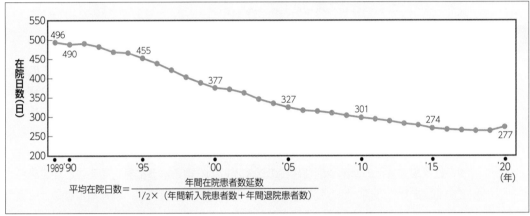

図11.3　精神病床平均在院日数の推移
［病院報告］

　上の長期入院患者数は、2003（平成15）年以降減少傾向にあるが、2017（平成29）年時点においても全体の33％を占めている。また、「病院報告」による精神病床の平均在院日数の推移（図11.3）をみると、平均在院日数は徐々に減少してきており、2020（令和2）年では274.7日となっている。過去10年間で精神病床の平均在院日数は、2.5日短縮されたが、全病床の平均在院日数29.1日と比較すると極めて長い。
　一方で、近年の新規入院患者の入院期間は短縮傾向にあり、87％が1年以内に退院している。これは、救急医療体制が整備されてきたことや治療薬の発達がおもな要因であると考えられている。このように、精神病床での入院期間は、入院患者の長期化と短縮化の二極化が起きている。

11.3 ｜ 「精神保健福祉法」の概要

　「精神保健福祉法」は、第1条にこの法律の目的として、①精神障害者の医療および保護を行うこと、②「障害者総合支援法」とともに、精神障害者の社会復帰の促進、自立

と社会経済活動への参加の促進のために必要な援助を行うこと、③精神疾患の発生の予防や、国民の精神的健康の保持および増進に努めることを定めている。つまり、「精神保健福祉法」は、精神障害者の福祉の増進および国民の精神保健の向上を図ることを目的とした法律である。この法律は、「総則」「精神保健福祉センター」「地方精神保健福祉審議会及び精神医療審査会」「精神保健指定医、登録研修機関、精神科病院及び精神科救急医療体制」「医療及び保護」「保健及び福祉」「精神障害者社会復帰促進センター」「雑則」ならびに「罰則」の9章から構成されている。以下、この内容について詳細にみていく。

A 国民の義務 (第3条)

第3条では、国民の義務が定められており、①精神的健康の保持および増進に努めること、②精神障害者に対する理解を深めること、③精神障害者がその障害を克服して社会復帰をし、自立と社会経済活動への参加をしようとする努力に対し、協力するように努めることが義務として規定されている。

B 精神障害者の社会復帰、自立及び社会参加への配慮 (第4条)

第4条では、精神障害者の社会復帰、自立および社会参加への配慮についての規定があり、①医療施設の設置者は、精神障害者の社会復帰の促進および自立と社会経済活動への参加の促進を図るため、患者である精神障害者が、「障害者総合支援法」に規定する障害福祉サービスにかかわる事業や一般相談支援事業、その他の精神障害者の福祉に関する事業にかかわるサービスを円滑に利用することができるように配慮し、さらに、サービス事業者との連携や地域住民の理解と協力を得るように努力することが定められている。また、②国、地方公共団体および医療施設の設置者は、精神障害者の社会復帰の促進および自立と社会経済活動への参加の促進を図るため、相互に連携を図りながら協力するように努めることも規定されている。

C 精神保健福祉センター (第6条)

精神保健福祉センターとは、精神保健の向上および精神障害者の福祉の増進を図るため、精神障害に関する相談や知識の普及などを行う機関であり、すべての都道府県、指定都市に設置されている。精神保健福祉センターのおもな業務は、表11.1のとおりである。

D 精神医療審査会 (第12条〜第15条)

措置入院患者などの定期病状報告や、入院患者本人や家族などからの退院または処遇改善の請求に対する応諾可否の審査などを行うため、都道府県および指定都市に、精神医療審査会を設置することが規定されている。精神医療審査会の委員は、任期が2年であり、精神障害者の医療に関し学識経験を有する者(精神保健指定医)や法律に関し学識経験を有する者、その他の学識経験を有する者のうちから都道府県知事が任命した者で構成される。なお、2013(平成25)年6月の「精神保健福祉法」の改正により、2016(平成28)年4月1日より、精神医療審査会の委員として、「精神障害者の保健又は福祉に関

表 11.1　精神保健福祉センターのおもな業務

		業務内容
1	企画立案	専門的な立場から、主管部局および関係機関への精神保健福祉に関する施策などの企画立案
2	技術援助	保健所や各種行政機関などの精神保健福祉に携わる関係機関が行っている相談や事業に対しての技術的な援助
3	人材育成	保健所、各種行政機関、障害福祉サービスを行う事業所などの関係機関や関係職員の知識や技術の向上を図るための研修
4	普及啓発	住民の理解と意識を高めるために、精神保健福祉に関する関係機関・団体が実施する普及啓発活動やパンフレットの作成・配布
5	調査研究	必要な調査研究の実施、精神保健福祉に関する統計および資料の収集・整備・提供
6	精神保健福祉相談	心の健康相談、精神医療にかかわる相談、社会復帰相談、アルコール、薬物、思春期、認知症などの相談を含め精神保健福祉全般の相談
7	組織育成	家族会、セルフヘルプグループ、ボランティアなどの交流活動の支援
8	精神医療審査会の審査に関する事務	入院届・病状報告などの審査や退院請求など、入院中の精神障害者の処遇審査にかかる審査会事務
9	自立支援医療・精神障害者保健福祉手帳の判定	自立支援医療(精神通院医療)の支給認定および精神障害者保健福祉手帳の判定に関する事務

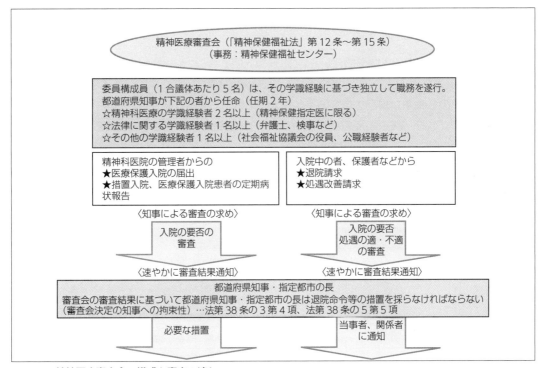

図 11.4　精神医療審査会の構成と審査の流れ
[資料　厚生労働省精神・障害保健課]

　　　し学識経験を有する者」が規定された。精神医療審査会の構成と審査の流れは、図 11.4
のとおりである。

「精神保健福祉法」の改正(前頁)：精神障害者の地域生活への移行を促進するため、「精神保健福祉法」が改正された(2013(平成 25)年 6 月 13 日成立、同 6 月 19 日公布)。改正のおもな内容としては、精神障害者の医療に関する指針(大臣告示)の策定、保護者制度の廃止、医療保護入院における入院手続の見直しなどである。

精神保健指定医(以下、指定医)は、患者本人の意思に基づかない入院の判断や行動制限の判定を行うのに必要な知識および技能を有すると認められる医師のことであり、厚生労働大臣が指定をする。指定医の要件としては、①5年以上診断または治療に従事した経験を有すること、②3年以上精神障害の診断または治療に従事した経験を有すること、③厚生労働大臣が定める精神障害につき厚生労働大臣が定める程度の診断または治療に従事した経験を有すること、④厚生労働大臣の登録を受けた者が厚生労働省令で定めるところにより行う研修(申請前1年以内に行われたものに限る)の課程を修了していることがあり、指定後も5年ごとに研修を受ける義務がある。

指定医の職務としては、①措置入院者等の入院継続にかかる診察や入院者の行動制限にかかる診察、措置入院者および医療保護入院者等の定期病状報告のための診察などの職務と、②措置入院などの要否判定や精神医療審査会が必要であると認めた場合の診察など、公務員としての職務がある。

F **入院形態**

精神障害者の入院形態として、①「任意入院」(第22条の3)、②「措置入院」(第29条)、③「緊急措置入院」(第29条の2)、④「医療保護入院」(第33条)、⑤「応急入院」(第33条の4)の5種類が規定されている。各入院形態の対象者と要件などは表11.2のとおりである。なお、精神科病院の管理者は、精神障害者を入院させる場合においては、本人の同意に基づいて入院が行われるように努めなければならないと定められている。

表11.2 「精神保健福祉法」に基づく入院形態

	入院形態	対象	要件など
①	任意入院	入院について本人の同意がある者	・入院中の権利事項などについて書面で説明を行い、患者から同意書を書面で得なければならない ・退院の申出があった場合は、退院させなければならないが、精神保健指定医の診察の結果入院継続の必要性がある場合は、72時間（特定医師[*1]の場合は12時間）に限り、退院を制限することができる
②	措置入院	入院させなければ自傷他害のおそれがある者	・一般人申請や警察官、検察官、保護観察所の長、矯正施設の長による通報により、都道府県知事が受理・調査を行い、精神保健指定医2名の診察の結果が一致した場合に都道府県知事が入院させることができる
③	緊急措置入院	入院させなければ自傷他害のおそれがある者	・緊急を要し、通常の措置入院の手続きを行うことができない場合、精神保健指定医1名の診察の結果に基づき、72時間に限り緊急に入院させることができる
④	医療保護入院	自傷他害のおそれはないが入院が必要であり、入院について本人の同意は得られないが、家族等[*2]の同意がある者	・入院の必要性の判断は、精神保健指定医の診察の結果に基づいて行われる。ただし、緊急やむを得ない場合は、特定医師の診察により12時間に限り入院させることができる
⑤	応急入院	入院について、本人および家族等の同意が得られない者	・精神保健指定医の診察の結果、直ちに入院が必要ではあるが、本人および家族の同意が得られない場合、72時間（特定医師の場合は12時間）に限り入院させることができる

＊1　精神保健指定医以外の医師で「医師法」第16条の4第1項の規定による登録を受けていること、その他厚生労働省令で定める基準に該当する者

＊2　2013（平成25）年の法改正により、保護者制度が廃止され、医療保護入院の場合は、配偶者、親権者、扶養義務者、後見人または保佐人の「家族等の同意」が要件となった。なお、該当者がいない場合などは、市町村長が同意の判断を行う。

表 11.3　精神障害の程度と障害等級

1 級	精神障害であって、日常生活の用を弁ずることを不能ならしめる程度のもの（概ね障害年金 1 級に相当）
2 級	精神障害であって、日常生活が著しい制限を受けるか、または日常生活に著しい制限を加えることを必要とする程度のもの（概ね障害年金 2 級に相当）
3 級	精神障害であって、日常生活もしくは社会生活が制限を受けるか、または日常生活もしくは社会生活に制限を加えることを必要とする程度のもの（概ね障害年金 3 級に相当）

G　精神障害者保健福祉手帳（第 45 条）

　精神障害者保健福祉手帳は、1995（平成 7）年に「精神保健法」が改正され、「精神保健福祉法」が成立・施行した際に、精神障害者の自立と社会参加の促進を目的として創設されたものである。手帳を交付することにより、一定程度の精神障害の状態にあることを認定し、手帳交付者には、さまざまな支援策が講じられている。

　手帳の交付対象者は、統合失調症、気分障害（うつ病、躁うつ病）、てんかん、発達障害など、何らかの精神疾患により、長期にわたり日常生活または社会生活への制約がある者と定められており、その精神疾患による初診から 6 か月以上経過していることが必要となる。

　申請は、①申請書、②診断書（初診日から 6 か月以上経過したもの）、または、精神障害による障害年金を受給している場合は、その証書などの写し、③本人の写真を市町村の担当窓口を通して都道府県知事に提出することとなっている。その後、申請に基づき、各都道府県・指定都市の精神保健福祉センターにおいて審査が行われ、認められると手帳が交付される。なお、申請は、家族や医療機関関係者などが代理で行うこともできる。手帳の有効期限は、交付日から 2 年であり、2 年ごとに診断書を添えて更新の手続きを行い、障害等級に定める精神障害の状態にあることについて、都道府県知事の認定を受けなければならない。精神障害者保健福祉手帳の等級は、1 級から 3 級までであり、精神障害の程度と障害等級の詳細は表 11.3 のとおりである。

　精神障害者保健福祉手帳を保持することによる優遇措置は、障害等級に応じて行われ、①税金の控除・減免（所得税、住民税、相続税、自動車税など）、②公共料金などの割引（NHK受信料の減免、上下水道料金の割引、携帯電話料金の割引など）、③生活福祉資金の貸付、④バスや地下鉄などの公共交通機関の料金の割引（地域によって異なる）、⑤公共施設の入場料などの割引（地域によって異なる）などがある。しかし、身体障害者や知的障害者に対する交通機関の運賃割引は、ほぼすべての機関が実施しているのに対し、精神障害者の場合はいまだ導入が進んでおらず、障害間での格差が解消されていないという課題もある。

11.4　「心神喪失等の状態で重大な他害行為を行った者の医療及び観察等に関する法律」

　「心神喪失等の状態で重大な他害行為を行った者の医療及び観察等に関する法律」（以下、「医療観察法」）は、2003（平成 15）年 7 月に成立し、2 年後の 2005（平成 17）年 7 月に施行された。この法律の目的は、心神喪失等の状態で重大な他害行為（殺人、放火、強盗、強制性交等、強制わいせつ、傷害）を行った人に対して、適切な処遇を決定するための手続きなどを定めることにより、継続的かつ適切な医療ならびにその確保のために必要な観

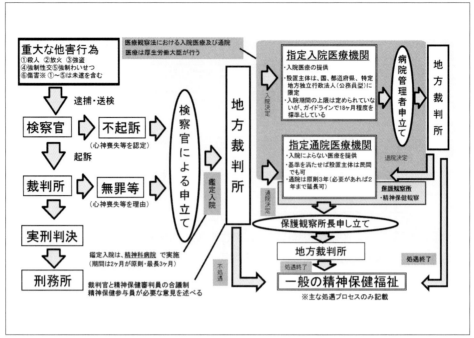

図 11.5 「医療観察法」の仕組み
［厚生労働省］

察および指導を行うことによって、その病状の改善およびこれに伴う同様の行為の再発防止を図り、もってその社会復帰を促進することとされている。

　この制度では、心神喪失または心神耗弱の状態で重大な他害行為を行い、不起訴処分となるか無罪などが確定した人についての処遇の要否と内容の決定をするための申立てを検察官が地方裁判所に対して、行うことから始まる。その後、裁判官と精神保健審判員(精神科医師)の各1名からなる合議体による審判で、処遇の要否と内容の決定が行われる(図 11.5)。

　審判の結果、入院の決定を受けた人に対しては、指定入院医療機関において、手厚い専門的な医療の提供が行われるとともに、入院期間中から、保護観察所に配置されている社会復帰調整官により、退院後の生活環境の調整が実施される。また、通院の決定を受けた人および退院を許可された人については、指定通院医療機関での通院が義務付けられ、保護観察所の社会復帰調整官による精神保健観察(必要な医療を受けているかどうかや生活状況を見守り、必要な指導を行う)が、原則として3年間行われる。なお、この通院期間中は、保護観察所が中心となって、地域の関係機関と連携しながら、処遇実施計画に基づき処遇が行われる。

心神喪失、心神耗弱：通常の刑事責任が問えない状態のうち、まったく責任を問えない場合を心神喪失、限定的な責任を問える場合を心神耗弱という。　**社会復帰調整官**：精神保健福祉などに関する専門的知識を活かし、「医療観察法」に基づく生活環境の調査・調整、精神保健観察などの業務を行う。

11.5 「障害者の雇用の促進等に関する法律」

　障害者の就労支援に関して定めた法律として、1960(昭和35)年「身体障害者雇用促進法」として公布され、1987(昭和62)年に改称・公布された「障害者の雇用の促進等に関する法律」(以下、「障害者雇用促進法」)がある。この法律は、障害者の雇用義務等に基づく雇用の促進のための措置、職業リハビリテーションの措置等を通じて、障害者の職業の安定を図ることを目的とした法律である。この法律における障害者とは、「身体障害、知的障害又は精神障害(発達障害を含む)その他の心身の機能の障害があるため、長期にわたり、職業生活に相当の制限を受け、又は職業生活を営むことが著しく困難な者」と定義されている。

　これまで、身体障害者および知的障害者は雇用義務の対象になっているのに対し、精神障害者は雇用義務の対象となっていなかった。しかし、2013(平成25)年の改正において、2018(平成30)年4月1日より精神障害者も雇用義務の対象となった。

A 障害者雇用率制度

　「障害者雇用促進法」では、事業主に対して、従業員の一定割合(＝法定雇用率)以上の障害者を雇用することを義務付けている。このことを「障害者雇用率制度」という。法定雇用率は、表11.4のとおり事業主区分によって定められている。2021(令和3)年3月に法定雇用率が変更されており、各事業主ともに0.1%引き上げられた。なお、障害者のカウント方法は、短時間労働者や障害の程度によって異なっている(表11.5)。

表11.4　法定雇用率 (2021 (令和3) 年3月現在)

民間企業	2.3%
国、地方自治体、特殊法人など	2.6%
都道府県などの教育委員会	2.5%

表11.5　実雇用率のカウント方法

週所定労働時間		常勤 (30時間以上)	短時間 (20時間以上30時間未満)
身体障害者		1人	0.5人
	重度	2人	1人
知的障害者		1人	0.5人
	重度	2人	1人
精神障害者		1人	0.5人または1人*

＊　精神障害者である短時間労働者で、新規雇入れから3年以内の者または精神障害者保健福祉手帳取得から3年以内の者、かつ、2023 (令和5) 年3月31日までに雇い入れられ、精神障害者保健福祉手帳を取得した者については、原則0.5人ではなく1人と算定する。

雇用義務の対象：2013(平成25)年の改正では、施行後5年間2018(平成30)年4月1日〜2023年3月31日まで)は猶予期間とし、精神障害者を法定雇用率の算定基礎に加えることに伴う法定雇用率の引き上げ分について、本来の計算式で算定した率よりも低くすることを可能としている。

障害者雇用納付金制度

　　障害者雇用納付金制度とは、障害者の雇用に伴う事業主の経済的負担の調整を図ることを目的とし、障害者雇用率未達成事業主から、①障害者雇用納付金を徴収し、障害者雇用率達成事業主には、②障害者雇用調整金を支給するものである。

　　①障害者雇用納付金は、常用労働者が 101 人以上の事業主を対象とし、法定雇用率が未達成の場合、その不足する人数 1 人あたり月額 5 万円を徴収する。②障害者雇用調整金は、常用労働者が 101 人以上の事業主を対象とし、法定雇用率を上回って雇用している場合、超過人数 1 人に対し月額 2 万 7,000 円を事業主に支給する。また、常用労働者が 100 人以下で、雇用障害者数が一定数を超えている事業主に対し、1 人あたり月額 2 万 1,000 円の報奨金が申請に基づき支給される。

C **職業リハビリテーションの実施**

　　障害者本人に対する措置としては、地域の就労支援機関において障害者の職業生活における自立を支援する職業リハビリテーションを、福祉施策との有機的な連携を図りつつ推進している。

　　具体的には、①ハローワークにおいて、障害者の態様に応じた職業紹介や職業指導、求人開拓などの実施、②地域障害者職業センターにおいて、専門的な職業リハビリテーションサービスの実施(職業評価、準備訓練、ジョブコーチなど)、③障害者就業・生活支援センターにおいて、就業・生活両面にわたる相談・支援の実施などがある。

11.6 　自殺防止対策

A **自殺の動向**

　　警察庁の自殺統計によると、日本における自殺者数は、1998(平成 10)年から急増し、14 年連続して 3 万人を超える状態であったが、2012(平成 24)年に 3 万人を下回り、2021(令和 3)年は、2 万 1,007 人である(図 11.6)。

　　自殺者数の男女比を比較すると、男性のほうが多く、女性の 2 倍以上となっている。自殺の原因・動機としては、①健康問題、②経済・生活問題、③家庭問題、④勤務問題などがあげられており、健康問題が最も多い。

B **「自殺対策基本法」と自殺総合対策大綱**

　　近年、日本における自殺による死亡者数が高い水準で推移している状況を踏まえ、2006(平成 18)年 6 月に「自殺対策基本法」が制定され、2016(平成 28)年 4 月に改正された。この法律は、自殺対策に関し、基本理念を定め、国および地方公共団体などの責務を明らかにするとともに、自殺対策の基本となる事項を定めることなどにより、自殺対策を総合的に推進して、自殺の防止を図り、あわせて自殺者の親族などに対する支援の充実を図り、もって国民が健康で生きがいをもって暮らすことのできる社会の実現に寄与することを目的としている。

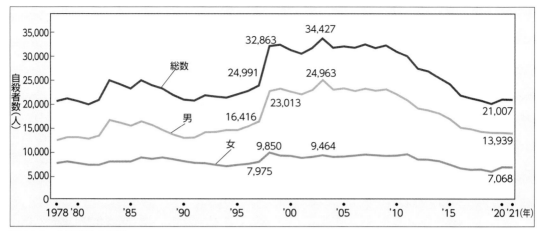

図 11.6　自殺者数の推移
[資料：警察庁「自殺統計」より内閣府作成、令和4年版自殺対策白書]

　基本理念については、第2条に定められており、自殺対策は、生きることの包括的な支援として、すべての人がかけがえのない個人として尊重されるとともに、生きる力を基礎として生きがいや希望をもって暮らすことができるように、その妨げとなる諸要因の解消に向けた支援や環境の整備充実を幅広くかつ適切に図られるよう実施されなければならないとしている。加えて、自殺が個人的な問題としてのみ捉えられるべきものではなく、その背景にさまざまな社会的要因があることを踏まえ、自殺対策を社会的な取り組みとして実施することや、自殺の事前予防、自殺発生の危機への対応、事後の対応など各段階に応じた効果的な施策として自殺対策を実施しなければならないことなどが規定されている。

　また、「自殺対策基本法」に基づき、2007（平成19）年6月に政府が推進すべき自殺対策の指針として「自殺総合対策大綱～誰も自殺に追い込まれることのない社会の実現を目指して～」が定められた。2008（平成20）年に一部改正、2012（平成24）年に初めて全体的な見直しが行われた。大綱は、概ね5年を目途に見直すこととされており、2016（平成28）年の「自殺対策基本法」改正の趣旨や自殺の実態を踏まえ、2017（平成29）年7月と2022（令和4）年10月に閣議決定された。基本理念として、自殺対策は社会における「生きることの阻害要因」を減らし、「生きることの促進要因」を増やすことを通じて、社会全体の自殺リスクを低下させることが掲げられている。2022（令和4）年の見直しでは、基本認識に新型コロナウイルス感染症拡大の影響を踏まえた対策の推進が加えられ、基本方針に自殺者等の名誉及び生活の平穏に配慮することが盛り込まれた。また、重点施策としては女性の自殺対策をさらに推進することを加えた13の施策を掲げている。さらに、わが国の自殺対策の数値目標は継続され、自殺死亡率を先進諸国の現在の水準まで減少させることを目指し、2026（令和8）年までに2015（平成27）年比の30％以上減少させることをあげている。

11.7 | 認知症高齢者の現状

A 認知症とは

　認知症とは、後天的な脳の器質的変化により、記憶・判断力などの障害が起こり、日常生活に支障が生じている状態である。認知症の原因はさまざまであるが、アルツハイマー型認知症や脳血管性認知症、レビー小体型認知症、前頭側頭葉変性症は、四大認知症と呼ばれている。

　認知症の症状としては、①脳の細胞が壊れることによって直接起こる中核症状と、②中核症状により生活上の困難にうまく適応できない場合に、環境の変化や心理的状況によって起こる行動・心理症状（BPSD）がある。①中核症状としては、記憶障害や見当識障害、理解・判断力の障害、実行機能障害などがあり、②行動・心理症状としては、元気がなくなり、引っ込み思案になることや物とられ妄想が出てくること、着替えや入浴などの介護を嫌がることなどがある（図11.7）。

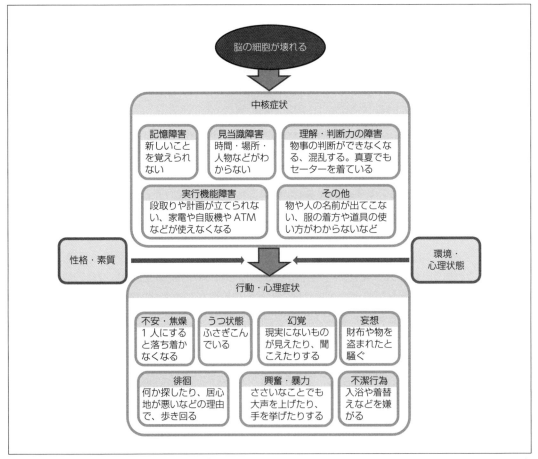

図11.7　認知症の中核症状と行動・心理症状（behavioral and psychological symptoms of dementia：BPSD）

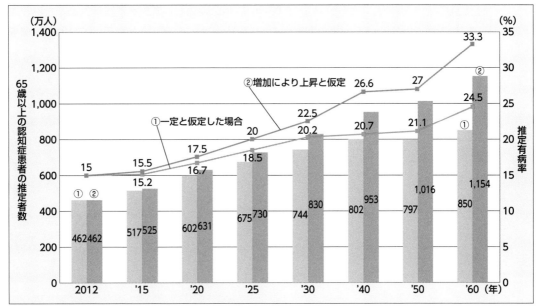

図 11.8　65 歳以上の認知症患者の推定者数と推定有病率
長期の縦断的な認知症の有病率調査を行っている福岡県久山町研究データに基づいた、①各年齢層の認知症有病率が、2012（平成 24）年以降一定と仮定した場合と、②各年齢層の認知症有病率が、2012（平成 24）年以降も糖尿病有病率の増加により上昇すると仮定した場合。久山町研究からモデルを作成すると、年齢、性別、生活習慣（糖尿病）の有病率が認知症の有病率に影響することがわかった。本推計では 2060 年までに糖尿病有病率が 20％増加すると仮定した。
〔平成 29 年版高齢社会白書，資料：日本における認知症の高齢者人口の将来推計に関する研究」（平成 26 年度厚生労働科学研究費補助金特別研究事業九州大学二宮教授より内閣府作成）〕

B 認知症高齢者の現状

　　高齢化の進行に伴い、認知症高齢者数も増加している。厚生労働省によると、2025（令和 7）年の全国の 65 歳以上の高齢者について、認知症有病者数は、約 700 万人と推計されている（図 11.8）。そのため、65 歳以上の高齢者に対する割合は、約 5 人に 1 人（20％）になると見込まれている。

C これからの認知症対策について

　　今後、認知症高齢者数の増加が推測されることから、2008（平成 20）年に、厚生労働大臣の指示のもと、「認知症の医療と生活の質を高める緊急プロジェクト」が設置され、たとえ認知症になっても安心して生活できる社会を早期に構築することが必要との認識のもと、今後の認知症対策についての検討が行われた。

　　2012（平成 24）年には、厚生労働省認知症施策検討プロジェクトチームによって、「今後の認知症施策の方向性について」が取りまとめられ、具体的な数値目標を含めた「認知症施策推進 5 か年計画（オレンジプラン）」が策定された。

　　さらに、2015（平成 27）年に、「認知症施策推進総合戦略（新オレンジプラン）」、2019 年には「認知症施策推進大綱」が策定された。「認知症施策推進大綱」は、認知症の発症を遅らせ、認知症になっても希望を持って日常生活を過ごせる社会を目指し、認知症の人や

家族の視点を重視しながら「共生」と「予防」を車の両輪として施策を推進することを基本的な考え方としている。対象期間は、団塊の世代が 75 歳以上となる 2025（令和 7）年までである。

第Ⅲ部

社会福祉サービスの提供主体と社会福祉の援助方法

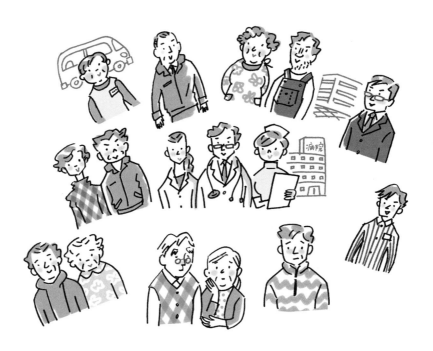

第12章 社会福祉施設の役割

　第二次世界大戦後、わが国における社会福祉は公的福祉施策を中心に展開してきた。社会福祉施設（以下、施設と略す）もその例外ではなく、施設設置の根拠となる社会福祉関係法の制定、施設への財政的裏づけ（施設整備費、施設運営費としての委託費＝措置費）などの充実に伴い、施設の量的整備がなされてきた。しかし、1980年代以降の社会福祉の潮流は「地域福祉の推進」という方向に大きく転回し、それとともに施設の位置づけや役割・機能も問い直されるようになってきた。

　以上のような認識に立って、本章では12.1節で施設を全体的に理解するために施設の体系について述べ、12.2節では民間社会福祉施設の経営母体である社会福祉法人と施設との関係を整理する。さらに、12.3節においては今後の課題として施設の方向性と展望を探ることにする。

12.1 社会福祉施設の体系

　ここでは、施設の全体像をつかむために、施設の目的と機能、施設の分類、施設の推移について概観していく。

A 施設の目的と機能

　施設は、社会福祉問題をかかえている人々（クライエント、福祉サービス利用者）に対して、保護、援護、育成および更生などの社会福祉サービスを提供することによって、彼らの問題を解決、緩和することを目的としている。

a. 施設の機能

　施設を構成する要素は、①利用者（入所者または通所者）、②職員、③運営組織、④建物、⑤設備、⑥土地、⑦定款・諸規定であり、これらのどれ一つが欠けても施設は成り立たない。また、これらを基に社会福祉サービスの具体化（支援）がなされる。たとえば、入所施設では、生活の場の提供、日常生活面での介助・介護、健康管理、食事の提供、掃除・洗濯、生活相談、生活指導・教育指導・職業指導、家族関係の調整、アフター・ケアなどの多面的なサービスを提供している。

　施設を歴史的にみれば、施設は時代の必要に応じて造られ変化してきたが、それは施設の多様化と分化（特殊化）の歩みであった。たとえば、厚生省（当時）によって社会福祉施設等調査が最初に行われた1957（昭和32）年には23種類の施設しかなかったが、徐々

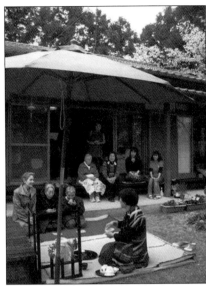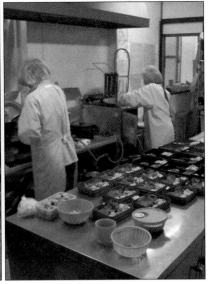

図 12.1　社会福祉施設での活動の様子
左：小規模デイサービスでのお茶会、右：配食サービス事業所での給食調理
［写真提供：本郷秀和］

に増加し、1982（昭和 57）年には 62 種類、その後 86 種類まで増加した。2009（平成 21）年から法制度の改正と調査方法の見直しなどに伴い、調査対象施設は 82 種類となり、2012（平成 24）年の見直しでは 55 に、2020（令和 2）年では 63 施設となった（図 12.2 参照）。

　施設を全国的に把握するために、1957（昭和 32）年以降、「社会福祉施設調査」（現在の調査名称は「社会福祉施設等調査」）として実施されている。2020（平成 12）年には「介護保険法」施行に伴って、老人デイサービスセンター、老人短期入所施設、特別養護老人ホーム、老人介護支援センターを対象から除外している。また、2006（平成 18）年からは障害福祉サービス事業所（2012 年以降は 15 種類）を調査対象に加えている。

　特別養護老人ホームなどは「介護サービス施設・事業所調査」として、毎年実施され、厚生労働白書などでは、社会福祉施設として合算されて公表されることもある。

　以上のことは、一方では施設が利用者のもつ福祉ニーズを充足するために多様化してきたことを意味し、他方では利用者の心理的・精神的、あるいは身体的要件に応じて施設の分化（特殊化）をもたらしたことを意味している。たしかに、私たちを取り巻く社会・生活環境は大きく変わり、同時に私たちの意識も変化している。

　現代社会においては、核家族化した一家族が、性、経済、生殖、教育の機能を担う一単位として存在している。このため、現代の家族は常に家庭崩壊や家族扶養機能の低下の危険にさらされている。また、家族以外の専門的機関・施設を利用することによって、自らの要求を充足する必要性も増大している。この意味から、施設は従来のような「家庭」に代わる保護的機能とともに、家庭では困難な治療・教育的機能を有することが求められているといえよう。

b.　施設のかかえる問題点

　施設がかかえる問題点をあげれば、次のように整理できる。

①施設を設置する根拠となる社会福祉関係法に基づいて、利用者が年齢別、あるいは心身の条件などによって区分されており、施設間の移動など、利用面での柔軟性に欠ける(困難)があること。

②施設地価などの理由により地域的に偏在しており、利用面での需要と供給にギャップがみられること。また、地価の関係から、特に入所型施設は郊外に設置されることが多いため、利用者の生活環境が著しく変化せざるをえないこと。

③施設が地域社会において、有力な社会福祉資源としての機能を必ずしも十分に果たしているとはいえないこと。

B 施設の分類

施設の分類方法はいろいろ考えられるが、ここでは「法律に基づく分類」「施設の利用形態に基づく分類」そして「施設設置主体に基づく分類」によって整理することにする。

a. 法律に基づく分類

「社会福祉法」に基づいて第1種社会福祉事業に含められる施設と、第2種社会福祉事業に含められる施設とに分類する方法がある。また、施設の設置根拠である法律(おもに福祉六法)によって区分する方法とがある。

(1)「社会福祉法」に基づく分類　「社会福祉事業法」は1951(昭和26)年に公布され、2000(平成12)年に「社会福祉法」と改称されたが、この法律では社会福祉事業を「第1種社会福祉事業」と「第2種社会福祉事業」とに分けている。

第1種社会福祉事業には、入所型・居住型施設を経営する事業(児童養護施設のように、利用者を入所させ保護する施設を経営する事業)や、経済保護事業(授産施設や低所得者に対して無利子または低利子で資金を貸付するなどの事業)などが含められている。これらの事業の利用者は、社会的に発言力の弱い児童や高齢者などであるので、彼らの人権を擁護するために、その経営主体は国、地方公共団体、社会福祉法人を原則としている。

第2種社会福祉事業は、生活や更生についての相談事業、老人福祉センターや保育所などの通所施設を経営する事業、そして在宅サービスを経営する事業であり、第1種社会福祉事業に比べて人権侵害などの弊害を生じる恐れが少ないと考えられる事業である。したがって、原則として経営主体についての制限はない(国、地方公共団体、社会福祉法人、その他の者となり、その他の者には医療法人、生活協同組合、農業協同組合、NPO法人が含まれる)。

(2) 福祉六法に基づく分類　福祉六法とは、「生活保護法」、「児童福祉法」、「身体障害者福祉法」、「知的障害者福祉法」、「老人福祉法」、「母子及び父子並びに寡婦福祉法」である。当初はこれらの6つの法律を根拠にして、保護施設、児童福祉施設、身体障害者更生援護施設、知的障害者援護施設、老人福祉施設、母子福祉施設に大別されてきた。

なお、「障害者自立支援法」と現在の「障害者総合支援法」の施行に基づき障害者施設を中心に再編がなされているので、施設の分類の方法も図12.2のように説明できる。

b. 施設の利用形態に基づく分類

施設の利用形態に焦点を当てれば、入所型・居住型施設と通所型施設に分けて整理することができる。

(1) 入所型・居住型施設　児童養護施設や特別養護老人ホームなどは、家族に代わって保護し養護する機能(家庭代替機能)がある。たとえば、児童養護施設の場合、そこに入

生活保護法による【保護施設】

救護施設
更生施設
医療保護施設
授産施設
宿所提供施設

老人福祉法による【老人福祉施設】*

養護老人ホーム（一般）
養護老人ホーム（盲）
軽費老人ホーム　A型
軽費老人ホーム　B型
軽費老人ホーム（ケアハウス）
都市型軽費老人ホーム
老人福祉センター（特A型）
老人福祉センター（A型）
老人福祉センター（B型）

障害者総合支援法による【障害者支援施設等】

障害者支援施設
地域活動支援センター
福祉ホーム

身体障害者福祉法による【身体障害者社会参加支援施設】

身体障害者福祉センター（A型）
身体障害者福祉センター（B型）
障害者更生センター
補装具製作施設
盲導犬訓練施設
点字図書館
点字出版施設
聴覚障害者情報提供施設

売春防止法による【婦人保護施設】

婦人保護施設

児童福祉法による【児童福祉施設等】

助産施設
乳児院
母子生活支援施設
幼保連携型認定こども園
保育所型認定こども園
保育所
小規模保育事業所A型
小規模保育事業所B型
小規模保育事業所C型
家庭的保育事業所
居宅訪問型保育事業所
事業所内保育事業所
児童養護施設
障害児入所施設（福祉型）
障害児入所施設（医療型）
児童発達支援センター（福祉型）
児童発達支援センター（医療型）
児童心理治療施設
児童自立支援施設
児童家庭支援センター
小型児童館
児童センター
大型児童館A型
大型児童館B型
大型児童館C型
その他の児童館
児童遊園

母子及び父子並びに寡婦福祉法による【母子・父子福祉施設】

母子・父子福祉センター
母子・父子休養ホーム

【その他の社会福祉施設等】

授産施設
無料低額診療施設
盲人ホーム
隣保館
へき地保健福祉館
日常生活支援住居施設
有料老人ホーム（サービス付き高齢者向け住宅以外）
有料老人ホーム（サービス付き高齢者向け住宅であるもの）

障害者総合支援法による障害福祉サービス事業所および相談支援事業所

居宅介護事業所
重度訪問介護事業所
同行援護事業所
行動援護事業所
療養介護事業所
生活介護事業所
重度障害者等包括支援事業所
計画相談支援事業所
地域相談支援（地域移行支援）事業所
地域相談支援（地域定着支援）事業所
短期入所事業所
共同生活援助事業所
自立訓練（機能訓練）事業所
自立訓練（生活訓練）事業所
宿泊型自立訓練事業所
就労移行支援事業所
就労継続支援（A型）事業所
就労継続支援（B型）事業所
自立生活援助事業所
就労定着支援事業所

児童福祉法による障害児通所支援事業所および障害児相談支援事業所

児童発達支援事業所
居宅訪問型児童発達支援事業所
放課後等デイサービス事業所
保育所等訪問支援事業所
障害児相談支援事業所

図 12.2　施設の分類
□が社会福祉施設等調査（2020（令和 2）年調査分）による 63 施設。■が 25 事業所。なお、「老人福祉法」による老人福祉施設に含まれる「老人デイサービスセンター」、「老人短期入所施設」、「特別養護老人ホーム」、「老人介護支援センター」は，介護保険統計調査の実施に伴い、対象から除外されている。

所している児童にとって施設は衣・食・住や遊びの全領域をカバーする生活の場として、家庭に代わる存在となる。そのうえ、入所型・居住型施設は集団生活機能、療育的機能さらには社会化機能をあわせもっている。

(2) 通所型施設　保育所や老人デイサービスセンターなどは、家庭独自で十分に果たすことのできない機能を補うために、1 日のうちのある一定の時間だけ施設を利用する。たとえば保育所の場合、保護者が共働きや病気などの事由のため児童を監護できないとき、保護者に代わって原則として 1 日に 8 時間の保育をする。このように、通所型施設は、家族だけでは果たしえぬ機能を部分的に代替し補っており、入所施設に比べその機能は限定される。また、老人福祉センターのように生活相談機能、教育文化的機能、余暇的機能をあわせもっている施設もある。

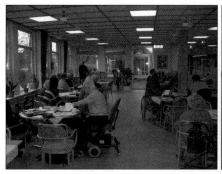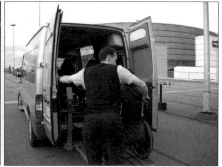

図 12.3　海外の社会福祉施設での様子
左：デンマークの老人ホーム、右：ヘルシンキでの送迎
[写真提供：本郷秀和]

c.　設置主体に基づく分類

　施設が、どのような組織によって設置されているかに焦点をおいて分類する方法である。国、地方公共団体によって設置されているか、あるいは社会福祉法人などによって設置されているかによって分ける方法であり、いわゆる「公立施設」と「民間施設」とに区分することができる。近年においては株式会社や NPO 法人などが施設設置するケースが多くなっており、これらは民間施設に位置づけられる。

（1）公立施設（国立施設も含む）　　国、地方公共団体が設置しているからといって、その施設の運営を国、地方公共団体が行っているとは限らない。設置者である国、地方公共団体が、その施設の運営を社会福祉事業団などに委託している場合もある。これは「公立民営施設」と呼ばれている。したがって、厳密には公立施設を「公立公営施設」（国、地方公共団体が直接的に施設を運営する）と「公立民営施設」（施設の運営は社会福祉事業団やその他の社会福祉法人に委託する）とに分けることができる。近年においては行財政改革の一環から民間への移管が進められる傾向がみられ、その是非についての議論がある。

（2）民間施設　　今日、民間施設の多くは社会福祉法人によって設置され、運営されているが、施設によってはその設置運営主体が財団法人や社団法人、宗教法人、日本赤十字社に代表される特殊法人、あるいは個人となっている場合もある（ただし、日本赤十字社は「社会福祉法」に基づく社会福祉事業を行うことができ、「社会福祉法」の適用を受けるので、事実上、社会福祉法人とみなすことができる）。

　宗教法人などによって設置運営されている民間施設は、設立当初の経緯があるので今日までそのままになっている施設もある。その例が保育所である。しかし、施設の改築などの際に行政指導がなされているので、今後は民間施設の設置運営主体は、徐々に社会福祉法人に限定されるようになっている。

12.2 ┃ 社会福祉施設の推移

　第二次世界大戦後、1951（昭和26）年公布の「社会福祉事業法」に基づき社会福祉法人制度が導入され、福祉六法の制定に合わせ施設は整備拡充されてきた。

A 施設の歩み

　施設は、その時代の経済・社会情勢を色濃く反映して位置づけられ整備されてきた。

　第二次世界大戦後の施設の歩みを概観すると、施設はまず海外からの引揚者やいわゆる「戦災孤児」のための緊急収容施設の増設という形で再出発することになった。その後、福祉三法（「生活保護法」「児童福祉法」「身体障害者福祉法」）と施設最低基準（設備・運営に関する基準）による施設の方向づけがなされるとともに、社会福祉法人の創設と委託の基礎がつくられた。さらに、福祉三法に「精神薄弱者福祉法」（現在の「知的障害者福祉法」）、「老人福祉法」、「母子福祉法」（現在の「母子及び父子並びに寡婦福祉法」）が加えられ福祉六法が確立されることに伴い、今日の施設が体系づけられることになった。

　1970（昭和45）年に「社会福祉施設緊急整備五か年計画」が策定された。これは、1971（昭和46）年度を初年度とし、次のような重点目標を掲げたものである。

①緊急に収容保護する必要のある老人、重度の心身障害者などの収容施設を重点的に整備すること（傍点筆者）

②社会経済情勢の変化に対応して保育所およびそれに関連する児童館などの整備拡充を図ること

③老朽施設の建て替えの促進とその不燃化、近代化を図ること

　しかし、保育所などを除き、必ずしも十分に目標は達成されなかった。

　今日では経済の低成長、老年人口比率の増大、家族機能の変化、ノーマライゼーションなどに代表される新しい福祉思想の台頭、さらには福祉ニーズの増大・多様化などを背景にして、施設は新たなる展開が求められている。

B 施設の現状

　施設の現在の姿と比べる意味で、少し古い数値から示すことにする。

(1) 1990（平成2）年10月1日現在の施設　「社会福祉施設等調査報告」によると、1990（平成2）年10月1日現在、施設の総数は5万1,006施設で、定員では256万6,963人（在所者数224万7116人）、従事者数は61万7,312人であった（この時点での調査対象施設は65種類であるが、これらにはいわゆる「措置費対象施設」と、「これ以外の施設」、さらには「その他の施設」としてへき地保健福祉館、老人憩の家、老人休養ホーム、隣保館などを含めている）。

　施設の経営主体別にみると、公立施設が3万689施設で全体の60％、民間施設が2万317施設で全体の40％であった。ところが、入所型施設に限定して割合をみると、公立と民間の割合が逆転し、たとえば特別養護老人ホームでは、公立12％、民間88％となり、身体障害者療護施設（現在の障害者支援施設等）は公立2.9％、民間97.1％となっていた。

　総じて、老人福祉センター、児童館などの通所施設で公立の割合が高くなり、特別養護老人ホーム、身体障害者療護施設、重症心身障害者施設などの入所施設で民間施設の割合が高い傾向がみられた。しかし、入所型施設の中でも、教護院（現在は児童自立支援施設と改称）などのように公立施設の割合の高いものもあった。

　21世紀に入り、社会福祉関係法もかなり改正されることになり、「障害者自立支援法」の制定・施行（2012（平成24）年には「障害者総合支援法」の制定・施行）に伴い、社会福祉施設も

表 12.1 施設の種類別にみた施設数・定員・在所者数・在所率と経営主体別施設の構成割合

	施設数	定員(人)*1	在所者数(人)*1	在所率(%)*2	公営(%)				私営(%)					その他
---	---	---	---	---	国・独立行政法人	都道府県	市区町村	一部事務組合・広域連合	社会福祉法人	医療法人	公益法人・日赤	営利法人(会社)	その他の法人	
総数	80,723	4,034,944	3,642,649	91.3	0.1	0.3	18.7	0.2	36.7	3.1	0.8	29.4	8.8	2.0
保護施設	289	19,108	18,216	95.4	—	0.3	3.8	2.1	93.8	—	—	—	—	—
老人福祉施設	5,228	158,379	144,390	91.4	—	—	14.0	1.2	77.2	1.1	1.2	2.6	1.4	1.3
障害者支援施設等	5,556	187,939	151,215	92.7	0.2	0.4	1.7	0.3	66.9	3.4	0.8	1.3	24.5	0.6
身体障害者社会参加支援施設	316	—	—	—		2.8	9.5	—	65.2	—	10.4	0.9	9.5	1.6
婦人保護施設	47	1,329	296	28.3	—	44.7	—	—	55.3	—	—	—	—	—
児童福祉施設等	45,722	3,058,717	2,807,519	92.1	0.2	0.4	28.7	0.1	43.4	0.5	1.0	13.1	9.4	3.1
(再掲)保育所等*3	29,474	2,858,117	2,624,335	92.1	0.0	0.0	27.4	0.0	53.2	0.1	0.2	9.7	9.0	0.4
母子・父子福祉施設	56	—	—	—	—	7.1	8.9	—	51.8	—	10.7	—	21.4	—
その他の社会福祉施設等	23,509	—	—	—			4.6	0.0	6.4	8.4	0.1	74.5	5.6	0.4
(再掲)有料老人ホーム(サービス付き高齢者向け住宅以外)	15,956	609,472	521,013	86.8			0.0	—	5.7	7.6	0.1	82.4	4.0	0.2

＊1 定員および在所者数は、それぞれ定員または在所者数について、調査を実施した施設のみ計上している。なお、障害者支援施設等のうち障害者支援施設の定員は入所者分のみであり、在所者数は入所者数と通所者数の合計である。また、総数、児童福祉施設等の定員および在所者数には母子生活支援施設を含まない。
＊2 在所率(%)＝在所者数÷定員×100 により算出している。ただし、在所者数不詳の施設および在所者数について調査を行っていない次の施設を除いて計算している。①障害者支援施設等のうち地域活動支援センター、②身体障害者社会参加支援施設のうち障害者更生センター、③その他の社会福祉施設等のうち盲人ホーム
＊3 保育所等は、幼保連携型認定こども園、保育所型認定こども園および保育所である。
［資料：令和 2 年社会福祉施設等調査］

かなり位置づけが変わることになった。

(2)2020(令和2)年 10 月 1 日現在の施設　2008(平成 20)年までは施設の調査は都道府県・指定都市・中核市が実施し、その結果を厚生労働省で集計していたが、2009(平成 21)年調査から厚生労働省が委託した民間事業者からの郵送による方法に変更になり回収率が低下した。

　2020(令和 2)年 10 月 1 日現在、施設総数は 8 万 723 施設、定員 403 万 4,944 人、利用者(在所者)364 万 2,649 人となっている(表 12.1)。従事者数(常勤換算)は 120 万9,999 人となっている。経営主体別施設をみると、第 1 種社会福祉事業の範疇にある施設は、歴史上の経緯から地方公共団体や社会福祉法人の占める割合が高く、歴史が新しい(制度化されてさほど年数がたっていない)施設ほど、民間施設の割合が高くなっている。

　いずれにしても、近年、調査方法が変わったので、従前の結果と単純に比較はできない面があるが、施設の存在が大きいことには変わりない。

12.3　社会福祉施設の枠組み

　第二次世界大戦後から制度化されてきた仕組み(福祉の措置制度など)は、制度的には残されているものの、現在は福祉サービス希望者(クライエント)とサービス提供組織との契約に基づき利用する仕組みに転換している。その意味では、施設の位置づけと利用に関

する枠組みはかなり変わってきた。

しかし、施設が利用者にとっては、避難所(シェルター)としての役割を果たしていることに変わりはなく、しかも民間施設が果たしている役割は大きい。

A 社会福祉法人と施設

社会福祉法人は「社会福祉法」に規定されている法人であり、設立の認可を受けるためにはかなりの労力を要し、認可後もさまざまな規制・監督を受けることになるが、その反面、税制上の優遇措置を受けることもできる。

a. 社会福祉法人の目的

一般に、民間施設の経営母体は社会福祉法人であり、施設は社会福祉法人の事業体として位置づけられる。第二次世界大戦前の施設は、財団法人、社団法人、個人によって営まれた場合が多かった。しかし戦後、施設のもつ公共性や社会的使命を達成するために、社会福祉法人制度が導入されることになった。「社会福祉法」第22条によれば「社会福祉法人とは、社会福祉事業を行うことを目的として、この法律の定めるところにより設立された法人をいう」と規定されている(表12.2)。その意味では、社会福祉事業(第1種社会福祉事業、第2種社会福祉事業)を展開することが第一義的役割である。もしも余裕があれば、公益事業(社会福祉事業と関連のある公益にかなう「公益事業」として老人保健施設や有料老人ホームの経営、おもちゃ図書館などの運営)を行うことができ、さらには「収益事業」(駐車場の経営や貸会議室など)を行うこともできる。

社会福祉法人制度の導入目的には、民間社会福祉事業の公共性の確保、自主性の尊重、経営組織の確立・財政的基盤の強化などがあげられる(図12.4)。そして、その柱は、①個人経営を排除するために理事会による健全な運営、②社会福祉法人による事業を永続的なものにするために資産の確保の2つである。

b. 設立の要件

社会福祉法人が安定的に適正に運営ができるように、設立の際に、役員や資産などについて一定の要件を満たすことが求められる。役員は理事と監事であり、社会福祉法人審査基準また定款準則などで示されている。

理事会の役割は、最高方針の決定、施設運営の目的の決定、事業計画の決定、予算と

表12.2 社会福祉法人数の推移

年度	1990 (平成2)	1995 (平成7)	2000 (平成12)	2005 (平成17)	2010 (平成22)	2015 (平成27)	2020 (令和2)
総数	13,356	15,090	17,002	18,258	18,727	19,969	20,985
社会福祉協議会	3,074	3,376	3,403	2,077	1,848	1,900	1,880
共同募金会	47	47	47	47	46	47	48
社会福祉事業団	105	138	152	147	132	129	126
施設経営法人	10,071	11,455	13,303	15,852	16,408	17,482	18,392
その他	59	74	97	135	293	411	539

注：2010(平成22)年度は郡山市およびいわき市以外の福島県を除く値。2015(平成27)年度までは2つ以上の都道府県の区域にわたり事業を行っている法人(厚生労働大臣および地方厚生局長所管分)は含まれていないが、そのうち地方厚生局長所管分については2016(平成28)年度から都道府県に権限移譲されたため、対象となった当該法人が含まれている。
[福祉行政報告例]

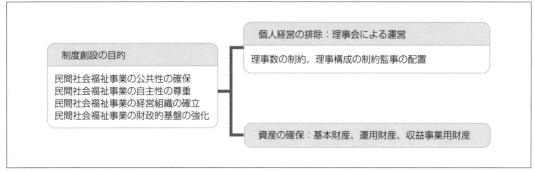

図 12.4　社会福祉法人の制度の目的と意義

決算、広報活動、人事などである。このように理事会は施設の方向づけに関する事項を審議するので、いわゆる名目理事を選任するのではなく、社会福祉に情熱と理解をもつ人から選任することが必要である。

B　施設最低基準（設備及び運営に関する基準）

施設利用者の権利が守られ、よりよい支援がなされるためには、施設の設備と運営の面で少なくともある一定の水準以上でなければならない。このことを規定しているものが、「施設最低基準」または「設備及び運営に関する基準」である。

たとえば「児童福祉法」第45条第1項では、「都道府県は、児童福祉施設の設備及び運営について」、第2項では「厚生労働大臣は里親の行う養育について」基準を定めなければならないとしている。その場合において、その基準は、「児童の身体的、精神的及び社会的な発達のために必要な生活水準を確保するものでなければならない」と規定している。

ここでの「最低基準」とは、きわめて低いという意味ではなく、「日本国憲法」第25条でいう「健康で文化的な最低限度の生活」と同義に考えられている。「社会福祉法」、「生活保護法」、「児童福祉法」の規定に基づく施設の設備及び運営に関する基準の中では「最低基準」と用いられ、「老人福祉法」、「知的障害者福祉法」、「身体障害者福祉法」では「設備及び運営に関する基準」とされている。ただし、「母子及び父子並びに寡婦福祉法」にはこの規定がない。さらに、「児童福祉法」第46条では、都道府県知事は、基準を維持するために、児童福祉施設の長、里親および保護受託者に対して、必要な報告をさせ、監督することができる。また、児童福祉施設の設備または運営が基準に達しない場合、その施設の設置者に対して必要な改善を勧告し、場合によっては児童福祉審議会の意見を聞き、施設の設置者に対してその事業の停止を命じることができるとされている。

施設最低基準（設備及び運営に関する基準）は厚生労働省令に基づいており、その具体的内容は建物の広さ、設備とその内容、職員の要件、食事、健康管理などを含んでいる。

12.4 今後の課題

今後の課題として、施設のかかえる問題点を整理し、施設の今後のあり方を考える。

A 施設の近代化

　第二次世界大戦後の福祉施策の大きな柱は施設の量的整備にあったといっても過言ではないであろう。しかし、施設の量的整備が一応なされた今日、「施設の質の向上」が大きな課題となっている。

　施設監査の結果をみれば、今なお、①就業規則、給与規定などの管理運営、②入所者への支援サービス体制、③職員の勤務体制、④経理などについての問題点が指摘されている。このことから考えても、施設が必ずしも適切に運営されているとはいえない。これらの問題は今日でも解決されておらず、構造的問題といえる。

　施設の質を向上させるためには、施設の近代化を図ることが必要である。ここでいう「近代化」とは、近代を特徴づける合理主義を柱に、人間の尊重、自由の確保などの実現を目指す進歩の過程を意味する。したがって、施設の近代化とは、施設の目的である利用者へのよりよい福祉サービスを提供することを通じて、利用者の自己実現を図ること、を果たすため、近代的組織の確立、合理的運営、利用者へのサービス向上をもたらすものでなければならない。

a.　近代的組織の確立

　組織とは、ある一定の目標を達成するための手段が統一的に整えられ、構成員の地位や役割が合理的に調整された集団であると同時に、共通の目標を達成するための活動に一人ひとりが参加し、力を合わせていく過程を含んでいる。したがって、施設が近代的組織であるためには、①理事会、施設長、職員のそれぞれの職種の役割が明確に区分されていること、②職種間のチームワーク体制が整えられていること、③支援計画の立案に関して、職員一人ひとりの意見が反映されていることなどが求められる。

b.　施設の合理的運営

　理事会、施設長、職員（職員間ではさらに職種間どうし）ごとの責任と役割分担が決められていることはもちろんであるが、それらが相互にうまく働いていなければ合理的運営がなされているとはいえない。これからの施設は「地域性」「技術性」「施設の個性の追求」という側面が求められている。したがって、経験や勘に頼るだけの施設運営では対応できない。それだけに、理事長、施設長は全職員とともに施設の将来の姿を考える場を用意しなければならない。

c.　サービス内容の向上

　すでに述べたように、入所施設は生活の場の提供から家族関係の調整、アフター・ケアに至るまでの多面的なサービスを提供している。このような多面的なサービスを具体化するのは指導員、保育士などの職員である。よりよきサービスを提供し、支援サービスを向上させていくためには、①支援サービスの理念とその目標の確立、②問題把握（入所者のかかえる問題の科学的把捉と分析）、③問題解決のための方法・技術（社会資源の活用、介助・介護の技術）を学び、施設全体の支援サービスの目標と計画を立案し、入所者の支援サービスに当たらなければならない。

B 施設の社会化

　1980年代以降、社会福祉の新しい思潮である「地域福祉」の登場を契機として、施設のあり方やその機能の見直しが求められている。その理由は地域福祉の考え方とも関連するが、端的にいえば、①かつての施設収容主義に伴うマイナス面への反省（施設のみの自己完結性およびその閉鎖性、入所者の自己実現への悪影響など）、②地域社会における有力な社会福祉資源としての施設の新たなる位置づけとが求められているからである。

　施設が長年にわたり、いわば「社会における最後の避難所」として果たしてきている功績と先駆者の開拓精神を否定するものではない。しかし、施設がややもすると地域社会の中で孤立しがちであった原因も検討する必要があるといえよう。

　人間の基本的な生活の場は家庭にあり、地域社会（住民）とのかかわり合いにあるとすれば、家庭で生活を営むことができうるような在宅福祉サービスの供給体制を整備して、家庭を基盤とした生活を可能にすることが必要となる。以上のような条件が整備されていても不可能な場合、施設はその機能を提供することになる。さらには、前にも述べたように、施設は地域社会の中にある有力社会福祉資源であり、地域社会と隔絶した存在ではない。施設は地域福祉の推進拠点の一つとなり、開かれた施設としての存在にならなければならない。すなわち、施設の機能を入所者に提供するだけではなく、地域住民にも提供することが求められている。逆に、地域住民は施設にボランティアとして参加し、交流していくのである。

　施設が開かれた存在になることは、施設の社会化の志向を意味する。秋山智久は「施設の社会化」を次のように定義した。「社会福祉施設の社会化とは、社会保障制度の一環としての社会福祉施設が、施設利用者の人権保障、生活構造の擁護という公共性の視点に立って、その施設における処遇内容を向上させるとともに、その置かれたる地域社会の福祉ニーズを充足・発展させるために、その施設の所有する場所・設備・機能・人的資源などを地域社会に開放し、また、地域社会側からの利用・学習・参加などの働きかけ（活動）に応ずるという、社会福祉施設と地域社会との相互作用の過程をいう」

C 社会福祉法人制度の改革

　2016（平成28）年度から、福祉サービスの供給体制の整備および充実を図るために「社会福祉法」などの一部が改正・施行されている（一部は2017（平成29）年4月1日から施行）。この改正の柱としては、①社会福祉法人制度の改革（組織ガバナンスの強化、事業運営の透明性の向上、財政規律の強化、地域における公益的な取組を実施する責務、行政関与の在り方）と、②福祉人材確保の推進（介護人材確保に向けた取組の拡大、福祉人材センターの機能強化、介護福祉士の国家資格取得方法の見直しによる資質の向上など、社会福祉施設職員など退職手当共済制度の見直し）である。

第13章 社会福祉を担う人々

わが国の社会福祉は、さまざまな人によって支えられている。本章では、社会福祉施設において利用者支援に従事する社会福祉従事者の現状と人材確保の取り組み、おもな職種・資格を概観する。また、社会福祉従事者の連携・協働についても理解を深めたい。

13.1 社会福祉従事者の現状と人材確保

わが国では、少子高齢化の進行や世帯構成の変化などを背景に、福祉ニーズが増大・多様化してきており、社会福祉従事者についても、量的な拡充と質的な向上が求められている。2021（令和3）年10月1日現在、社会福祉施設の従事者数（常勤換算）は、121万4,854人となっており（表13.1）、その数は増加傾向にある。他方で、労働環境や待遇面などの問題から、社会福祉従事者の離職率は、産業分野の中でも高い状況にあり、慢性的な人材不足に陥っている社会福祉施設も少なくない。

社会福祉従事者の人材確保については、2007（平成19）年8月に、「社会福祉事業に従事する者の確保を図るための措置に関する基本的な指針」（新人材確保指針）が策定され[*1]、①労働環境の整備の推進、②キャリアアップの仕組みの構築、③潜在的有資格者などの参入の促進、④福祉・介護サービスの周知・理解、⑤多様な人材の参入・参画の促進、といった方策が示されている。また、社会福祉従事者の中でも、介護従事者については、2008（平成20）年に、「介護従事者等の人材確保のための介護従事者等の処遇改善に関する法律」が制定され[*2]、さらに、2015（平成27）年2月には、戦後の団塊世代のすべてが75歳以上となる2025年を見据えた「2025年に向けた介護人材の確保～量と質の好循環の確立に向けて～」（社会保障審議会福祉部会福祉人材確保専門委員会）がまとめられている[*3]。厚生労働省の推計によると、2040（令和22）年度には、約280万人の介護従事者が必要になるとされ[*4]、現在、①介護職員の処遇改善、②多様な人材の確保・育成、③

---

*1 この指針は、1993（平成5）年4月に策定された人材確保指針を改めたものである。 *2 2014（平成26）年6月に、「介護・障害福祉従事者の人材確保のための介護・障害福祉従事者の処遇改善に関する法律」へと移行した。 *3 この報告書では、介護人材の確保に向けた基本的な考え方として、①持続的な人材確保サイクルの確立、②介護人材の構造転換（「まんじゅう型」から「富士山型」へ）、③地域のすべての関係主体が連携し、介護人材を育む体制の整備、④中長期的視点に立った計画の策定、の4点が示された。 *4 「第8期介護保険事業計画に基づく介護職員の必要数について」（2021（令和3）年7月）。

表13.1 施設の種類別・職種別にみた常勤換算従事者数 (2021 (令和3) 年10月1日現在、人)

職種	総数	保護施設 *1	老人福祉施設 *1	障害者支援施設等	婦人保護施設	児童福祉施設(保育所等・地域型保育事業所を除く) *1	保育所等 *2	地域型保育事業所 *2	母子・父子福祉施設	有料老人ホーム(サービス付き高齢者向け住宅以外) *1
総数	1,214,854	6,203	39,452	108,397	400	91,028	690,188	56,307	218	222,661
施設長・園長・管理者	59,252	214	2,392	3,949	29	4,555	29,565	6,268	23	12,257
サービス管理責任者	4,063	…	…	4,063	…	…	…	…	…	…
生活指導・支援員等 *3	91,987	758	4,331	62,535	169	15,560	…	…	2	8,632
職業・作業指導員	3,547	62	108	2,391	14	453	…	…	–	521
セラピスト	7,497	7	148	1,080	7	3,833	…	…	–	2,421
理学療法士	2,668	2	44	553	–	1,099	…	…	–	970
作業療法士	1,756	4	32	356	–	914	…	…	–	451
その他の療法士	3,073	1	72	172	–	1,820	…	…	–	1,001
心理・職能判定員	37	…	…	37	…	…	…	…	…	…
医師・歯科医師	3,120	26	126	312	4	1,347	1,059	143	…	103
保健師・助産師・看護師	54,093	428	2,557	5,531	23	11,934	12,680	818	…	20,122
精神保健福祉士	1,373	121	34	1,006	0	…	…	…	…	212
保育士	406,005	…	…	…	…	19,668	384,371	1,959	8	…
保育補助者	22,374	…	…	…	…	…	22,300	74	…	…
保育教諭 *4	120,583	…	…	…	…	…	120,583	…	…	…
うち保育士資格保有者	114,224	…	…	…	…	…	114,224	…	…	…
保育従事者 *5	34,274	…	…	…	…	…	…	34,274	…	…
うち保育士資格保有者	32,131	…	…	…	…	…	…	32,131	…	…
家庭的保育者 *5	1,416	…	…	…	…	…	…	1,416	…	…
うち保育士資格保有者	1,071	…	…	…	…	…	…	1,071	…	…
家庭的保育補助者 *5	817	…	…	…	…	…	…	817	…	…
居宅訪問型保育者 *5	152	…	…	…	…	…	…	152	…	…
うち保育士資格保有者	83	…	…	…	…	…	…	83	…	…
児童生活支援員	644	…	…	…	…	644	…	…	…	…
児童厚生員	11,454	…	…	…	…	11,454	…	…	…	…
母子支援員	691	…	…	…	…	691	…	…	…	…
介護職員	170,279	3,169	18,194	12,213	5	…	…	…	…	136,698
栄養士	34,139	202	2,063	2,496	20	4,013	24,382	1,896	…	1,492
調理員	80,785	498	4,586	4,865	46	4,052	49,464	3,491	…	13,823
事務員	39,564	439	2,722	5,028	46	1,587	16,177	969	86	10,045
児童発達支援管理責任者 *6	1,329	…	…	…	…	1,329	…	…	…	…
その他の教諭 *6	4,856	…	…	…	…	…	4,856	…	…	…
その他の職員 *7	60,521	279	2,192	2,891	36	9,908	24,752	4,030	99	16,335

注: 従事者数は調査票により調査した職種についてのものであり、調査した職種以外は…とした。
*1 保護施設には医療保護施設、老人福祉施設には養護老人ホーム(特A型、A型、B型)、児童福祉施設(保育所等・地域型保育事業所を除く)には助産施設、児童家庭支援センターおよび児童遊園をそれぞれ含まない。
*2 保育所等は、幼保連携型認定こども園、保育所型認定こども園および保育所、地域型保育事業所には小規模保育事業所A型、小規模保育事業所B型、小規模保育事業所C型、家庭的保育事業所、居宅訪問型保育事業所および事業所内保育事業所である。
*3 生活指導・支援員等には、生活相談員、生活支援員、児童指導員および児童自立支援専門員を含むが、保育所等および婦人保護施設は生活指導員のみである。
*4 保育教諭には主幹保育教諭、指導保育教諭、助保育教諭および講師を含む。また、就学前の子どもに関する教育、保育等の総合的な提供の推進に関する法律(2012(平成24)年)附則にある名称保育教諭の資格の特例のため、保育士資格を有しない者を含む。
*5 保育士資格を有しない者。
*6 その他の教諭は、就学前の子どもに関する教育、保育等の総合的な提供の推進に関する法律(2006(平成18)年)第14条に基づき採用されている。園長および保育教諭(主幹保育教諭、指導保育教諭、助保育教諭等)以外の教諭を含む。
*7 その他の職員には、幼保連携型認定こども園における主幹養護教諭・養護教諭・保育補助員および養護職員(看護師等を除く)を含む。
[資料:2021(令和3)年社会福祉施設等調査]

離職防止・定着促進・生産性向上、④介護職の魅力向上、⑤外国人材の受入環境整備、といった総合的な人材確保の取り組みがなされている。

以上のように、わが国において、社会福祉・介護福祉従事者の人材確保は喫緊の課題となっており、今後、実効性のある取り組みを進めていく必要がある。

13.2 社会福祉従事者のおもな職種

表13.2は、社会福祉従事者のおもな職種について、社会福祉施設・事業所の分野と業務内容を整理したものである。社会福祉従事者にはさまざまな職種がみられるが、例えば、生活相談員は、介護保険施設において、利用者と家族に対する相談支援、入退所の手続き、他機関との連絡・調整などの業務を担っている。また、介護職員は、介護保険施設や障害者支援施設などにおいて、食事、入浴、排せつといった利用者の日常生活全般にわたるケア、行事・余暇活動支援などの業務を担っている。

これら社会福祉従事者の職種の多くは、保健、医療、福祉、栄養などの専門職となっている。ただし、民生委員・児童委員、身体障害者相談員、知的障害者相談員、ボランティアといった非専門職も、社会福祉従事者として重要な役割を担っており、わが国の社会福祉は多様な人的資源によって支えられているといえる。

なお、児童福祉関連の専門職を表13.3に示す。

13.3 社会福祉従事者のおもな資格：社会福祉専門職

A 国家資格

a. 社会福祉士

(1)根拠法 「社会福祉士及び介護福祉士法」 1987(昭和62)年

(2)定義・業務 社会福祉士は、「身体上若しくは精神上の障害があること又は環境上の理由により日常生活を営むのに支障がある者の福祉に関する相談に応じ、助言、指導、福祉サービスを提供する者又は医師その他の保健医療サービスを提供する者その他の関係者との連絡及び調整その他の援助を行う」(第2条第1項)とされている。具体的には、生活上の問題を抱えた人々に対して、助言・指導、必要な福祉サービスやサポートの連絡・調整などを行っている。

(3)活動分野・職場 行政、社会福祉施設・事業所、病院、地域包括支援センターなど。2022(令和4)年11月末現在、資格登録者数は27万1,167人となっている。

b. 介護福祉士

(1)根拠法 「社会福祉士及び介護福祉士法」 1987(昭和62)年

(2)定義・業務 介護福祉士は、「身体上又は精神上の障害があることにより日常生活を営むのに支障がある者につき心身の状況に応じた介護を行い、並びにその者及びその介護者に対して介護に関する指導を行う」(第2条第2項)とされている(「第6章 高齢者福祉」を参照)。具体的には、寝たきりや認知症のある高齢者、障害のある人々に対して、入浴、食事、排泄、移動などの介護、レクリエーションや余暇活動の提供などを行って

表 13.2　分野および業務内容別にみた社会福祉従事者のおもな職種

	分野							
	低所得福祉の分野	障害者（児）福祉の分野	高齢者福祉の分野	児童福祉の分野	その他の分野①（母子・父子・女性保護）	その他の分野②（医療、教育、司法など）	行政の相談機関	社会福祉協議会
社会福祉施設・事業所系	救護施設 更生施設 医療保護施設 授産施設 宿所提供施設など	「障害者総合支援法」に規定される障害福祉サービス事業所 障害者支援施設 障害児入所施設 児童発達支援センターなど	「介護保険法」に規定される介護保険施設 居宅サービス事業所 地域包括支援センター 「老人福祉法」に規定される老人福祉施設など	乳児院 保育所 児童養護施設 児童家庭支援センター 児童自立支援施設 児童館など	母子生活支援施設 母子・父子福祉センター 母子・父子休養ホーム 婦人保護施設など	病院 学校 教育委員会 家庭裁判所 保護観察所など	福祉事務所 身体障害者更生相談所 知的障害者更生相談所 精神保健福祉センター 児童相談所 婦人相談所など	社会福祉協議会
相談・調整系	生活指導員 作業指導員など	生活指導員 生活支援員 職業指導員 就労支援員 相談支援専門員など	生活相談員 支援相談員 介護支援専門員など	児童指導員 児童生活支援員 家庭支援専門相談員 児童厚生員など	生活指導員 母子指導員 少年指導員 職業指導員など	医療ソーシャルワーカー 精神科ソーシャルワーカー スクール（学校）ソーシャルワーカー 家庭裁判所調査官 保護監察官など	査察指導員 現業員（ケースワーカー） 身体障害者福祉司 知的障害者福祉司 児童福祉司 老人福祉指導主事 家庭児童相談員 婦人相談員 家庭支援員 母子自立支援員など	企画指導員 福祉活動指導員 福祉活動専門員 地域福祉コーディネーター ボランティアコーディネーターなど
介護系	介護職員など	介護職員 居宅介護従業者など	介護職員 訪問介護員（ホームヘルパー）など			介護職員など		
保育系	保育士など	保育士など		保育士など	保育士など		保育士など	
運営・管理系	施設長 事務員など	施設長 サービス管理責任者 サービス提供責任者 児童発達支援管理責任者 事務員など	施設長 サービス提供責任者 事務員など	施設長 事務員など	施設長 事務員など	施設長 院長 校長 事務員など	所長など	
保健・医療系	医師 看護師など	医師 看護師 理学療法士 作業療法士 言語聴覚士など	医師 看護師 理学療法士 作業療法士など	医師 看護師など	医師 看護師など	医師 看護師 保健師 理学療法士 作業療法士 言語聴覚士 義肢装具士など	医師 看護師 保健師など	
栄養・調理系	栄養士・管理栄養士 調理員など	栄養士・管理栄養士 調理員など	栄養士・管理栄養士 調理員など	栄養士・管理栄養士 調理員など	栄養士・管理栄養士 調理員など	栄養士・管理栄養士 調理員など		

表 13.3　児童福祉関連の専門職一覧

専門職	資格および業務内容
児童福祉司	児童相談所に置かなければならないとされ、児童福祉司の養成学校、講習課程を修了した者、もしくは大学で必要な学科を修め、1年以上児童その他の福祉に関する相談・助言・指導に携わったものであることが必要
児童心理司	児童相談所において心理判定などを行う。大学において心理学を専修する学科またはこれに相当する課程を修めて卒業した者。子どもや保護者などの相談に応じ、診断面接、心理検査、観察などにより心理診断、心理療法、カウンセリング、助言指導を行う
児童委員	市町村の区域に児童委員を置くこととされ、民生委員は児童委員に充てられたものとする。また、児童委員より主任児童委員を厚生労働大臣が指名する。職務としては、児童および妊産婦を取り巻く環境状況の把握、保護、サービス利用のための情報提供、児童福祉司または福祉事務所の職務への協力などを行う。主任児童委員は、児童委員の活動の援助および協力を行う
保育士	保育士の登録を受け、保育士の名称を用いて、専門的知識および技術をもって、児童の保育および児童の保護者に対する保育に関する指導を行う
専門里親*	虐待により心身に有害な影響を受けた児童、非行または非行に結び付くおそれのある行動をする児童、身体障害、知的障害または精神障害がある児童で、都道府県知事がその養育に関し特に支援が必要と認めた児童を養育する
養育里親*	何らかの事情により、保護者のいない、または保護者に監護させることが適当でない子どもを養育する
児童指導員	児童指導員の任用資格を持ち、児童養護施設や児童発達支援センター・障害児入所施設、児童相談所において採用されたもので、児童の自立促進や生活指導などの援助を行う
児童の遊びを指導する者（児童厚生員）	放課後児童健全育成事業の「児童クラブ」、「学童保育」、「児童館」などで子ども達に、遊びや生活の支援、家庭の相談、地域の幼稚園・保育所・学校・家庭との連携などにより、子どもがよりよい環境で生活できるよう支援する
母子支援員	児童福祉施設の職員を養成する学校を卒業した者、保育士の資格を有する者、社会福祉士の資格を有する者などであって、母子生活支援施設において、就労、家庭生活および児童の養育に関する相談および助言を行い、自立を促進していく
児童自立支援専門員	不良行為、または不良行為を行うおそれのある児童、家庭環境上の理由で生活指導が必要な児童を支援し、児童の健全育成と自立を支援する
児童生活支援員	児童自立支援施設において、児童のケアや生活支援を担当する（保育士資格保持者などが任用される）
家庭支援専門相談員	ファミリーソーシャルワーカーともいう。虐待などの家庭環境上の理由により入所している児童の保護者などに対し、児童相談所との密接な連携のもとに電話、面接などにより児童の早期家庭復帰、里親委託などを可能とするための相談援助などの支援を行い、入所児童の早期の退所を促進し、親子関係の再構築などを図る
里親支援専門相談員	里親支援ソーシャルワーカーともいう。児童養護施設および乳児院に地域の里親およびファミリーホームを支援する拠点としての機能をもたせ、児童相談所の里親担当職員、里親委託等推進員、里親会などと連携して、所属施設の入所児童の里親委託の推進、退所児童のアフターケアとしての里親支援、所属施設からの退所児童以外を含めた地域支援としての里親支援を行い、里親委託の推進および里親支援の充実を図る
心理療法担当職員	心理療法を必要とする児童などに、遊戯療法、カウンセリングなどの心理療法を実施し、心理的な困難を改善し、安心感・安全感の再形成および人間関係の修正などを図ることにより、対象児童などの自立を支援する。乳児院、母子生活支援施設、児童養護施設および児童自立支援施設に配置されるのが心理療法担当職員。福祉型障害児入所施設に配置されるのが心理指導担当職員
個別対応職員	虐待を受けた児童などの施設入所の増加に対応するため、被虐待児などの個別の対応が必要な児童への1対1の対応、保護者への援助などを行う
職業指導員	勤労の基礎的な能力および態度を育て、児童がその適性、能力などに応じた職業選択を行うことができるよう、適切な相談、助言、情報の提供、実習、講習などの支援により職業指導を行うとともに、就労および自立を支援する
家庭相談員	福祉事務所内の家庭児童相談室に配置されている。心身障害や不登校、学校での人間関係、家族関係、性格・生活習慣、発達、言葉の遅れ、非行の問題を抱える児童や当該の児童の保護者の相談、指導を行う

＊里親は要保護児童の養育を希望する者であり、委託する制度の名称でもある。職種ではないが、「児童福祉法」に規定されている。

いる。また、本人や家族に対する介護指導・助言も行っている。

(3)**活動分野・職場**　介護保険施設、居宅サービス事業所、障害福祉サービス事業所、障害者支援施設など。2022（令和4）年11月末現在、資格登録者数は187万4,481人となっている。

c.　**精神保健福祉士**

(1)**根拠法**　「精神保健福祉士法」　1997（平成9）年

(2)**定義・業務**　精神保健福祉士は、「精神科病院その他の医療施設において精神障害の医療を受け、又は精神障害者の社会復帰の促進を図ることを目的とする施設を利用している者の地域相談支援の利用に関する相談その他の社会復帰に関する相談に応じ、助言、指導、日常生活への適応のために必要な訓練その他の援助を行う」（第2条）とされている。具体的には、精神障害のある人々に対して、社会復帰に向けた助言・指導、生活管理に必要な訓練、関係機関や組織との連絡・調整などを行っている。

(3)**活動分野・職場**　精神科病院、精神科デイケア、精神障害者にサービスを提供している障害福祉サービス事業所など。2022（令和4）年11月末現在、資格登録者数は9万8,972人となっている。

d.　**保育士**

(1)**根拠法**　「児童福祉法」　1947（昭和22）年

(2)**定義・業務**　保育士は、「児童の保育及び児童の保護者に対する保育に関する指導を行う」（第18条の4）とされている。具体的には、食事やトイレなど、子どもの身のまわりの世話、基本的な生活習慣の習得や発達への支援などを行っている。また、保護者、学校、地域との連携も重要な業務となっている。

(3)**活動分野・職場**　保育所、乳児院、障害児入所施設、児童養護施設など。2020（令和2）年4月1日現在、資格登録者数は166万5,549人となっている。

B　公的資格

a.　**社会福祉主事**

(1)**根拠法**　「社会福祉法」　2000（平成12）年

(2)**業務**　市町村の福祉事務所に配置される社会福祉主事は、「生活保護法」、「児童福祉法」、「母子及び父子並びに寡婦福祉法」、「老人福祉法」、「身体障害者福祉法」、「知的障害者福祉法」に定める援護、育成、更生の措置に関する事務を担っている。都道府県の福祉事務所に配置される社会福祉主事は、「生活保護法」、「児童福祉法」、「母子及び父子並びに寡婦福祉法」に定める援護、育成の措置に関する事務を担っている。

(3)**活動分野・職場**　行政、社会福祉施設・事業所、社会福祉協議会など。

b.　**介護支援専門員（ケアマネジャー）**

(1)**根拠法**　「介護保険法」　1997（平成9）年、関係省令・告示

(2)**業務**　介護支援専門員は、要介護高齢者などが自立した日常生活を営むことができるよう、要介護高齢者などからの相談に応じ、その心身の状況に応じた適切な介護サービスを利用できるよう、市町村、居宅サービス事業者、介護保険施設などとの連絡・調

＊任用資格であり、国家資格である社会福祉士とは資格の性質が異なる。

整を行っている。また、居宅サービス計画、施設サービス計画の作成も担っている。

(3)活動分野・職場　居宅介護支援事業所、介護保険施設、認知症対応型共同生活介護事業所(グループホーム)、小規模多機能型居宅介護事業所、地域包括支援センターなど。2022(令和4)年度現在、介護支援専門員実務研修受講試験の合格者数は73万9,215人となっている。

c. 訪問介護員(ホームヘルパー)[*1]

(1)根拠法　「介護保険法」　1997(平成9)年、関係省令・告示

(2)業務　訪問介護員は、要介護高齢者などに対して、入浴、排泄、食事などの身体介護、調理、洗濯、掃除などの生活援助を行っている。

(3)活動分野・職場　訪問介護事業所、介護保険施設、障害者支援施設など。

13.4　社会福祉従事者のおもな資格：その他の専門職

a. 看護師

(1)根拠法　「保健師助産師看護師法」[*2]　1948(昭和23)年

(2)定義・業務　看護師は、「傷病者若しくはじょく婦に対する療養上の世話又は診療の補助を行う」(第5条)とされている。社会福祉施設・事業所においては、利用者の健康管理、病気やけがの処置、日常生活上のケア、医療機関との連絡・調整などを行っている。

(3)活動分野・職場　病院、診療所、介護保険施設など。2020(令和2)年末現在、就業者数は128万911人となっている。

b. 保健師

(1)根拠法　「保健師助産師看護師法」　1948(昭和23)年

(2)定義・業務　保健師は、「保健指導に従事する」(第2条)とされている。具体的には、乳児から大人まで、幅広い年齢の人々を対象に、保健指導、健康相談、健康診査などを行っている。

(3)活動分野・職場　行政、保健所、病院、地域包括支援センターなど。2020(令和2)年末現在、就業者数は5万5,595人となっている。

c. 理学療法士

(1)根拠法　「理学療法士及び作業療法士法」　1965(昭和40)年

(2)定義・業務　理学療法士は、「医師の指示の下に、理学療法を行なう」(第2条第3項)とされている。具体的には、利用者や患者の基本的な運動機能の維持・改善を目的に、マッサージ、運動療法、物理療法(温熱、電気刺激など)を用いたリハビリテーションを行っている。

(3)活動分野・職場　病院、介護保険施設、障害福祉サービス事業所、障害者支援施設など。2022(令和4)年度現在、国家試験合格者数は20万2,423人となっている。

[*1]　訪問介護員になるためには、「介護職員初任者研修」または「介護職員実務者研修」を修了する必要がある。

[*2]　制定当時は「保健婦助産婦看護婦法」。2001(平成13)年の法改正で現在の名称となった。

d.　作業療法士

(1)根拠法　「理学療法士及び作業療法士法」　1965(昭和40)年

(2)定義・業務　作業療法士は、「医師の指示の下に、作業療法を行なう」(第2条第4項)とされている。具体的には、利用者や患者の心身の回復・改善を目的に、生活活動、創作・表現活動、感覚・運動活動、仕事・学習活動など用いたリハビリテーションを行っている。

(3)活動分野・職場　病院、介護保険施設、障害福祉サービス事業所、障害者支援施設など。2020(令和2)年10月1日末現在、有資格者のうち4万7,853人(常勤換算)が病院に勤務している。

e.　言語聴覚士

(1)根拠法　「言語聴覚士法」　1997(平成9)年

(2)定義・業務　言語聴覚士は、「音声機能、言語機能又は聴覚に障害のある者についてその機能の維持向上を図るため、言語訓練その他の訓練、これに必要な検査及び助言、指導その他の援助を行う」(第2条)とされている。具体的には、音声機能、言語機能、聴力の検査・評価を実施し、必要な訓練・助言などを行っている。また、摂食や嚥下障害の問題にも対応している。

(3)活動分野・職場　病院、介護保険施設、児童福祉施設、障害者支援施設など。2022(令和4)年4月1日末現在、国家試験合格者数は3万8,200人となっている。

f.　管理栄養士

(1)根拠法　「栄養士法」　1947(昭和22)年

(2)定義・業務　管理栄養士は、「傷病者に対する療養のため必要な栄養の指導、個人の身体の状況、栄養状態等に応じた高度の専門的知識及び技術を要する健康の保持増進のための栄養の指導並びに特定多数人に対して継続的に食事を供給する施設における利用者の身体の状況、栄養状態、利用の状況等に応じた特別の配慮を必要とする給食管理及びこれらの施設に対する栄養改善上必要な指導等を行う」(第1条)とされている。具体的には、献立の作成、食材の発注、調理、厨房の衛生管理、栄養ケア計画の作成(介護保険施設)などを行っている。

(3)活動分野・職場　病院、企業、介護保険施設、児童福祉施設など。2021(令和3)年12月末現在、資格登録者数は26万4,181人となっている。

g.　臨床心理士

(1)根拠　「公益財団法人日本臨床心理士資格認定協会」　1988(昭和63)年

(2)業務　心理的な課題を抱えた人々に対して、心理テストや観察などによる臨床心理査定(心理的アセスメント)、精神分析、遊戯療法、行動療法、集団心理療法などの臨床心理学的技法を用いた臨床心理面接を行っている。また、住民の心の健康や災害時の心理的ケアといった地域社会への支援も重要な業務となっている。

(3)活動分野・職場　病院、診療所、学校、児童福祉施設、障害者支援施設など。2022(令和4)年4月1日現在、資格認定者数は3万9,576人となっている。

h.　公認心理師

(1)根拠法　「公認心理師法」　2015(平成27)年

(2)定義・業務　公認心理師は、「保健医療、福祉、教育その他の分野において、心理

学に関する専門的知識及び技術をもって、次に掲げる行為を行う」（第2条）とされる。具体的には、①心理に関する支援を要する者の心理状態の観察、その結果の分析、②心理に関する支援を要する者に対する、その心理に関する相談、助言、指導その他の援助、③心理に関する支援を要する者の関係者に対する相談、助言、指導その他の援助、④心の健康に関する知識の普及を図るための教育及び情報の提供、を行っている。

(3)活動分野・職場　病院、診療所、学校、児童福祉施設、障害者支援施設など。2022（令和4)年9月末現在、資格登録者数は5万7,645人となっている。

13.5 社会福祉従事者による連携・協働

　図13.1は、利用者支援における専門職の連携・協働をイメージしたものである。社会福祉施設（病院、行政機関、事業所など）では、医師、看護師、社会福祉士といった専門職がチームを形成し、連携・協働のもと、利用者支援に取り組んでいる。また、地域においても、各分野の専門職が、所属先の垣根を越えて連携・協働し、利用者の地域生活を支えている。これには、地域住民やボランティアなどが加わる場合もある。

　これまでみたように、わが国の社会福祉に従事する職種や専門職はさまざまであるが、社会福祉施設、地域の場を問わず、必要な支援を円滑かつ切れ目なく提供するためは、これらの連携・協働が不可欠となる。特に今日では、人々の抱える福祉ニーズの複雑化・高度化が進んでいることから、その必要性はいっそう高まっている。

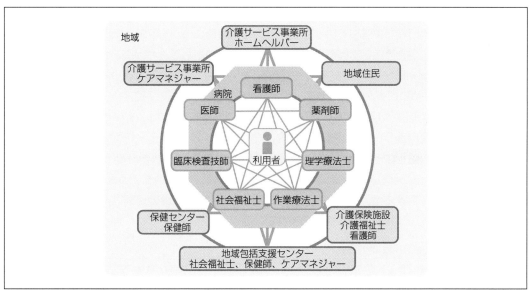

図13.1　専門職連携の例
［大塚眞理子、IPW を学ぶ（埼玉県立大学編）、p.15、中央法規出版（2010)］

第 14 章 | 相談援助の目的と方法
―ソーシャルワークの視点から―

　近年では、地域を活動基盤とする包括的かつ総合的な社会福祉の相談援助の展開が求められている。加えて、福祉サービス利用者の居住地域の実情や生活全体を見据えた相談援助も望まれる。本章では、保健医療従事者と相談援助職との相互理解を深めるため、福祉専門職が取り組む社会福祉の相談援助（ソーシャルワーク）について概観する。相談援助の基礎となる、①相談援助の目的と対象、②相談援助者による福祉サービス利用者に対する基本的態度、③相談援助の基本的な展開プロセスについて学習する。

14.1　社会福祉における相談援助の目的と対象

A　相談援助の目的

a.　相談援助の価値と倫理

　福祉専門職が実践している社会福祉の相談援助（ソーシャルワーク）は、社会福祉の価値・倫理の実現を目指して展開される。代表的なものとして、わが国の社会福祉の相談援助者（ソーシャルワーカー）の国家資格である「社会福祉士」が加入する日本社会福祉士会が採用（2020（令和 2）年 6 月）している「社会福祉士の倫理綱領」と、これに基づく「社会福祉士の行動規範」がある。この倫理綱領および行動規範の中には、人間の尊厳や社会正義の実現、利用者の利益の最優先、受容、説明責任、プライバシーの尊重、秘密の保持、権利侵害の防止など（「価値と原則」部分より）がうたわれている（表 14.1）。

　表 14.1 で示した内容をみると、病院または福祉施設に勤務する医師、保健師・看護師、理学・作業療法士、（管理）栄養士や介護福祉士などの各種の保健医療福祉従事者においても重要かつ共通する事柄が含まれていると考えられる。

表 14.1　社会福祉士の倫理綱領の内容例

人間の尊厳	社会福祉士は、すべての人間を出自、人種、性別、年齢、身体的精神的状況、宗教文化的背景、社会的地位、経済状況などの違いにかかわらず、かけがいのない存在として尊重する
社会正義	社会福祉士は、差別、貧困、抑圧、排除、暴力、環境破壊などのない、自由、平等、共生に基づく社会正義の実現を目指す
利用者の利益の最優先	社会福祉士は、業務の遂行に際して、利用者の利益を最優先に考える
受容	社会福祉士は、自らの先入観や偏見を排し、利用者をあるがままに受容する
説明責任	社会福祉士は、利用者に必要な情報を適切な方法・わかりやすい表現を用いて提供する

[日本社会福祉士会、社会福祉士の倫理綱領より抜粋]

表 14.2　ソーシャルワーク専門職のグローバル定義

> ソーシャルワークは、社会変革と社会開発、社会的結束、および人々のエンパワメントと開放を促進する、実践に基づいた専門職であり学問である。社会正義、人権、集団的責任、および多様性尊重の諸原理は、ソーシャルワークの中核をなす。ソーシャルワークの理論、社会科学、人文学、および地域・民族固有の知を基盤として、ソーシャルワークは、生活課題に取り組みウェルビーイングを高めるよう、人々やさまざまな構造に働きかける。

[国際ソーシャルワーカー連盟（IFSW）2014]

b.　相談援助の目的

　　社会福祉の相談援助の目的は、社会福祉士の倫理綱領の前文中にも含まれている。それによると、「われわれは平和を擁護し、社会正義、人権、集団的責任、多様性尊重および全人的存在の原理に則り、人々がつながりを実感できる社会への変革と社会的包摂の実現をめざす専門職であり、多様な人々や組織と協働することを言明する」としている。また、日本社会福祉士会が加盟する国際ソーシャルワーカー連盟が採択している「ソーシャルワークの定義」を表 14.2 に示すが、ソーシャルワークの目標を人間の福利（ウェルビーイング：よりよい暮らし向き）の増進として捉えている。

　　人間の福利の向上は相談援助の大きな目標である。このような大きな目標のもとでは、より具体的な相談援助の目標として「福祉サービス利用者の自己実現」「利用者の能力や状況に応じた自立支援（環境改善活動を含む）」「利用者の生活の質の向上」などが重要になる。

B　相談援助の対象者と対象問題

a.　相談援助の対象者と捉え方の変化

　　かつて社会保障制度審議会の勧告（1950（昭和 25）年）では、社会福祉の対象者を具体的に「国家扶助の適用を受けている者、身体障害者、児童、その他援護育成を要する者」と定めており、その後も高齢者、知的障害者、母子といった個人的属性による枠組みを基礎として対象者の拡大が図られてきた。

　　現在の社会福祉の対象者の捉え方としては、国民全体を対象者とする考え方（広義の社会福祉の対象者）が普及してきたこともあり、誰もが必要なときに必要な社会福祉サービスが権利として利用できるようになってきた。とはいえ、現実の社会福祉に関する制度・サービスの利用には、さまざまな利用要件（例：各種の障害者手帳の取得や要介護認定、収入や世帯状況など）が課せられている。そのため、現在の社会福祉のサービスや相談援助のおもな対象者としても、児童、障害者児（精神障害、知的障害、身体障害など）、要援護高齢者（要介護高齢者を含む）、経済的な生活困窮者などが中心となっている。加えてこれ以外に、社会的支援を要する患者、受刑者、女性、性的少数者、災害弱者、外国人なども相談援助の対象者となり、広がりをみせている。

b.　相談援助の対象問題

　　現代社会における相談援助の対象問題を考えるにあたり、まず「日本国憲法」の第 25 条における「生存権」の問題に触れておきたい。この第 25 条では、「すべて国民は、健康で文化的な最低限度の生活を営む権利を有する。国は、すべての生活部面について、社会福祉、社会保障及び公衆衛生の向上及び増進に努めなければならない」と規定されている。つまり、抽象的な表現もあるが、健康で文化的な最低限度の生活を脅かす問題

表 14.3　相談援助の対象問題の例

対象者の例	相談援助の対象問題の例（対象者別の領域を問わない＊）
●高齢者 ●障害者 ●児童・障害児 ●生活困窮者 ●その他	●虐待問題（女性や児童、高齢者、障害者などへのさまざまな虐待相談） ●就労問題（生活困窮者や障害者などの就労支援に関する相談） ●経済問題（医療費や各種扶助、生活保護制度などに関する相談） ●家族問題（家族関係の不調和などに関する相談） ●住居問題（ホームレス状態などに関する相談）

＊児童（障害児）の就労問題では、将来の就職に向けた支援活動を意味する。

が社会福祉の相談援助の対象問題となりうる。そのうえで、社会福祉の相談援助は、より積極的に利用者の自己実現や生活の質の向上のための支援にかかわっていく。

　相談援助の対象問題については、性別や年齢などの個人的属性にかかわらず共通的な事柄も考えられる（表 14.3）。たとえば、虐待問題（身体的・心理的・性的な虐待など）、就労問題、福祉の制度・サービス利用に伴う問題、家族関係の問題、住居問題、経済問題などさまざまな問題がある。一方で、各対象者別の固有の問題も考えられる（例：義務教育児童の教育問題など）。いずれにしても、利用者の健康で文化的な生活を実現するために解決すべき問題として捉えることができる。

c.　相談援助の対象と社会生活上の基本的要求

　岡村重夫（第 9 章参照）は、すべての個人は社会生活を送るうえで不可欠な 7 つの基本的要求をもっていると同時に、基本的要求に対応するさまざまな社会制度が存在することを指摘している（図 14.1）。岡村によると、個人は制度との間に「社会関係」を取り結び、基本的要求を充足することで生活を維持しているが、時としてこの関係に不具合（社会関係との不調和や欠損および社会制度の欠陥があり、それらは社会福祉援助の固有の視点であるとしている）が生じることがあると述べている。この社会関係に不具合を生じる原因には、利用者の基本的要求が充足されていない状況があるため、相談援助の対象問題を捉えるうえで参考になる。

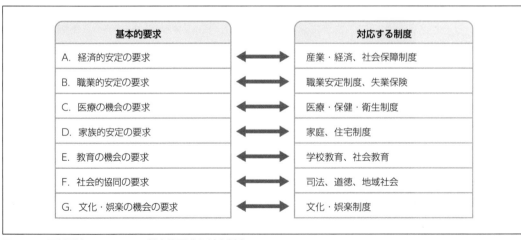

図 14.1　岡村重夫による 7 つの基本的要求と対応制度
［岡村重夫、社会福祉原論、p.85、全国社会福祉協議会（1993）をもとに作成］

図14.1を手掛かりに相談援助の対象を捉えると、それは個人が抱える生活課題であり、その生活課題を解決するための関係調整が相談援助の役割として強調されてくる。ただし、児童、障害者児、要援護高齢者、経済的生活困窮者といった個人的属性を枠組みとして社会福祉の相談対象者を捉えることは、逆に法律や制度の側から対象を規定してしまう危険性があることも忘れてはならない。

　以上のほかにも、社会生活上の基本的要求を捉える視点として、マズロー(Maslow, A. H.、米国心理学者)が示した人間の欲求階層がよく知られている。マズローは、人間がもつ基本的欲求を「生理的欲求」「安全の欲求」「所属と愛情の欲求」「承認の欲求」「自己実現の欲求」と階層化し、人間のもつ最終的な欲求が自己実現であると述べている。

C　相談援助の原理と視点

a.　社会福祉援助の原理

　相談援助者はどのような視点に基づき、援助を展開していけばよいのだろうか。岡村は、社会福祉援助の原理として次の4つをあげている(図14.2)。

(1)社会性の原理　個人の生活は制度と取り結ぶ社会関係の中で成立するものであり、生活上の問題もこの社会関係の中から生じるものである。したがって、援助者には、個人の抱える問題を決して社会関係と切り離すことなく、社会関係の中で捉えていく視点が求められる。

(2)全体性の原理　個人がもつ7つの基本的要求は、それぞれ別個のものではなく、相互に絡み合った全体的・集合的に捉えられるものである。つまり、援助者は個人が取り結ぶ複数の社会関係がそれぞれ矛盾することなく、調和できるような援助を行う必要がある。

(3)主体性の原理　個人は複数の社会関係に規定されながらも、それらを自ら統合していく主体者である。また同時に、自らの生活を維持していく責任主体としての存在でもある。すなわち、援助者は、個人が問題解決に向けて責任をもち、主体的に取り組んでいけるよう援助する必要がある。

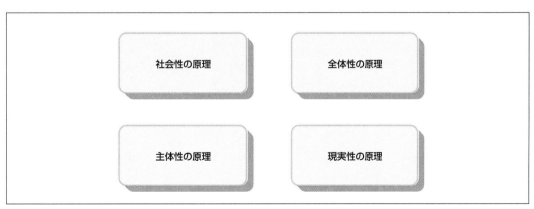

図14.2　社会福祉援助の原理

(4)現実性の原理　　制度が個人の基本的要求を充足できない場合でも、個人の要求は決して消えたりすることはない。また、生活は一時的に休んだり、止まったりすることのできない絶対的・現実的なものである。その意味でいえば、援助者は、現行の制度では解決困難な問題でも、利用しうる条件を考えつつ、必要に応じてインフォーマルなサービスの利用を含め、現実的に解決を図る視点をもつことが必要である。

b.　人と環境との関係で生活問題を捉える視点

　　岡村が示す原理のほかにも、相談援助(ソーシャルワーク)にはさまざまな理論やモデル、アプローチがある(例：ストレングスモデル、エンパワメントアプローチ、ナラティブアプローチなど)。代表的なものとしては、1973年にジャーメイン(Germain, C. B.)が提唱した「生活(ライフ)モデル」があるが、このモデルは、エコロジカルな(生態学的な)視点を背景に相談援助者は「利用者(人)」と「環境」の相互関係を踏まえ、そのインターフェイス(相互接触面)に介入するとしている。つまり、相談援助者は人と環境のあいだに生じるストレッサーを把握・評価したうえで、人と環境の相互作用の調整支援を展開するのである。また、ライフモデルは、相談援助者が働きかける対象として、「人」や「環境」のいずれか一方ではなく、両者のバランス調整を図る視座を提供している。なお、以上のほかに、人と環境の相互作用をシステムとして捉える視点やミクロ、メゾ、マクロの視点なども提唱されている。

14.2 社会福祉における相談援助者の基本的態度

A　個別援助（ケースワーク）の原則

　　社会福祉の相談援助では、個人に対する援助が基本となる。これは個別援助(ケースワーク)と呼ばれるものであり、面接を中心に支援が展開される。わが国で広く知られている原則として、バイスティック(Biestek, F. P.)によるケースワークの7原則がある(図14.3)。これは個別援助(ケースワーク)における社会福祉援助者(ケースワーカー)と利用者(クライエント)の援助関係を形成していくための相談援助者の基本的態度・姿勢に関する原則である。

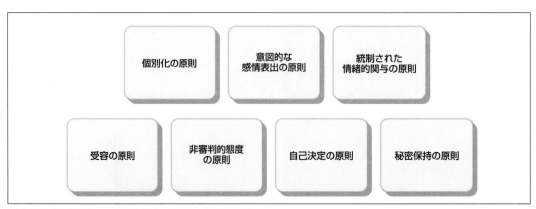

図14.3　バイスティックによるケースワークの7原則

a. 個別化の原則

　　個別援助活動のクライエントは援助者と同じ1人の人間である。したがって、援助者は利用者の尊厳を尊重し、個人の人格を認めたうえで援助関係を形成していく必要がある。また、相談に訪れる利用者それぞれは、生まれた場所、年代、生育歴、性格、居住環境・地域、家庭環境などが異なっている。つまり、人間の多様性を踏まえたうえで、その個々人が置かれた状況に応じた個別援助活動を展開しなければならないという原則である。

b. 意図的な感情表出の原則

　　援助者が利用者の感情を尊重し、大切に扱うべきであるという原則である。個別援助活動の利用者は、さまざまな理由で自分の感情を押し殺しながら援助者と接する場合もある。このような場合、援助者が利用者のありのままの姿を理解することが困難になる。したがって、たとえ利用者が他人に打ち明けにくい事柄を抱えていたとしても、援助者は面接を通じて、利用者が要望やニーズ、感情などを自由に表現できるように努める必要がある。

c. 統制された情緒的関与の原則

　　援助者は自分自身の感受性を理解・活用しながら、観察を通じて利用者の感情表現や態度の真の意味を理解し、適切な反応をしなければならないという原則である。したがって、援助者には自分自身の感情を自覚し、自制できる能力が求められる。

　　一般的に、相談援助者には、「クールヘッド（冷静な頭脳）とウォームハート（温かい心）」が求められる。つまり、統制された情緒的関与とは、援助者が常に利用者と援助関係を形成するという目的を意識し、自己の感情を理解・コントロールしながら利用者と接する必要があるという原則である。

d. 受容の原則

　　受容とは、利用者をあるがままに受け入れることであり、援助者の受容的態度は、利用者がもつためらいや悩みなどを話しやすくする態度・姿勢となる。援助者が利用者に受容的態度を示すことによって、利用者は援助者に安心感をもって、さまざまな問題や自分の考えを正確に伝えることができるようになる。なお、自傷他害のおそれがある利用者などの場合には、その言動・行動をすべて承認するべきではなく、状況に応じては制限することも同時に必要となる。

e. 非審判的態度の原則

　　社会福祉の相談援助を求める利用者は、さまざまな生活問題や悩み、ジレンマを抱えて援助者のもとを訪れる場合が多い。中には、利用者自身が社会的なモラルから逸脱した行為・考えをもっていることを自己認識し、それが他人から非難されるべきことであるという認識がある場合も考えられる。

　　非審判的態度とは、援助者自身の価値観で、利用者の考え方や発言、行動の善悪を決め付けたり、責めるような言動をしてはならないということである。つまり、援助者は利用者を裁く裁判官役ではなく、むしろ利用者のよき理解者・支援者であることを認識しておく必要がある。

f. 自己決定の原則

　　人間は自分自身の人生に対する選択・決定に対して責任を負っていると同時に、自分自身の生き方を選択・決定できる権利をもっている。これと同様に、相談援助においても利用者自身の自己決定が最大限に尊重されなければならない。

　　自己決定の原則とは、援助者は常に利用者自身の選択・自己決定を支える姿勢・態度で援助を展開しなければならないという原則である。したがって、援助者は利用者が自己決定できるような情報提供を心がけ、援助計画の提案や選択肢などを十分に伝達し、利用者自身の自己決定を尊重することが重要になる。

g. 秘密保持の原則

　　個別援助活動では、利用者の個別の状況を理解しながら援助を展開するため、援助者は利用者の特殊な事情やプライバシーに踏み込むことも十分に考えられる。つまり、相談援助に伴い家庭内の人間関係や経済状況などに触れることが想定される。したがって、援助者が知りえた利用者の秘密を保持することは、利用者と援助者の信頼関係を促進させるうえでも重要な要因となる。また、秘密保持は、社会福祉従事者に共通の倫理的義務でもあり、多くの場合に罰則規定が設けられている。

　　なお、福祉・介護サービスを提供するうえでは、利用者の援助に必要な個人情報を他職種に提供する場合がある。そのような場合は、使用する目的や範囲を限定し、必要最小限の情報提供にとどめると同時に、利用者からも文書などで同意を得る必要がある。

h. その他、相談援助者に求められる態度

　　バイスティックによるケースワークの7原則のほかにも、利用者との援助関係を形成する際に留意すべき態度がある。そのおもなものとして、たとえば「共感的理解」や「傾聴」などがある。「共感的理解」とは、援助者が利用者の気持ちや感情に寄り添い、理解できるように努めることであり、「傾聴」とは援助者が利用者の訴えや表情・態度の意味を積極的に理解しようと歩みよることである。相談援助者は、このような態度を通じても、利用者理解に努めなければならない。

14.3 相談援助の展開方法

A 相談援助の構成要素

a. 相談援助の構成要素

　　相談援助(以下、ケースワークとも称す)の構成要素を理解するには、実際の面接場面をイメージしてみるとよいだろう(図14.4)。おそらくそこでは、援助者と利用者の存在がイメージされるであろう。しかし、相談援助の構成要素には、これ以外の要素も存在している。

　　パールマン(Perlman, H. H.)は、ケースワークの構成要素として「人：person」、「問題：problem」、「場所：place」、「過程：process」の「4つのP」を提唱した(のちに「専門職ワーカー：professional person」と「援助制度・対策：provisions」も追加)。この「人」とはおもに利用者(福祉サービスの対象者)を指し、「問題」とは利用者に不利益をもたらす生活問題、「場所」は援助が展開される社会福祉機関、「過程」は問題解決に向けた援助開始から終結までの

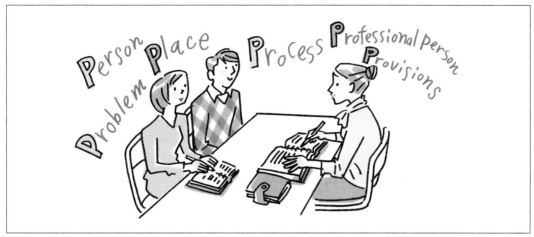

図 14.4 相談面接場面のイメージ

経過を意味している。

　なお、わが国ではジェネラリスト・ソーシャルワークの基本的枠組みとして、「4つの総体」①価値の総体、②知識の総体、③技能の総体、④能力の総体と、「10のP」①人間、②問題、③人間：環境：時間：空間（これら4つを一体のものとして把握すべきこと）、④専門職ワーカー、⑤場所、⑥専門職団体（援助者は、専門職団体に所属することが期待されること）、⑦エコシステム的視座（援助者は生態学的・システム的視座をもつこと）、⑧目的、⑨実践理論、⑩過程の存在、という捉え方もある（佐藤豊道、ジェネラリスト・ソーシャルワーク研究、p.212、川島書店（2001））。これらの要素は、個別の相談援助活動の重要な構成要素として捉えることが可能である。

b. 個別援助（相談援助）と面接

　個別援助では、相談援助者と利用者がともに協力しながら、利用者が抱える生活問題の解決・緩和を目指して取り組んでいく。そして援助者は、おもに面接を通じて利用者からの相談に対応し、個別援助の専門的な援助方法・技術を利用者に提供しながら援助を展開する。ただしその際には、利用者の強さに着目し、利用者本来の能力（パワー）を活用・向上させる視点も必要になる。

　個別援助における面接の目的として、利用者に関する情報収集や情報提供、援助者の助言や提案などを通じた利用者の自己選択・決定の支援、問題解決の促進などがある。個別援助活動の展開過程においては、利用者を取り巻く支援体制を形成するネットワーキング、ニーズと社会資源の連絡調整を行うケアマネジメント、面接時のカウンセリング技法の活用など、援助者は必要に応じてさまざまな援助技術を総合的に活用できることが重要になる。

　相談面接の場としては、①各種の社会福祉施設・相談所などの相談室での面接、②利用者宅などでの訪問面接、③社会福祉施設などにおける利用者の日常生活の中で行う生活場面面接、④電話による相談対応などがある。また、利用者1人に対して援助者1人で面接を行うスタイル、利用者と家族などの同席のもとに行う面接（たとえば親子面接な

ジェネラリスト・ソーシャルワーク：すべてのソーシャルワークの実践の基礎となるものと捉えられている。

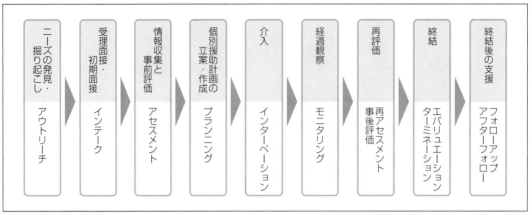

図14.5 相談援助のプロセス

ど）、利用者1人に対して複数の専門職が対応する面接などがある。

B 相談援助のプロセス（図14.5）

a. ニーズの発見・掘り起こし（アウトリーチ）

　　地域住民の中には、福祉サービスの利用を希望し、福祉にかかわる相談にのってもらいたいと希望する者も潜在的に存在している。たとえば、相談窓口の存在を知らない者、知っていても物理的に相談窓口までアクセスできない者、恥ずかしさから相談をためらっている者、他者への相談を家族などによって制限させられている者などが想定される。そして、それらの人々がそのまま放置された場合、より深刻な生活問題が引き起こされる可能性もある。

　　そこで、個別援助活動を担う相談援助者は、自らが所属する機関の制限を受けながらも、可能な限り援助者自ら地域に出向き、できるだけ積極的に地域住民が抱える生活問題や福祉ニーズを発見し、掘り起こしていく姿勢をもつことが必要である。このような活動はアウトリーチともいわれている。加えて、状況に応じて、利用者自身が気付いていない福祉ニーズを認識できるように働きかけることも必要である。

b. 受理面接（インテーク）

　　受理面接は、個別援助を担当する相談援助者と利用者が出会う最初の段階となりやすく、初期面接ともいえ、生活問題を抱える利用者と援助者との信頼関係を形成する重要な場面になる。これは、おもに利用者の状況（基本情報、主訴など）を理解する目的で行われ、利用者からの相談の受付段階となり、通常は1～2回程の面接で終了する。相談に訪れる利用者については、利用者自ら相談窓口を調べて来談する場合、関連機関・専門職から紹介される場合、知人や家族からの助言などが考えられる（図14.6）。

　　援助者の所属機関により違いはあるものの、受理面接を行う際の援助者の留意点として、①援助者自身の立場や所属する機関・施設の役割を伝えること、②来談理由などを利用者と援助者の間で明確化し、共有すること、③利用者の主訴や基本情報（氏名、住所、年齢、家族状況、問題発生の経緯や背景など）を整理して把握・確認すること、④主訴・利用者の状況に対する緊急性を判断すること、⑤援助に不必要だと思われる事柄については

入院時チェック　　　PSWインテーク

フリガナ					
患者 氏名	殿　（　　歳）		入院 形態		主治医

家族情報

（フリガナ） 氏名			続柄	生年月日	年　月　日（　歳）
住所	〒			電話	

後見人	保佐人	配偶者	親権者	その他

家裁選任（済　未）　　　　　退任年月日

ジェノグラム	人同胞 番目（　）	氏名	生年月日	続柄	本人との関係性
※入力ルール 男性は□、女性は○利用者は二重線にする（◉、□）原則として年長者、男性を左に配置する。夫太は兄で登りつぶす（■）。婚姻関係は―（婚姻）離婚は＝（離婚）を斜めの二本線で（//）で切る、同居の範囲を実線で囲む。年齢、職業、主たる介護者、キーパーソン等利用者を取り巻く家族環境として重要な情報は追記する。					
		家族以外の重要他者			

住宅・交通手段

持家（一戸建・マンション）賃貸アパート　公営住宅　その他（　　　）家賃（　　　円）

病院までの交通機関（緊急時）		所要時間	

経済状況

本人の経済状況		家族の経済状況	
入院で生じる経済的問題		その他（借金等）	

生育歴

出生地		遺伝負因	
幼児期発育育時におけるエピソード（友人関係）			
小学校の成績、エピソード（友人関係、趣味）			
中学校の成績、エピソード（友人関係、趣味、部活）			
高校の専攻および成績、エピソード（友人関係、趣味、部活、進路）			
大学等の専攻や成績、エピソード（住居、友人関係、アルバイト状況、趣味、将来）			
職歴（職種、在職期間、離職の理由、収入額）			
現時点の仕事の有無	有　・（無　　　　　）　・　無		
婚姻歴		病前性格/趣味	

入院時チェック　　　PSWインテーク

初診に至る経過と当時の生活の様子

発病時期（　年　月　日）　　（精神科初診日　　　　医療機関名　　　　　）

現在の状況だけにとらわれず発病時の状況を把握しておくことは、本人理解につながり、治療や回復に寄り添う伴走者として信頼関係の構築に有効である。

【初診時の本人の想いを把握する】具体的には、どのような場面でどのような辛さがあったのか？その辛さにどのように対応していたのか？それともまった＜辛さや困難さ等がなかったのか？覚えていないか？自ら受診したのか？家族に勧められたのか？他者から勧められたのか？初診時の診断名や病院の印象、医師から助言を受けたことなど。また、その時の家族の想いや周囲の様子なども把握できたら記載する。

入通院歴（※治療中断期間もあれば記入する）

通/入院	時期	病名	医療機関	入院形態

今回の入院に至る経過と生活の様子

箇条書きを避け時系列に注意し、本人の入院に至る経過がストーリーとして他者に伝わるように書くこと（いつどこで、だれが、どのように…）初診後に記入し始めること。

（例えば、初診後、定期的に通院し病状の悪化もなく、仕事をしていたが…）

（例えば、初診後、そのまま入院し3ヶ月間の入院治療を経て退院後は家事を中心に自宅で過ごしていたが…）

（例えば、初診後、1年は通院していたが自己判断で治療を中止し、○○の生活を送っていたが、悪化し平成○年からは、年に1回（3ヶ月間）の入院をこれまでに5回繰り返してきた。その後、…）

（例えば、初診後、○○病院では○○と診断され、○○の治療を受けていたが、○○をきっかけに○○病院に医療機関を変更し○○の診断に変わった。そこでは…。）

とかくネガティブな事項を記入してしまいがちになってしまうが、病気を抱えながらも、目指していたことや頑張っていたこと、好きなことや、楽しんでいたことなども記載する。

また、患者の中には日中何もせず無為自閉であるけれども、通院だけは欠かさずしているという方や、無駄使いをせずに暮らしてきた方など、本人ができていたことを改めて本人のストレングスとして把握し記入することが必要である。

その他、家族、友人、同僚の支えや居住場所、地域資源の活用など周囲のストレングスの把握も必要である。

図 14.6　PSW インテーク用紙

PSW：psychiatric social worker, 精神保健福祉士
[日本精神保健福祉士協会、精神保健福祉士のための社会的入院解消に向けた働きかけガイドライン]

極力質問を控えること、⑥面接で知りえた秘密を第三者に漏らさないことを伝えること、⑦利用者が抱える不安や感情を受け止めるように努め、事務的に処理しすぎないことなどが重要であろう。また、受理面接の終盤には利用者が相談援助（個別援助）を利用するかについて、その意思を確認することも必要になる。

c.　情報収集と事前評価（アセスメント）

事前評価は、受理面接を終えた利用者が、援助者から引き続き個別援助を利用する場合に行われる。その後の援助計画の作成を踏まえ、利用者の状況を詳しく把握するために情報収集活動を行い、利用者が抱える生活問題の所在や性質、問題の発生背景などを生活全体の視点から総合的に評価する一連のプロセスである。

効果的な個別援助を展開するためには、援助者は受理面接で得られた利用者の情報を活用しながら、支援に必要な情報収集を詳しく行い整理する必要がある。具体的には、利用者の健康状態、精神状態、ADL（日常生活動作能力）、受診状況、すでに利用している社会資源、家族関係などがあり、必要に応じて多くの情報が収集される。また、この段階における援助者は、記入式のアセスメント票を活用し、生活課題を整理することが必要である。

d.　個別援助計画の立案・作成（プランニング）

個別援助計画の立案・作成の段階では、援助者は事前評価（アセスメント）の結果を踏ま

え、具体的な援助計画を立案・作成することになる。そして、利用者の福祉ニーズの充足や問題解決へ向けて、援助者と利用者がお互いに協力しながら個別援助計画の作成を進めていく。

　個別援助計画作成のおもなポイントとしては、①利用者の自己決定に基づく参加と同意を得ること、②援助者と利用者間で援助目標を共有すること、③達成可能なレベルで援助目標を設定すること、④利用者に過度な身体的・精神的負担やストレスが生じないように配慮すること、⑤援助目標や方法、期待される効果に関する提案・説明を行うこと、⑥長期的目標と短期的目標を設定すること、⑦緊急時や利用者の求めに応じたサポート体制を用意しておくこと、⑧利用者自身の能力を可能な限り最大限に活用すること、⑨一貫性をもった援助を行うことなどがある。

　個別援助計画の具体的内容としては、①援助者による援助の目的・内容・方法・期間の設定、②援助に活用するサービスがある場合のサービス内容・時間・頻度など（おもに間接介入）、③援助過程・効果の評価方法と時期の設定などがある。なお、援助目的の設定にあたっては、解決すべきニーズの優先順位の決定などに伴い、さまざまな倫理的ディレンマが生じやすいことがある。

e. 介入（インターベーション）

　介入とは、「実行」や「処遇」、「社会治療」などとも表現される場合があるが、相談援助者と利用者間で合意した個別援助計画の具体的な実行を意味する。

　個別援助活動における介入方法は大きく2つに整理できる。1つは援助者が、利用者との面接の中で直接的に指導・助言を行う方法（利用者自身の取り組みの支援も含む）と、2つ目として、さまざまな専門職や福祉サービスなどの社会資源の活用調整を図る方法がある。なお、個別援助活動では両者を必要に応じて組み合わせる必要がある。

f. 経過観察（モニタリング）

　経過観察とは、援助が実行されている期間において、①個別援助計画に沿った援助の実行状況、②実行・介入中の利用者に新たなニーズや不具合の発生状況、③過度な負担やストレスの発生状況などを援助者が観察・確認する段階となる。特に実行・介入時に利用者に状況変化や不具合が発生した場合などでは、援助者は必要に応じて修正しなければならない。

　なお、経過観察を目的とした面接は、面接室以外にも利用者宅や福祉サービスを受けている場所などがある。

g. 再評価（再アセスメント、事後評価）

　再評価の段階では、個別援助計画で定めた介入・実行の期間が終了した場合や、経過観察（モニタリング）において再評価の必要性が生じたときなどに、援助者と利用者との面接や記録の整理などを通じて行われる。

　再評価の結果によっては、①援助者は利用者とともに、個別援助計画を修正・再作成し、再び介入・実行していくという方向性（援助目標が達成できなかったときなど）、②援助を終結していく方向性（目標達成など）という2つの方向性が考えられる。なお、再評価の視点としては、個別援助計画の目標に照らし合わせながら、利用者の参加・取り組みの状況の評価、援助方法および展開プロセスの評価、利用者と援助者などとの関係性の評価、目標の達成の到達状況の評価などが必要となる。

表14.4　個別援助活動の終結要件の例

- 援助目標が達成した場合
- 利用者が他の施設・機関に移行した場合（在宅から入所施設や病院などに入所・入院した場合など）
- 利用者が終結を希望したとき
- 居住地域が移転したとき（他の市町村や都道府県への移転など）
- 個別援助計画による援助期間が終了した場合、または援助契約の終了
- 残された問題に対して、援助者自身による解決が可能な場合
- 明らかに援助効果が望めないとき
- 利用者の死亡　など

h.　終結（エバリュエーション、ターミネーション）

終結とは、個別援助の終わりを意味している。つまり、援助者と利用者との援助関係も終結する段階となる。この段階では、おもに面接を通じて援助者は利用者の不安感を受け止め、円滑な終結に向けた援助・調整などを行う。特に援助者と利用者がお互いに納得できるように終結することが重要になる。なお、具体的な個別援助の終結の要件として、おもに表14.4のようなことがある。

i.　終結後の支援（フォローアップ、アフターフォロー）

個別援助の終結では、利用者はその後の生活に不安感を抱えやすい。したがって、援助者は利用者に対する支援体制を用意する準備があることを伝え、利用者が自信と安心感をもてるように配慮すべきであろう。

個別援助の終結後の支援（フォローアップ）の意義としては、①問題の再発防止、②円滑な社会適応などが考えられる。たとえば、家族との共同生活から単身アパート生活を始めた障害者が、気軽に援助者のもとに相談に行ける体制があることで安心した生活を送れるようになることも予想される。

現在のところ、個別援助が展開される機関・施設などによっては、フォローアップ体制が未整備である場合も多い。したがって、今後のさまざまな社会福祉施設などにおけるフォローアップ体制の確立は今後の課題である。

第15章 社会福祉の実践事例：多職種連携を基調とした医療ソーシャルワーカーの実践事例から

　社会福祉の理論や援助方法を理解するうえで、事例を学ぶことは重要である。本章に入る前に、まずは事例を学ぶ意義をおさえておきたい。

　わが国は少子高齢化が進行し、2025（令和7）年には団塊の世代が75歳以上の高齢者に到達する。こうした高齢者をはじめ、医療・介護・福祉サービスを利用する多くの人々は、多様な生活状況や価値観によって各々の人生を送っている。したがって、まず援助者は、患者や福祉サービス利用者などといった援助を受ける人の生活や価値観を十分に理解する必要がある。そのうえで、本人自らが問題を解決できるようなかかわりをもつことが求められる。こうしたことを前提とし、事例に示されている客観的情報を正確に捉え、課題整理を行ってほしい。さらに、事例のプロセスを具体的にイメージし、各専門職がどのように本人にかかわっているかを学習してほしい。

　また、医療・介護・福祉サービスを利用する人々の生活を地域で支えるために、「連携」や「協働」などの言葉が近年では自然に使われており、本人を主体としながら、各専門職が業務を進めるためにも、それぞれの専門職が果たす役割を理解し、援助方針や援助観を共有することが重要になってくる。

　本章では、医療ソーシャルワーカーの実践事例を2つ紹介する。事例には、本人を中心にさまざまな専門職が登場する。医療ソーシャルワーカーの業務や役割を知るとともに、各専門職がどのような視点で本人を援助し、また他職種と協働しているかにも注目しながら読み進めてほしい。

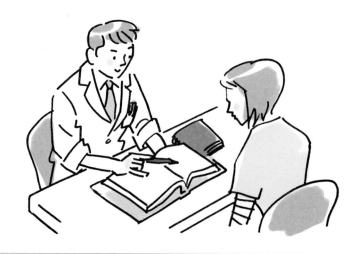

15.1 病院における医療ソーシャルワーカーの必要性

第10章で医療福祉について詳しくみてきたが、本章の事例を学ぶにあたって、医療ソーシャルワーカーの必要性を確認しておきたい。

近年、わが国の保健・医療・福祉の制度や政策面は大きく変化を遂げている。効率的な医療政策が進められる中で、福祉サービスの利用者はもちろん、利用者を支える家族の介護負担、精神的負担、経済的負担などが深刻になっている。また、わが国は超高齢社会を迎え今後も高齢化は進行すると推察されており、高齢者の単身世帯や高齢夫婦世帯、あるいは同居家族が働きに出ることなどで昼間介護者不在の世帯などが増加し、個々に応じた支援や多種多様なサービスが求められている。

このような中で患者や家族の不安感を除去・軽減するため、心理的・社会的・経済的問題の解決や調整を行い、病院内、行政、地域の専門職種などと連携し、患者が社会生活を再び安心して送れるよう援助することが、医療ソーシャルワーカーの役割である。

さらに、医療ソーシャルワーカーは患者と家族の生活の自己実現をサポートし、その人らしく生きていけるよう援助していく。生活者としての視点をもち、患者と家族に寄り添い、ともに考えながら退院までサポートしていくのである。

15.2 脳梗塞を発症したＡさんの事例

A 事例の概要

脳梗塞を発症したＡさんは、軽い下肢の麻痺と失語症、そして高次脳機能障害により、以前のような生活を送ることが困難になった。下肢の麻痺によって歩きにくくなったり、失語症と高次脳機能障害のため他者とコミュニケーションをとることが非常に困難になり、友人と会話したり、買い物をしたり、日常生活を送ることに支障をきたし、日々ストレスを抱えていた。

失語症と歩きにくさを改善するため、リハビリテーション(以下、リハビリ)に通うことを希望し、病院へ通っていたが、外食したときのお店とのトラブルをきっかけに自宅で安心して食事がしたいという希望が強くなった。そのため、病院の言語聴覚士と理学療法士に相談し、医療ソーシャルワーカーを通じて、生活保護担当者、行政の障害福祉担当者、かかりつけ医に要請し、ホームヘルパーによる調理と買い物の援助を受けることになった。ホームヘルパーを利用するにあたって、脳梗塞の再発予防のためにもＡさんはホームヘルパーと一緒に病院の管理栄養士の栄養指導を受けることにした。かかりつけ医と管理栄養士の指導のもと、自宅で安心して食事を食べることができるようになった。

それから数か月後、リハビリの成果が現れ、少しずつではあるが、他者とのコミュニケーションがとれるようになり、外出や買い物も一人で行けるようになった。

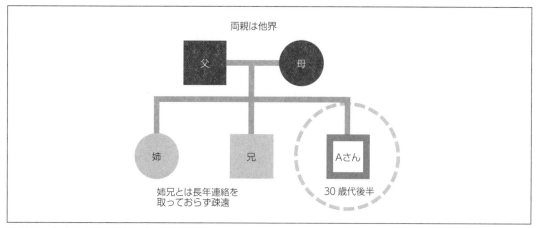

図 15.1　A さんの家族構成および家族関係図

B　プロフィール

> A さん　30 歳代後半　男性

a.　家族状況

　　A さんは独身でこれまで結婚歴はなく、子どもはいない。遠方に姉兄はいるが、昔から関係が悪く疎遠で、最近はまったく連絡を取っていない状況だった。両親は他界しており、長年一人暮らしで生活を続けていた（図 15.1）。

b.　既往歴・身体状況・精神状況

　　A さんは、30 歳代前半で脳梗塞を発症した。身体機能面では後遺症がほとんどなく、数週間の入院で再び自宅生活を送れるようになった。しばらく、安定した生活を送っていたが、30 歳代後半で脳梗塞を再発し、軽い下肢の麻痺と失語症、高次脳機能障害が後遺症としてみられ、以前のような生活が難しくなった。

c.　生活歴

　　A さんは、若い頃から仕事を転々とし、なかなか定職に就くことができない生活だった。そのため収入は安定せず、生活保護を受けるようになった。性格はやや荒々しかったが、親身になってくれる友人に支えられながら一人暮らしをしていた。しかし近隣住民とトラブルを起こすこともあり、引っ越しを何度か繰り返していた。

　　脳梗塞が再発してからは、金銭管理が難しく、失語症のために他者とうまくコミュニケーションがとれず、外出時や買い物をする際などに度々トラブルを起こし、A さんはストレスを抱えながら生活していた。A さんは失語症を治したいとリハビリを希望し、以前のような生活に戻りたいと強く願っていた。

C　事例の経過と援助の展開

a. 初期

　　A さんは脳梗塞を再発してから、失語症のためうまく会話ができず、自分の思っていることが他者に伝わらないことで強いストレスを感じていた。また、他者とトラブルを起こすことも多くなり、「なぜ自分はこんな目に合わなければならないのか」と怒りを周

りにぶつけるようになった。しかし一方では、「以前のようにしゃべれるようになりたい。歩けるようになりたい」という希望ももっていた。そのため、失語症と身体のリハビリのため病院へ通院することとなった。

　Aさんは高次脳機能障害によってお金の計算が困難になっていたため、友人の力を借りて金銭管理や買い物をしていた。しかし、あるときAさんが外食をしてお釣りをもらう際、店員とトラブルになった。そのことをきっかけに、外食をすることを嫌い、食事もあまりとらずに、自宅にこもることも多くなった。このような現状をリハビリ担当であった言語聴覚士と理学療法士が知り、医療ソーシャルワーカーへ相談してみると、Aさんは食事面での援助を受けたいと思うようになった。その後、医療ソーシャルワーカーは生活保護担当者、行政の障害福祉担当者へ相談し、Aさんと話して、ホームヘルパーによる調理と買い物の援助を受けられるよう手続きを進めることとした。

　手続きを進めるうえで、Aさんはかかりつけ医、医療ソーシャルワーカーと相談し、「障害者総合支援法」でのサービスを受けるため、申請手続きを行政の障害福祉担当者と一緒に進めた。ホームヘルパーによる援助を受けることが決まると、Aさんはかかりつけ医と相談し、脳梗塞の再発予防のためホームヘルパーと一緒に病院の管理栄養士から栄養指導を受けることにした。また、その頃服薬も煩雑になっていることが友人からの情報で明らかになったため、栄養指導とあわせて病院の看護師から日々の服薬に関する指導も受けることにした。

b. **中期**

　いよいよホームヘルパーの利用が開始されることとなった。Aさんはスーパーやコンビニで買い物をするとき、計算ができずに支払いに困ることが多かったため、食事の買い物からホームヘルパーにお願いすることにした。また、「温かいみそ汁が食べたい」という希望があったため、事前にホームヘルパーと打ち合わせをし、献立を考えておくことにした。ホームヘルパーは管理栄養士からの指導を参考にAさんの献立を考え、調理の援助を進めることにした。また、調理の援助を行った際は、内服薬の飲み忘れや飲み間違いがないかをAさんと一緒に確認することにした。

c. **終期**

　以後、ホームヘルパーの援助によってバランスのとれた食事ができるようになった。また、数か月のリハビリの結果、歩行状態は改善し、以前とほとんど変わらない程度にまで歩くことができるようになった。失語症も少しずつではあるが改善し、Aさんは伝えたいことを適切に他者へ伝えられるようになっていた。

　ある日、ホームヘルパーがいつものように訪問した際、Aさんが嬉しそうなので理由を尋ねてみると、よく利用しているコンビニの店員がAさんへ「言葉が前みたいに出るようになってきましたね」と声をかけてきたとのことだった。それをきっかけに、計算も簡単なものならできるようになっていたため、自宅近くのお店での買い物も積極的にするようになった。生活保護担当者も定期的に自宅訪問をし、金銭管理の相談にのったり、生活状況を確認したりしながら、ホームヘルパーや病院の医師、医療ソーシャルワーカーとのやりとりを続け、Aさんを見守っている(図 15.2)。

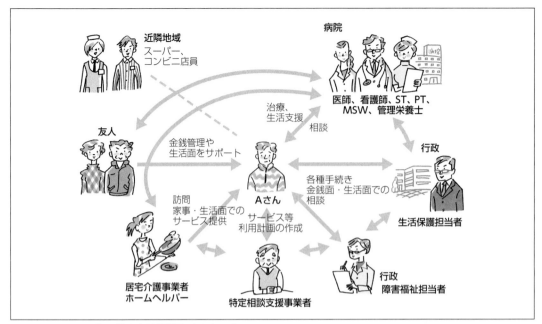

図 15.2　A さんを取り巻く人間関係図（イメージ）
ST：言語聴覚士、PT：理学療法士、MSW：医療ソーシャルワーカー

D　事例の考察

　A さんは当初、脳梗塞を発症したことや失語症、足が思うように動かないことに怒りを感じていた。そのため、周囲とのトラブルも多かった。そのような中で、以前の生活を取り戻したい、回復して安心した生活を手に入れたいという希望をもっていた。失語症という障害を抱え、他者に自らの思いを十分伝えることができないため、A さんにかかわるさまざまな職種は、A さんのニーズを引き出すための援助や十分な信頼関係の構築が必要とされた。また、行政や病院、ホームヘルパーなどの多様な職種がかかわっているため、A さんの生活を支えるためには職種間の協働が極めて重要であるといえる。

15.3　施設入所に関する B さんの事例

A　事例の概要

　自宅で妻と二人暮らしをしていた B さんは、80 歳代後半で脳梗塞を発症した。後遺症で上下肢の軽い麻痺と嚥下障害が残った。リハビリのため病院に入院したが、妻から退院後の生活に対する不安を聞いた医療ソーシャルワーカーは医師、看護師、理学療法士、作業療法士、言語聴覚士、管理栄養士と協力し、自宅生活の不安軽減のため B さんと話し合いを進めていった。自宅で安心して生活できるよう、介護保険制度のサービスによる身の回りの援助や配食サービスを利用することにより、B さんは退院して自宅で妻と生活することとなった。

以後、ホームヘルパーやケアマネジャーの援助、民生委員のサポートを受けながら生活していたが、しだいに自宅に引きこもるようになった。妻からも生活に対しての不安を聞いていたケアマネジャーは、民生委員とともに軽費老人ホームの入所を勧めたが、当初Bさんは消極的であった。しかし、妻への負担を考え、軽費老人ホームへの入所申し込みを決めた。軽費老人ホームの生活相談員により入所後の生活について丁寧な説明を受けたBさんは、その後安心して妻と一緒に入所することとなった。

B　プロフィール

Bさん　80歳代後半　男性

a.　家族状況

Bさんは妻のSさん(80歳代前半)と二人暮らしをしていた。子ども(息子)はいるが遠方で生活しており何十年も連絡を取っていない状況だった。姉は他界しており、自宅近くに妹の子ども(甥)がいたが、たまに連絡を取るくらいで日頃から交流はしていなかった(図15.3)。妻のSさんは最近もの忘れがひどく、掃除もあまりしなくなっていた。また、膝が悪く毎日自宅近くの整形外科医に通院していた。

b.　既往歴・身体状況・精神状況

Bさんは若い頃から心臓が弱く、最近では近くの循環器内科の診療所へ心不全の治療のため通っていた。80歳代で脳梗塞を発症し、嚥下機能の低下によりこれまでと同様の食事がとれなくなった。また歩くとふらつくため杖を使用しなければならなくなり、以前に比べもの忘れが多くみられるようになった。

c.　生活歴

Bさんは定年まで会社勤めをしていたが、ギャンブル好きで飲み友達も多く、給料のほとんどを使ってしまう生活を送っていた。妻は身体が弱かったため、結婚してから長年専業主婦として過ごしてきた。子どもは就職を機に遠方で暮らすこととなり、あまり

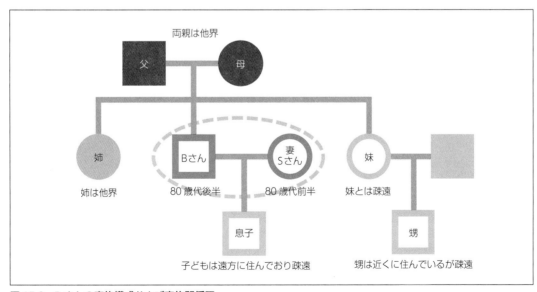

図15.3　Bさんの家族構成および家族関係図

交流がない状態だった。Bさんは定年後もギャンブルを続けていたが、体力が落ちてきたこともあり、自宅内で過ごすことも多くなっていた。

妻のSさんは数年前からもの忘れがひどくなり、家事もだんだん時間がかかるようになっていた。その様子を心配して、近所の住民が夫婦の食事を差し入れてくれ、民生委員も度々訪問して様子をみていた。

C　事例の経過と援助の展開

a.　初期

Bさんは脳梗塞を発症し、医師の勧めと妻Sさんの要望からしばらく入院してリハビリを受けることとした。入院中にSさんから医療ソーシャルワーカーへ退院後の生活について相談があった。SさんはBさんの身の回りの世話をする自信がないこと、嚥下状態が悪いことから食事面での不安が強いことを訴えてきた。医療ソーシャルワーカーは医師、看護師、言語聴覚士、管理栄養士と相談し、Bさん夫婦に退院後は配食サービスやホームヘルパーを利用しながら生活することを提案した。Bさんは当初表情が暗く、妻への負担を気にしていたが、サービスの内容を理解すると利用に対して前向きになっていった。そこで、医療ソーシャルワーカーは介護保険制度のサービスが利用できるように申請手続きを進め、その結果、要介護1の認定を受けた（表15.1）。

b.　中期

認定を受けたBさんは、妻Sさんと話し合って、配食サービスとホームヘルパーの利用のほかに、デイサービスでの入浴も利用することを決めた。介護保険制度でのサービス利用と配食サービスを受けるにあたり、医療ソーシャルワーカーを通じてケアマネジャーがBさんの援助をすることとなった。

退院に向けて、医師、看護師、理学療法士、作業療法士、言語聴覚士、管理栄養士、

表15.1　要介護認定の基準

区分	要介護認定等基準時間
要支援1	25分以上32分未満
要支援2・要介護1	32分以上50分未満
要介護2	50分以上70分未満
要介護3	70分以上90分未満
要介護4	90分以上110分未満
要介護5	110分以上

直接生活介助	食事、排泄、移動、清潔保持などの介護
間接生活介助	洗濯、掃除などの家事援助など
認知症に伴う行動・心理状態(BPSD)関連行為	徘徊に対する探索、不潔な行為に関する後始末など
機能訓練関連行為	歩行訓練、日常生活訓練などの機能訓練
医療関連行為	輸液の管理、じょくそうの処置などの診療の補助など

要介護認定は、「介護の手間」の量によって要介護度を判定するもので、一次判定では介護の必要性を量るものさしである要介護認定等基準時間に基づいて算出される。要介護認定等基準時間は、日常における生活場面ごとの行為（食事、排泄、移動、清潔保持、間接生活介助、BPSD関連行為、機能訓練関連行為、医療関連行為）の時間と認知症加算の合計時間となっている。なお、これらの時間は、各行為で介護の手間がどの程度かかっているかを示したものであり、実際の介護時間や介護サービスの合計時間などを示しているものではない。

医療ソーシャルワーカー、ケアマネジャーが集まり、Bさん夫婦の思いを聞いた。Bさんは「以前のように食事がとれないので妻に負担をかけてしまって申し訳ない」ともらした。また、「足や手がうまく動かないが、何とか自宅でやっていけそうだ」と自宅での生活を前向きに考えていた。一方、妻Sさんは、はじめ身の回りの世話や食事面への不安を抱えているようだったが、医師や看護師をはじめとする各担当者からBさんの病気や生活面への留意点を聞き、自宅でのBさんの生活が安心して送れるよう、配食サービスやホームヘルパーによる援助、デイサービスでの入浴の援助を受けられるとわかり、不安は軽減したようだった。その頃、妻Sさんも要介護1の認定を受けており、夫婦そろって介護保険制度のサービスを受けられるようになった。

退院後、Bさん夫婦は毎日1食ずつ配食サービスを受けながら、デイサービスに週2回夫婦で通い、デイサービスの利用日でない日はホームヘルパーからの援助を受けた。また、民生委員や近所の住民が継続して訪問していた。しかし、しばらくするとBさんは体調を崩し、それを機に夫婦ともにデイサービスを休みがちになり、自宅に引きこもるようになった。

c. 終期

ある日、妻SさんからケアマネジャーにBさんとの生活に不安があるという訴えがあった。そこで、ケアマネジャーは民生委員とも相談し、地域にある軽費老人ホームへの申し込みをBさん夫婦へ提案することにした。Bさんはケアマネジャーの提案に当初消極的だったが、妻への負担を考え、思い切って軽費老人ホームへの入所手続きを進めることに決めた。

Bさん夫婦は民生委員に付き添われ、軽費老人ホームを訪れた。その際、軽費老人ホームの生活相談員から入所中の生活についての説明や、食事は施設内でBさんに合わせたものが提供されること、これまでと同様に介護保険制度のサービスを継続して受けられることなどを聞いた。生活相談員からの説明に安心したBさんは、妻Sさんと軽費老人ホームへの入所申し込みをし、その後入所することとなった。入所後、Bさんは身の回りの援助を受けるためホームヘルパーの利用をし、またデイサービスも再開した。施設内ではさまざまな入所者とも交流を図るようになり、Bさんに笑顔がみられるようになった（図15.4）。

D 事例の考察

Bさんは、脳梗塞になったことで妻へ負担をかけてしまうことを気にかけていた。一方、妻Sさんはもともと身体が弱く、Bさんの介護をすることや家事を行っていくことに不安を募らせていた。Bさん夫婦へ退院後の生活の不安軽減について適切な援助を行っていくことで、Bさん夫婦が納得できるよう進めていくことが重要である。また、自宅での生活とサービス利用状況をモニタリングすることで新たなニーズを発見し、援助を継続していったことが結果軽費老人ホームへの入所へと結びついた。

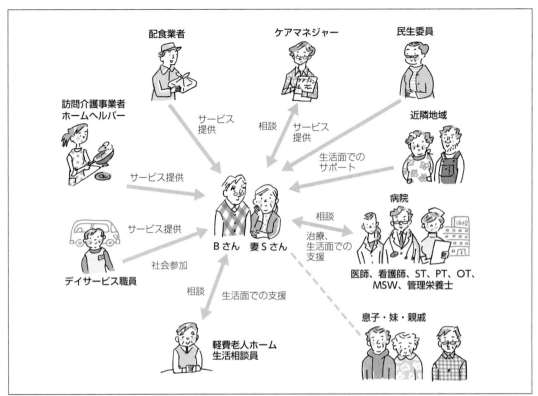

図 15.4　B さんを取り巻く人間関係図（イメージ）
OT：作業療法士

15.4	## 事例のまとめ：多職種協働の必要性と 医療ソーシャルワーカーの役割

　わが国は、少子・高齢化の進展、国民生活水準の変動や意識の変化、国民の医療ニーズの多様化などを背景に、複雑かつ多様な問題や課題を抱えている。また、疾病構造や医療を取り巻く環境などのさまざまな変化によって、近年では地域包括ケアシステムの構築推進や医療の機能分化とさらなる強化、そして医療・介護・福祉のサービス提供者間の連携が進められている。

　こうした中で、医療ソーシャルワーカーは、高齢者や障害のある人、難病患者、人生の最終段階を迎えた人など、その人の尊厳を大切にした生活を援助するために、包括的・複合的な福祉サービスの提供や援助を行っている。その社会福祉サービスの提供や援助は多職種との協働がなければ成り立たない。協働するには、まず協働相手である職種がどのような価値観・倫理観のもとで援助を行うのか、またどのような専門性をもっているのかなどを十分理解しておかなければならないだろう。そして、多様な専門職との協働を通じて、自らの役割と他職種の役割それぞれを認識し、相互に補完しながら援助を進めることが重要となる。また、専門職だけでなく、たとえば家族、知人、民生委員、ボランティア、地域住民などが援助活動に加わることで、より患者・利用者中心の援助

が展開されることにもなり得る。患者・利用者中心の援助活動やサービス提供を行うためには、積極的に本人の参加や協働を促すことも忘れてはならない。

　なお、感染症流行下における多職種間の連携では、援助者同士などの直接的な接触で困難な状況が生じやすい。したがって、ケース会議や各種カンファレンスなどにおけるICTを活用した連携場面が広がりをみせている。

　本章では、2つの事例を通して、医療ソーシャルワーカーと多職種のかかわりや、社会福祉サービスの提供の実際をみてきた。医療ソーシャルワーカーは患者や家族、そして多職種とコミュニケーションをとりながら、援助を総合的にコーディネートしている。しかし、現状の社会資源では生活を支えていくのに不十分な面も抱えているため、現実的な方法で問題を解決していくこととなる。医療ソーシャルワーカーはこうした課題を踏まえ、柔軟な対応や適切な選択をし、患者や家族と多職種を結ぶ架け橋となって日々援助を行っている。

第16章 保健医療福祉に関する 諸問題の例

本章では、①社会福祉に関する諸課題と、②保健医療従事者に期待する役割について、看護師(保健師)、理学・作業療法士、栄養士などの医療従事者に期待される役割を考えてみたい。

16.1 保健医療福祉に関する諸問題の例

A 少子高齢化とケアの担い手の問題

わが国の子どもの数は 41 年連続(2022(令和 4)年 7 月現在)で減少傾向にあり、2021(令和 3)年度の合計特殊出生率は 1.30 と 6 年連続で減少している。この背景には、未婚化、晩婚化、就労環境、子育てにかかる費用問題などが考えられる。一方、高齢者数は増加の一途を辿っており、高齢者世帯数の増加とともに 75 歳以上の後期高齢者と単独世帯の増加は著しい。

上記のような少子高齢化の進行は、税金という形で社会保障を支えている生産年齢人口(あるいは労働力人口)が減少し、逆に税金や保険料を財源とする保健医療福祉サービスの利用者になりやすい高齢者の増加を意味する。これにより、社会保障制度を根幹から支える財源確保が大きな課題となる。この問題からは、年金支給年齢の引き上げや給付水準の低下のみならず、子ども・子育てをしているひとり親家庭、障害がある人、高齢者、生活保護利用者などが必要とする保健医療福祉サービスが抑制されたり、利用者負担が増加することなどが懸念される。

一方、ケアサービスに目を向けた場合、高齢者福祉をはじめとしたさまざまな領域のケア従事者の不足が懸念される。たとえば介護従事者をみると、「令和 3 年版高齢社会白書」によれば 2019(令和元)年度の介護職員数は 2000(平成 12)年度の約 3.8 倍に該当する 210.6 万人に増加し、介護関係職種の有効求人倍率は全職業の年平均の有効求人倍率よりも高い水準を維持している。しかし、「第 8 期介護保険事業計画に基づく介護職員の必要数について」(2021(令和 3)年 3 月)では、2040 年度に約 280 万人の介護職員が必要になると見込まれており、介護ロボットの活用や外国人の雇用などを含め、将来のケア従事者の確保も重要な課題となる。

B 生殖医療、医療的ケア児

日本産婦人科学会は 35 歳以上での最初の出産を高齢出産と定義し、35 歳未満の出産よりもハイリスク（産前産後の介入や医学的管理の必要性が高くなるなど）になりやすいとしている。具体的には、①女性の年齢が高齢化するほど卵子の老化などの理由で妊娠しづらくなること、②男性の場合も 40 歳を境目にして、老化に伴う精子の減少や運動率が低下することがある。不妊治療の経済的サポートについては、従来は自治体の助成金が中心であったが、2022（令和 4）年 4 月からは 43 歳未満であれば保険適用となった（人工受精、顕微授精、体外受精などの基本治療。回数制限あり）。

近年、SNS を媒介とした精子提供や第三者の女性の卵子を利用した妊娠の試み（子どもを望む同性カップルを含む）などもみられている。さらには受精卵（胚）の選択と知能指数の増加（最大値）において、より多くの受精卵から 1 個を選択することで知能指数（増加ポイント）が上昇するとの研究もあり、生まれてきた子どもへの告知問題を含め、倫理的課題は山積している。加えて、出産年齢が高齢化した場合、子育て途中で両親が退職した際の子どもの生活・学費などの問題も生じることになり、さまざまな準備も必要になる。

医療的ケア児への対応ついては、放課後等デイサービスや放課後児童健全育成事業が利用困難、学校で通常クラスを希望しても個別クラスで対応されるなど、社会的・環境的理由での受け入れが困難な状況が散見される。わが国では、2021（令和 3）年 9 月に「医療的ケア児及びその家族に対する支援に関する法律」が施行されており、国や地方公共団体、保育所、学校の責務が規定されたものの、努力義務に留まる場合もあり、今後の対応の充実が課題である。

先述のように、わが国では生殖医療における子どもの福祉を巡る倫理的課題、子育てに伴う就労のしづらさや教育費などの費用負担に関する課題がある。したがって、生まれてきたすべての子どもたちは、社会の中で適切に育てられる体制整備が重要になる。たとえばハンガリーでは、①子どもを 4 人出産すれば定年まで所得税がない、②子ども 3 人以上で不動産・新車の購入補助がある、③育児休暇における 3 年間の有給、④出産による学生ローンの減免、⑤体外受精の全額補助などもあり、北欧では大学までの教育費が無料になっている。このような対策は、わが国でも今後検討すべき課題であろう。

C ヤングケアラー、ダブルケア

ヤングケアラーの定義は法令上明確にされていないが、一般社団法人日本ケアラー連盟は、「家族にケアを要する人がいる場合に、大人が担うようなケア責任を引き受け、家事や家族の世話、介護、感情面のサポートなどを行っている、18 歳未満の子ども」と説明している。ヤングケアラーには、過重な家族ケアの責任がのしかかっているが、特に低年齢層では、身体的負担も大きく、適切な遊びの機会が奪われてしまうことも懸念される。また、中学生・高校生などでも受験勉強、学校での学習や部活動などの機会が与えられず、不登校やひきこもりなどにつながることも懸念される。加えて、家庭内が閉鎖的になりやすい、本人や家族の自覚が乏しい、相談しないなどの理由で支援が届かないこともある。

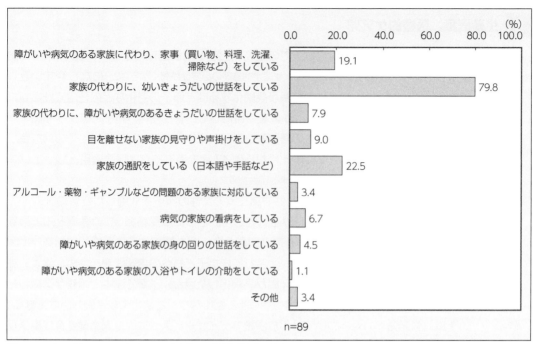

図 16.1　ヤングケアラーと思われる子どもの状況（複数回答）
[株式会社日本総合研究所、ヤングケアラーの実態に関する調査研究報告書（令和 3 年度子ども・子育て支援推進調査研究事業）、p.19（2022）]

　　ヤングケアラーに関する実態として、2020（令和 2）年に（株）日本総合研究所は、全国から抽出した 350 の小学校と小学校 6 年生を対象とする調査結果を報告しており、「小学生が世話に費やす時間が長時間になるほど、学校生活などへの影響が大きく、本人の負担感も重くなることが確認された」としている。この報告書では、①「ヤングケアラー」の概念を知る学校は約 9 割、②ヤングケアラーと思われる子どもがいる学校は 34.1 ％、③家族の世話をしていると回答した小学生は 6.5 ％、④世話を要する家族は「きょうだい」が 71.0 ％、「母親」が 19.8 ％などと記載されている（図 16.1）。このほか、大阪府では、年齢が高い高校生では「祖母」のケアが多いとの報告もある。なお、近年ではさまざまな公的機関などが相談窓口の拡充を図っており、ヤングケアラー家庭への無料のホームヘルパー派遣なども開始されている。
　　一方、ダブルケアとは、内閣府による委託調査（2016（平成 28）年）では、「ふだん育児をしている」と「ふだん家族の介護をしている」の両方を同時に満たす者としている。つまり、子育て世代の親が直面する問題の一つで、育児と介護を同時期に取り組む状態を意味する。この委託調査によると、ダブルケアの人口推計は約 25 万人（うち女性 17 万人、男性 8 万人）であり、男女とも 30 ～ 40 歳代が全体の約 6 ～ 7 割を占め、うち「育児」と「介護」の両方をおもに担っているのは「女性」48.5 ％、「男性」32.3 ％となっている。現状では、ダブルケアへの社会的支援は全国的な取り組みにまで至っていないものの、支援に取り組んでいる自治体もあり、今後の充実が求められる。
　　以上のようなヤングケアラーやダブルケア問題は、ケアを担う当事者（家族）には負担が大きいものの、おもに各地方自治体の判断の下での支援が中心である。そのため、全国的な展開や家族支援の拡充が求められる。

D 老化への抵抗

　わが国の平均寿命は、男性81.47年、女性87.57年(2021年時点)であり、「令和2年版厚生労働白書」によると、2040年には男性83.27年、女性89.63年になると推計されている。わが国では、栄養や医療の充実などを背景に平均寿命の延びが予想されているが、次のような抗老化医療やテクノロジーの進化も著しい。

　抗老化医療の領域では、抗老化薬の開発、老化の進行予防のための体内酵素サーチュインの活性化、老化細胞の部分除去の試みなどがある。また、特殊な白血球や遺伝子を持つといわれる「スーパーセンテナリアン」と呼ばれる110歳を超える高齢者が注目されはじめたり、NMN(ニコチンアミドモノヌクレオチド)の活用によりNAD(ニコチンアミドアデニンジヌクレオチド)の増加を図り、老化を遅らせようとする試みなどもある。元ハーバード大学医学大学院で遺伝学の教授であったデビッド・A・シンクレアらは、DNAを適切にモニターすることで健康寿命が数十年追加される可能性があり、条件が揃えば、少なくとも113年まで平均寿命が延びる可能性を指摘している。

　テクノロジーの領域では、ヒトと機械の融合により身体機能を補完しようとする試みがある。たとえば、全盲に対する人工網膜や聴覚障害に対するBluetooth機能付き人工内耳の開発、心疾患に対する人工心臓の開発、脳からの信号により筋肉等の動きを制御しようする人工神経接続、アバターを通じたALS患者への意思伝達の支援の試みのほか、本来の人体機能よりも高機能な運動能力の獲得を含めて、様々な研究開発が進んでいる。

E 災害弱者への対応

　わが国では2011(平成23)年3月11日に東日本大震災が起きた。そして現在でも地震や津波、火山の噴火、台風などによる自然災害の被害は後を絶たない。加えて、大雪時に移動中の自動車に閉じ込められた状況になり、死亡につながるケースもでてきている。このような災害時には地域によっては避難行為が困難な場合もある。少なくとも、保健医療福祉従事者は自力で避難できない人々の存在を忘れてはならず、災害福祉における支援体制の充実が求められている。たとえば高齢者の場合では、「避難勧告が聞こえない」、「寝たきりで動けない」、「認知症があるために避難行動が理解できない」などといった状況などが想定される。障害者の場合では、障害種別・特性によって避難行動ができない理由が異なることも考えられるが、車いすでの避難が困難な状況に陥ること(たとえ家から出られたとしても、道路上の瓦礫などで走行できない場合も予想される)、知的障害があるために避難勧告を理解することが困難な場合も想定される。さらには、慢性疾患などの何らかの病気(例:人工呼吸器を使用しているALS患者など)があるために円滑な避難行動ができない事態も考えられる(なかには避難先で人工透析などの治療を受けないと深刻な状況になる患者も存在する)。なお、災害時には福祉避難所の設置が都道府県や市町村などにより行われるが、この活動にも保健医療福祉従事者の役割は大きい。

　以上を踏まえると、特に在宅サービスなどに従事する保健医療福祉従事者は、必要に応じて行政機関(警察・消防を含む)や社会福祉協議会などと連携し、利用者の避難を支援するための連絡調整などを行うことが期待される。また、福祉避難所のみならず、仮設

住宅などで生活を送る福祉サービス利用者への支援の充実なども課題である。

　なお、「災害対策基本法等の一部を改正する法律」が 2021（令和 3）年 5 月から施行された。この改正では、避難行動支援者（障害者や高齢者等）の円滑かつ迅速な避難を図る観点から、市町村に個別の避難計画の作成が努力義務化されている。

16.2　保健医療福祉従事者に期待されるおもな役割

　ここでは、これから特に保健医療福祉従事者に必要となる事柄について若干の考察を試みたい。

A　判断能力低下者への支援

　近年では、認知症をはじめとして、知的障害や精神障害などの理由で判断能力が低下している者への福祉サービスの利用支援や財産管理などの必要性が高まっている。これに関するおもな制度として、日常生活自立支援事業や成年後見制度がある。

　福祉サービスの利用支援に関しては、都道府県社会福祉協議会などが行う日常生活自立支援事業以外にも認知症や知的障害、精神障害などを理由とする判断能力低下者への支援として、法務省管轄の成年後見制度がある。

　成年後見制度には、法定後見制度と任意後見制度がある。日本では、成年後見制度の利用が進んでいないこともあり、「成年後見制度利用促進法」が施行されている（2016（平成 28）年 5 月）。法定後見制度は、本人や配偶者などによる申し立てに基づき、家庭裁判所が「後見」「保佐」「補助」のいずれかについて、本人の事情に応じて財産管理や身上監護などに関する行為を本人に代わって行う者を選任する制度である。この選任者としては、弁護士や司法書士なども存在するが、一定の要件を満たした保健医療福祉従事者（社会福祉士など）が行う場合もある。したがって、地域包括支援センターの社会福祉士や保健師など、社会福祉協議会職員、精神科などの病院職員、障害者・高齢者の保健福祉関連施設の職員などには、制度や相談機関につなぐ役割が求められている。なお、近年では一般市民による後見人の育成も進められており、保健医療福祉専門職の退職後の活動としても期待される。

B　虐待の早期発見能力の保持と対応の強化

　これまでみてきたように、虐待問題は児童、配偶者、高齢者、障害者などの対象者別での虐待防止に関する法制度が整備されている。しかし虐待の防止に向けては、事後的対応ではなく、虐待が生じる以前において保健医療福祉従事者が早期に予兆を発見し、適切に介入することが求められる。

　保健医療福祉従事者は、さまざまな場面（例：乳幼児健診、「障害者総合支援法」や介護保険制度のサービス利用相談時など）や機関（例：小児科や精神科などの病院、地域包括支援センター、障害者相談支援事業所など）において虐待を発見しやすい立場となる。そのため、保健医療福祉専門職はその資格にかかわらず虐待が生じやすい状況や予兆やサインを共通的に理解し、早期に対応する能力を持つことが安全を守るうえで重要になる。

　児童虐待に関する相談機関としては、市町村や児童相談所、警察などがあるが、深刻

な相談が後を絶たない。また、被虐待児童のケアの場としての児童養護施設の役割も大きくなってきている。このような機関・施設には、各種の保健医療福祉の専門職が配置されている。いずれにしても、保育士、看護師、児童委員、児童虐待対応協力員、児童指導員・児童福祉司、警察などの相互協力が求められる。

　一方、高齢者虐待に関しても、在宅では市町村や地域包括支援センターがおもな対応窓口として存在しているが、社会福祉士や保健師などによる積極的な相談・訪問活動がいっそう求められている。また、各種施設においても、虐待防止委員会などが設置され、保健医療福祉従事（例：看護師、理学・作業療法士、栄養士など）による虐待予防に向けた取り組みが行われている。

C　サービスの質の確保と苦情への対応

　福祉・介護サービス提供主体の多様化に伴い、サービスの質の確保と向上が今日的課題となっている。サービスの質の測定・評価は、利用者の主観的な捉え方もあり、客観的・科学的評価が困難な性質があるものの、客観的な評価として「介護サービスの情報公表」「福祉サービス第三者評価」などがある。競争原理が生じる地域ももちろんのことであるが、特に福祉・介護サービス事業所数が少なく利用者の選択が狭まれている地域などもあり、単なる書類の確認ではなく、福祉・介護サービスの質を評価する手法（例：プロセス評価、アウトカム評価、運営基準に照らし合わせた評価など）の確立が課題である。

　近年では、福祉サービス利用者の権利意識の社会的高まりがあり、福祉サービス利用に伴う苦情対応の整備もいっそう望まれている。通常、社会福祉施設などでは、苦情解決責任者（施設長など）、苦情受付担当者（現場責任者など）、第三者委員（外部者）などが利用者の苦情に対応し、対応内容などを苦情処理台帳などに記録している。このほか、各福祉施設・事業所では、福祉オンブズマンの活用、利用者へのアンケート調査や意見箱の設置などのような自発的な取り組みもなされている。

　保健医療福祉従事者は、判断能力の低下などで苦情を表明できない利用者にも十分に配慮する必要がある。また、利用者が苦情を訴えた場合には、施設長や他の職員などと協力の下で苦情の背景を理解し、解決に向けて取り組むことが必要になる。したがって、介護職員をはじめとした保健医療福祉従事者の質の向上を図る研修体制の充実が求められる。

D　その他

　そのほか、司法福祉や学校福祉などに関する保健医療福祉従事者の役割・連携の必要性も高くなっているため、若干ここで触れておきたい。

a.　就労支援

　「障害者総合支援法」では、障害があってもその能力に応じた就労機会の提供が重視されている。そして、働く意欲や希望を持つ障害者が、将来的に企業などで働けるように福祉サイドからサポートする仕組みも取り入れられている。具体的には、障害者の就労支援を担当するサービス管理責任者や生活支援員（ソーシャルワーカー）、職業指導員などとともに、作業療法士などの活躍も期待される。このほか、生活保護や無職者に対する就労支援も大きな課題となっており、必要に応じて保健医療福祉専門職が協力して支援

することも重要になる。

b. 司法福祉

　　司法領域の福祉支援に関しては、家庭裁判所調査官（家庭裁判所に勤務）や保護観察官（保護観察所に勤務）などが存在する。また、保護観察所（犯罪や非行を起こした者などに対して保護観察を行う機関）においては、保護観察官が犯罪や非行を起こした人の更生保護および犯罪予防に関する事務や更生に向けた処遇に従事している。近年では社会復帰調整官も配置されており、精神保健福祉などに関する専門的知識を活かし、「心神喪失等の状態で重大な他害行為を行った者の医療及び観察等に関する法律」（2003（平成15）年）に基づく生活環境の調査・調整、精神保健観察などの業務に従事している（対象者の処遇計画立案や関係機関などとの連携・支援などを行う）。社会復帰調整官の要件は、①精神保健福祉士の資格を有すること、②精神障害者の保健および福祉に関する高い専門的知識を有している社会福祉士など（ほかにも、公認心理師や保健師なども含まれている）となっている。

　　一方、矯正領域の福祉支援の必要性も浮上している。法務省矯正局が所管する刑事施設（刑務所、少年刑務所、拘置所）においては、国家公務員（非常勤）として精神保健福祉士を配置する試みも始まっている（医療刑務所への配置を引き金としている）。その背景には、刑事施設収容者の高齢化の進行、障害や疾患を持つ者の存在、生活環境の調整が必要な者などに対する円滑な社会復帰支援（所内処遇、出所時の調整、釈放後の支援など）の必要性が高くなってきたことなどがある。つまり、司法領域においても保健医療福祉関係者の連携が求められている。

c. 学校福祉と子どもへの支援

　　近年では、小中学校などの児童生徒を対象とするスクール（学校）ソーシャルワーカーが教育委員会などに配置され、学校福祉への関心が高まってきている。その担い手であるスクール（学校）ソーシャルワーカーは、社会福祉士や精神保健福祉士の有資格者などが期待されており、児童の教育保障を目指した活動を展開している。具体的には、「いじめ」、「不登校」、「保護者によるネグレクト」などさまざまな問題に対応している。このような活動では、スクール（学校）ソーシャルワーカーと学校関係者（例：教師、養護教諭、保護者会など）、児童の家族、各種保健医療福祉従事者（例：福祉事務所、病院関係者）、地域住民（児童委員を含む）などに加え、保護観察所、警察、スクールガードなどとの連携が求められることもあり、協働して問題解決に取り組むことが期待されている。なお、最近では、高校や大学におけるソーシャルワーカーの配置も進んでおり、人材養成の充実が図られている。このほか、子ども家庭庁（2022（令和4）年）の成立や「こども基本法」（2022（令和4）年）の制定、子ども家庭福祉ソーシャルワーカーの養成なども新たに取り組まれはじめており、子どもの学習や虐待、子どもの自己決定の尊重や生活支援体制の社会的整備が推進されはじめている。

d. 社会福祉法人による公益的取組の推進

　　社会福祉法の改正以降、社会福祉法人による公益的取組が推進されている。社会福祉法人は、「社会福祉法」に基づく第1種・第2種の社会福祉事業を行うことが前提であるが、このほかにも公益事業および収益事業を行うことができる。看護師、理学療法士、作業療法士、栄養士などの医療従事者などはすでに社会福祉事業に従事しているが、公益事業に関する役割も大きくなっている。

社会福祉法人が取り組む公益事業は、①社会福祉を目的とする福祉サービスの提供、②心身状況や家族環境、経済的理由による支援が必要な人への提供、③無料または低額での実施、という3要件を満たす必要がある。例として、高齢者や障害者の介護家族や子育て家族などに対する交流支援、子ども食堂の設置などがある。

e. 地域包括ケアシステムの推進

地域包括ケアシステムでは、共生社会の実現に向けて地域完結型の保健医療福祉サービスの仕組みを推進している。これは、人々が住み慣れた地域での「医療」「介護」「生活支援・介護予防」「住まい」の包括的提供を受けられることを可能にするものであることから、福祉関係者などとともに保健医療従事者の役割も大きくなる。たとえば、「在宅から病院へ」「病院から在宅へ」などの患者の生活の変化を円滑に支援する際、退院支援看護師や住宅改修・福祉用具利用時のリハビリ職による支援など、地域連携の下でのチームアプローチを推進していく役割がいっそう大きくなる。なお、地域包括ケアの推進にあたっては、各人の居住地からおおむね30分以内に必要とされるサービスが提供される圏域での実現が望ましいとされている。

索引

編者紹介

鬼﨑　信好（きざき　のぶよし）　博士(医学)、社会福祉士、精神保健福祉士

1976 年　同志社大学大学院文学研究科社会福祉学専攻修士課程修了
　　　　　西九州大学、中村学園大学、福岡県立大学を経て、
現　　在　久留米大学大学院比較文化研究科 客員教授
　　　　　福岡県立大学名誉教授

本郷　秀和（ほんごう　ひでかず）　博士(社会福祉学)、社会福祉士、精神保健福祉士、介護福祉士、救急救命士

2005 年　吉備国際大学大学院社会福祉学研究科博士後期課程修了
　　　　　特定非営利活動法人地域たすけあいの会代表理事を経て、
現　　在　福岡県立大学人間社会学部社会福祉学科 教授

NDC 369　　239p　　26cm

コメディカルのための社会福祉概論（しゃかいふくしがいろん）　第 5 版（だいはん）
2023 年 2 月 14 日　第 1 刷発行
2024 年 2 月 7 日　第 3 刷発行

編　者　鬼﨑信好・本郷秀和（きざきのぶよし　ほんごうひでかず）
発行者　森田浩章
発行所　株式会社　講談社
　　　　〒112-8001　東京都文京区音羽 2-12-21
　　　　　　　　販売　(03)5395-4415
　　　　　　　　業務　(03)5395-3615
編　集　株式会社　講談社サイエンティフィク
　　　　代表　堀越俊一
　　　　〒162-0825　東京都新宿区神楽坂 2-14　ノービィビル
　　　　　　　　編集　(03)3235-3701
印刷所　半七写真印刷工業株式会社
製本所　株式会社国宝社

KODANSHA